全国中医药行业中等职业教育"十二五"规划教材

中药鉴定技术

（供中药、药剂、药学、中药制药、制药技术及相关专业用）

主　编　李炳生（宝鸡职业技术学院）

副主编　付兴锋（甘肃省中医学校）

罗春元（海南省卫生学校）

张习中（曲阜中医药学校）

编　委　（以姓氏笔画为序）

邓可众（江西中医药大学）

付兴锋（甘肃省中医学校）

李炳生（宝鸡职业技术学院）

张习中（曲阜中医药学校）

张玮玮（山西药科职业学院）

张春燕（黑龙江省中医药学校）

罗春元（海南省卫生学校）

谭银平（佛山市南海区卫生职业技术学校）

中国中医药出版社

·北　京·

图书在版编目（CIP）数据

中药鉴定技术/李炳生主编．—北京：中国中医药出版社，2015.9（2020.3重印）
全国中医药行业中等职业教育“十二五”规划教材
ISBN 978－7－5132－2573－1

Ⅰ.①中…　Ⅱ.①李…　Ⅲ.①中药鉴定学－中等专业学校－教材　Ⅳ.①R282.5

中国版本图书馆CIP数据核字（2015）第121913号

中国中医药出版社出版
北京经济技术开发区科创十三街31号院二区8号楼
邮政编码　100176
传真　010 64405750
河北品睿印刷有限公司印刷
各地新华书店经销
*
开本787×1092　1/16　印张19.5　字数437千字
2015年9月第1版　2020年3月第4次印刷
书　号　ISBN 978－7－5132－2573－1
*
定价　59.00元
网址　www.cptcm.com

社长热线　010 64405720
购书热线　010 64065415　010 64065413
微信服务号　zgzyycbs
书店网址　csln.net/qksd/
官方微博　http://e.weibo.com/cptcm
淘宝天猫网址　http://zgzyycbs.tmall.com

全国中医药职业教育教学指导委员会

前　言

中医药职业教育是我国现代职业教育体系的重要组成部分，肩负着培养中医药多样化人才、传承中医药技术技能、推动中医药事业科学发展的重要职责。教育要发展，教材是根本，是提高教育教学质量的重要保证，是人才培养的重要基础。为贯彻落实习近平总书记关于加快发展现代职业教育的重要指示精神和《国家中长期教育改革和发展规划纲要（2010—2020年）》，国家中医药管理局教材办公室、全国中医药职业教育教学指导委员会紧密结合中医药职业教育特点，适应中医药中等职业教育的教学发展需求，突出中医药中等职业教育的特色，组织完成了“全国中医药行业中等职业教育‘十二五’规划教材”建设工作。

作为全国唯一的中医药行业中等职业教育规划教材，本版教材按照“政府指导、学会主办、院校联办、出版社协办”的运作机制，于2013年启动编写工作。通过广泛调研、全国范围遴选主编，组建了一支由全国60余所中高等中医药院校及相关医院、医药企业等单位组成的联合编写队伍，先后经过主编会议、编委会议、定稿会议等多轮研究论证，在400余位编者的共同努力下，历时一年半时间，完成了36种规划教材的编写。本套教材由中国中医药出版社出版，供全国中等职业教育学校中医、护理、中医护理、中医康复保健、中药和中药制药等6个专业使用。

本套教材具有以下特色：

1. 注重把握培养方向，坚持以就业为导向、以能力为本位、以岗位需求为标准的原则，紧扣培养高素质劳动者和技能型人才的目标进行编写，体现“工学结合”的人才培养模式。

2. 注重中医药职业教育的特点，以教育部新的教学指导意见为纲领，贴近学生、贴近岗位、贴近社会，体现教材针对性、适用性及实用性，符合中医药中等职业教育教学实际。

3. 注重强化精品意识，从教材内容结构、知识点、规范化、标准化、编写技巧、语言文字等方面加以改革，具备“精品教材”特质。

4. 注重教材内容与教学大纲的统一，涵盖资格考试全部内容及所有考试要求的知识点，满足学生获得“双证书”及相关工作岗位需求，有利于促进学生就业。

5. 注重创新教材呈现形式，版式设计新颖、活泼，图文并茂，配有网络教学大纲指导教与学（相关内容可在中国中医药出版社网站 www. cptcm. com 下载），符合中等职业学校学生认知规律及特点，有利于增强学生的学习兴趣。

本版教材的组织编写得到了国家中医药管理局的精心指导、全国中医药中等职业教育学校的大力支持、相关专家和教材编写团队的辛勤付出，保证了教材质量，提升了教材水平，在此表示诚挚的谢意！

我们衷心希望本版规划教材能在相关课程的教学中发挥积极的作用，通过教学实践的检验不断改进和完善。敬请各教学单位、教学人员及广大学生多提宝贵意见，以便再版时予以修正，提升教材质量。

国家中医药管理局教材办公室

全国中医药职业教育教学指导委员会

中国中医药出版社

2015 年 4 月

编写说明

《中药鉴定技术》是“全国中医药行业中等职业教育‘十二五’规划教材”之一。本教材是依据习近平总书记关于加快发展现代职业教育的重要指示和《国家中长期教育改革和发展规划纲要（2010－2020年）》精神，适应中医药中等职业教育的教学发展需求，突出中医药中等职业教育的特色，由全国中医药职业教育教学指导委员会、国家中医药管理局教材办公室统一规划、宏观指导，中国中医药出版社具体组织，全国中医药中等职业教育学校联合编写，供中医药中等职业教育教学使用的教材。

本教材牢固确立职业教育在国家人才培养体系中的重要位置，力求职业教育专业设置与产业需求、课程内容与职业标准、教学过程与生产过程“三对接”，“崇尚一技之长”，提升人才培养质量，做到学以致用。教材编写强化质量意识、精品意识，以学生为中心，以“三个对接”为宗旨，突出思想性、科学性、实用性、启发性、教学适用性，在教材内容结构、知识点、规范化、标准化、编写技巧、语言文字等方面加以改革，从整体上提高教材质量，力求编写出“精品教材”。

本教材适用于中等职业学校的中药、药剂、药学、中药制药、制药技术等专业教学使用。主要介绍中药鉴定的基本理论与基本技能，重点介绍中药的来源、产地、采收加工、植物鉴定、性状鉴定、显微鉴定、化学成分、理化鉴定、功效等内容。通过学习使学生熟悉中药鉴定的基本知识、基本方法与基本操作，具备对常见中药品种进行真伪鉴定的能力，为以后从事中药检验、验收、生产及经营等工作奠定基础。

本教材具有以下特点：

1. 实用性 教材采用了清晰的中药材彩色图片355幅，其中伪品彩图33幅，劣质品8幅。对于重点中药，采用真伪对比的方式，突出中药材鉴别要点，使学生易于学习，易于掌握，易于记忆。

2. 新颖性 教材的编写形式比较新颖，设有“知识链接”“实例解析”“经验鉴别”“市场动态”“目标检测”等，注重教材的可读性、趣味性，增强学生自学的能力。

3. 针对性 为了增强学生的职业能力，对于在实践中所总结的鉴别经验，常以实例解析的形式出现，对于目前医药市场出现的将劣质品药材出售的新问题，则以“市场动态”形式出现，以期培养学生解决工作实际问题的能力。

教材编写时，充分考虑到执业药师考试的内容与要求，为适应现代职业教育发展的需要，并配套有实训教材。

本教材的编写分工为：付兴锋负责编写第一章中药鉴定的基础知识，第十二章动物类中药；罗春元负责编写第二章中药鉴定的基本方法，第八章果实及种子类中药；李炳生编写第三章根及根茎类中药，负责全书统稿；张玮玮负责编写第四章茎木类中药，第五章皮类中药；张春燕负责编写第六章叶类中药，第七章花类中药；谭银平负责编写第九章全草类中药；张习中负责编写第十章藻、菌、地衣类中药，第十一章树脂及其他类中药；邓可众负责第十三章矿物类中药的编写。

本教材在编写过程中，得到各参编院校领导的大力支持，得到宝鸡市太白县万花山生态农业发展有限公司钟华经理提供摄影器材并在其下属的中药种植基地拍摄了教材中大量中药彩色图片，在此衷心表示感谢。

为了突出教材的实用性，体现教材的特色，在教材内容方面，编写人员作了一些尝试。但由于编者水平有限，加之时间仓促，难免有不妥之处，敬请有关专家、同仁及教材使用者提出宝贵意见，以便再版时修订提高。

《中药鉴定技术》编委会

2015年5月

目　录

第一章 中药鉴定的基础知识

我国中草药资源丰富，品种繁多，据统计有12000多种。由于历史原因、地域差别、用药习惯等因素，致使中药材品种比较复杂。近年来，中药材的需求量日益增加，误种、误收、人为掺假等情况多见，造成假冒伪劣中药材充斥市场，为了控制中药质量、保证临床用药安全和有效，需要对中药进行严格鉴定。

第一节 中药鉴定技术的定义与任务

一、中药鉴定技术的定义

中药鉴定技术是依据国家药品标准及有关资料，对中药的真实性、纯度、品质优良度进行检定的基础知识、方法及其操作规范。它是在继承祖国医药学遗产和传统经验鉴别的基础上，运用现代自然科学知识，系统地整理和研究中药的来源、动植物形态、性状、显微特征、理化鉴定、检查、含量测定等内容，建立规范化的质量标准以及寻找和扩大新药源的理论和实践技术。简而言之，就是一门对中药进行“保质、寻新、整理、提高”的学科。

二、中药鉴定的任务

1. 鉴定中药品种的真伪 中药的真伪即指中药品种的真假。“真”，即正品，凡是符合国家药品标准所规定的中药品种及特定的部位均为正品；“伪”，即伪品，凡是不符合国家药品标准规定的中药品种及部位以及以非药品冒充中药或以他种药品冒充正品的均为伪品。

几千年来，我国劳动人民在与疾病做斗争的过程中积累了丰富的医药学知识及经验。但由于地域原因，历代本草著作记载有所不同，中药的同名异物、同物异名现象比较多见，在长期的医疗实践中，民间医生的用药习惯不同，中药的习用品、代用品、类同品较多，疗效也不相同，已明显影响到临床疗效及用药安全。例如，历代本草著作将“枸骨叶”与“功劳叶”的正名与别名相互混用，造成混乱。枸骨叶的别名为功劳叶，来源于冬青科植物枸骨 *Ilex cornuta* Lindl. ex Paxt. 的干燥叶，而功劳叶却为小檗科植物阔叶十大功劳 *Mahonia bealei*（Fort.）Carr. 或狭叶十大功劳 *M. Fortunei*（Lindl.）Fedde 的叶。据调查，全国以贯众命名的药用植物有11科58种之多，品种不同，疗效差异很大。白头翁的植物来源有20多种，分别属于毛茛科、蔷薇科、石竹科、菊科等不同植物。更有一些地区，将《中华人民共和国药典》（以下简称《中国药典》）已经删除，含有马兜铃酸而具有肾毒性的关木通、青木香沿用至今，存在用药安全隐患。

近年来，在中草药的推广种植中，误种、误收现象比较多见。例如，影响较大，损失比较严重的华北大黄与波叶大黄。正品大黄为蓼科植物掌叶大黄、唐古特大黄或药用大黄的根茎及根，为泻下的要药，同科属的华北大黄、波叶大黄与大黄植物形态相似，部分药农辨认不清，大面积种植，但两者不含或微含泻下成分，只能作为兽药应用。又如部分药农将有毒的大叶柴胡当作正品柴胡种植，造成经济损失。

随着中药的需求量日益增加，不法商贩以假充真或掺伪的情况时有发生，将有毒的商陆作为人参出售，将价格较低的生晒参冒充西洋参，以大理菊的根茎冒充天麻，以菊三七伪充三七等。

2. 鉴定中药质量的优劣　“优”，即优质药，是指符合国家药品标准质量规定的各项指标的中药；“劣”，即劣药，是指虽品种正确，但质量不符合国家药品标准规定的中药。

中药的优劣鉴定就是对中药质量的鉴定。中药因栽培、产地、采收、加工、药用部位、运输、储存等对质量的影响很大。即使同一品种，栽培方法不同，质量会有明显差异，有的药农在栽培过程中增施化肥，提高产量，造成有效成分含量降低，有些中药在栽培过程中使用农药，或选地不当，造成农药残留量或重金属含量超标等，影响了中药质量及使用的安全性。中药采收季节不同，也会影响到有效成分的含量，花类中药香气浓郁，含有挥发油，多在花蕾形成期或初开期采收，在盛花期采收挥发油损失明显，干燥后药材也容易散瓣。全草类中药荆芥、薄荷需要阴干。中药材在运输过程中的污染及贮藏保管不当引起的发霉、虫蛀、变色等现象，也是影响中药质量的重要因素。

近年来，贵重或紧缺中药的掺假情况多有发生。如在延胡索药材中掺石子，在金银花、菊花中掺增重粉，五味子中掺入野葡萄果实等。尤以贵重药材更为多见，如在冬虫夏草中插入铁丝、竹签，在海马腹腔中注入水泥、胶类物质，在穿山甲中填加盐类物质，以增加重量。更有甚者，一些不法商贩将药厂提取后的牛膝、延胡索、苦参、连翘等药材的残渣收购后再次销售，已严重影响到药物的有效性及安全性。

另外，中药鉴定的任务还有：继承祖国医药学遗产，整理复杂的中药品种；寻找及扩大新药源；制定中药质量标准，促使中药现代化、标准化、规范化等。

第二节　中药的分类与命名

一、中药的分类

中药分类根据其目的与重点有所不同，主要有下列四种：

1. 按药物功能分类——如解毒药、清热药、补气药、活血化瘀药等。
2. 按药用部位分类——如根类、叶类、花类、皮类等。
3. 按有效成分分类——如含生物碱的中药、含挥发油的中药、含苷类的中药等。

4. 按自然属性和亲缘关系分类——先把中药分为植物药、动物药和矿物药。动植物药材再根据其原动物、原植物的亲缘关系来分类和排列次序。如麻黄科、木兰科、毛茛科、芫青科、蜜蜂科等。

二、中药的名称

中药品种繁多，来源广泛，使得中药名称极为复杂。但许多中药的命名有一定的道理和依据，熟悉中药命名的一般规律和名称的含义，对掌握中药材的产地、功效、鉴定中药的品种等有实际意义。

中药的命名，归纳起来主要有以下几个方面：

1. 根据产地命名　如川芎、川贝母、浙贝母、广藿香、潞党参、凤丹皮、关黄柏、怀山药等。

2. 根据功效命名　如番泻叶、防风、益母草、泽泻等。

3. 根据形状命名　如人参、乌头、附子、马兜铃等。

4. 根据色泽命名　如紫草、丹参、黄连、黄柏、白芷、白芍、玄参等。

5. 根据气味命名　如五味子、苦参、甘草、细辛等。

6. 根据生长特性命名　如夏枯草、冬虫夏草、桑寄生、麦冬等。

7. 根据药用部位命名　如桂枝、桑白皮、葛根、羚羊角、穿山甲等。

8. 根据历史典故或人物命名　如何首乌、杜仲、徐长卿、牵牛子、蒲公英等。

三、中药拉丁名

我国采用的中药拉丁名与多数国家采用的植物药拉丁名相同，拉丁名能为世界各国学者所了解，是国际上通用的名称。拉丁名通常由两部分构成。药物名（第一格）+药用部位名（第二格）

第一部分表示原植物、动物、矿物等名，有多种形式，用第一格表示：如黄芩 Scutellariae Radix（原植物 *Scutellaria baicalensis* Georgi），牛黄 Bovis Calculus（原动物 *Bos taurus domesticus* Gmelin）。

第二部分为药用部位名称，用第二格表示，如根 Radix、根茎 Rhizoma、茎 Caulis、木材 Lignum、枝 Ramulus、树皮 Cortex、叶 Folium、花 Flos、花粉 Pollen、果实 Fructus、果皮 Pericarpium、种子 Semen、全草 Herba、分泌物 Venenum、树脂 Resina 等。

第三节　道地药材与中药材资源

一、道地药材

道地药材又称地道药材，是指传统中药材中具有特定的种质、特定的产区、特定的生产技术或加工方法的中药材。

我国中药材栽培的历史悠久，在长期的栽培过程中，有些药材品种有了变化，人们把那些生长良好、产量高、疗效好的品种保留了下来，经过长期的驯化栽培，或经过特定的加工，形成了道地药材。道地药材的形成是我国劳动人民对中药品种选育栽培的结果，也是植物对特定环境、特定土壤、特定气候适宜的结果。中药材的生长常受到自然环境的制约，当道地药材引种到其他地区时常出现品种退化现象，明显的地域性和质量的优良性是道地药材的主要特征。

我国现在比较公认的道地药材约有200多种。比较著名的有四川江油的附子，甘肃岷县的当归，宁夏中宁县的枸杞，河南沁阳的牛膝，重庆石柱县的黄连，吉林抚松县的人参，云南文山州的三七等。医药工作者将主产于东北的人参、鹿茸、五味子习称为“东北三宝”，将主产于河南省的地黄、牛膝、山药、菊花习称为“四大怀药”，将主产于北方的当归、党参、黄芪、大黄称为“四大北药”，又将主产于江南的槟榔、益智、巴戟天、砂仁称为“四大南药”。由于人工种植，目前90%以上的四大南药来自海南省。

知识链接

“道地药材”之乡

人参之乡——吉林省抚松县。
三七之乡——云南省文山壮族苗族自治州。
黄连之乡——四川省石柱县。
党参之乡——山西省长治县；甘肃省渭源县。
当归之乡——甘肃省岷县。
甘草之乡——内蒙古自治区杭锦旗。
枸杞之乡——宁夏回族自治区中宁县。
浙贝之乡——浙江省鄞县。
麦冬之乡——浙江省慈溪市。
白术之乡——浙江省磐安县。
山药之乡——山西省平遥县。
木瓜之乡——安徽省宣城市。
川贝之乡——四川省松潘县。
薄荷之乡——江苏省南通市。
阿胶之乡——山东省东阿县。

二、中药材的主要产区

我国地域辽阔，不同地区环境差异很大。根据我国中药材资源的分布区域，主要分为十大道地药材产区，介绍如下：

1. 川药产区　“川药”主要指产于四川、重庆的道地药材。如川贝母、川芎、黄连、附子、川乌、麦冬、丹参、干姜、郁金、姜黄、半夏、天麻、川牛膝、川楝子、花椒、苦楝皮、黄柏、厚朴、金钱草、五倍子、冬虫夏草、银耳、麝香等。

2. 浙药产区　“浙药”主要指产于浙江的道地药材。狭义的浙药指以“浙八味”为代表的浙江道地药材，如浙贝母、玄参、延胡索、杭菊花、白术、杭白芍、杭麦冬、温郁金等。另外，温厚朴、莪术、栀子、乌梅、乌梢蛇等药也很有名。

3. 怀药产区　“怀药”主要指河南境内所产的道地药材。河南地处中原，河南的怀药分南北两大产区，著名的有地黄、牛膝、山药、菊花、金银花、红花、天花粉、瓜蒌、白芷、辛夷、山茱萸、全蝎等。

4. 西药产区　“西药”主要指“丝绸之路”的起点西安以西的广大地区，包括陕、甘、宁、青、新及内蒙西部所产的道地药材。

甘肃的当归、大黄、党参；陕西的酸枣仁、丹参、秦艽；青海的麝香、马鹿茸、川贝母、冬虫夏草、肉苁蓉；新疆的甘草、紫草、阿魏、麻黄、大黄、肉苁蓉、马鹿茸等；宁夏的枸杞；内蒙古的甘草、麻黄、黄芪、肉苁蓉、锁阳等。

5. 关药产区　“关药”主要指东北地区所出产的道地药材。著名关药有人参、鹿茸、防风、细辛、五味子、刺五加、关黄柏、知母、龙胆、哈蟆油等。

6. 广药产区　“广药”主要指产于广东、广西和海南的道地药材。如砂仁、广藿香、穿心莲、广金钱草、槟榔、益智、肉桂、苏木、巴戟天、高良姜、八角茴香、胡椒、马钱子、罗汉果、陈皮、青蒿、石斛、钩藤、蛤蚧、金钱白花蛇、海龙、海马、珍珠、地龙等。

7. 云药产区　“云药”是指产于云南的道地药材，如三七、云木香、云连、重楼、茯苓、萝芙木、诃子、草果、槟榔、儿茶等。

8. 贵药产区　“贵药”是指产于贵州的道地药材，如天冬、天麻、黄精、杜仲、吴茱萸、五倍子、朱砂等。

9. 北药产区　“北药”主要指河北、山东、山西等省和内蒙古自治区中部地区所出产的道地药材。主要有北沙参、金银花、北山楂、潞党参、板蓝根、连翘、远志、黄芩、赤芍、知母、枸杞子、阿胶、全蝎、五灵脂等。

10. 南药产区　“南药”主要指湘、鄂、苏、皖、闽、赣、台等地区所产的道地药材。湘鄂地区出产的道地药材有湘枳壳、朱砂、石膏、半夏、射干、蕲蛇、龟甲等；苏、皖地区出产的道地药材有茯苓、白芍、白头翁、龙胆、牡丹皮、石斛、木瓜、北沙参、明党参、薄荷、太子参及蟾酥等；赣、闽、台地区有江枳壳、栀子、蕲蛇、巴戟天、砂仁、建泽泻、建曲等；台湾的樟脑曾垄断市场。

三、中药材资源的保护

在充分利用资源的同时，还要保护资源和环境，保护生物多样性和生态平衡。特别要注意对濒危和紧缺中药材资源的修复和再生，防止流失、退化和灭绝，保障中药资源的可持续利用和中药产业的不断发展。为了加强生产管理，提高药材质量，我国已建立中药生产基地600多个（其中符合GAP标准的基地有18个），种植面积近1000万亩。中药生产基地对珍稀濒危动植物加以保护，实施引种栽培、驯化饲养，取得了一定进展。

1. 建立种质资源库 收集中药品种、产地、药效等相关数据，建立和保护中药种质资源，加强中药新品种优选优育研究，开展珍稀濒危中药资源的替代品研究。

2. 野生变家种（养） 加强中药材栽培技术研究，实现中药材种植规范化和产业化。从中药资源保护的实际出发，加强野生变家种的驯化研究，以及杂交育种、多倍体育种、无性繁殖等技术的研究和推广，从而满足市场需求，缓解药源紧张状况。

3. 严明法律 根据中药现代化发展的新形势，加强法制化管理。1987 年 10 月国务院颁布了《野生药材资源保护管理条例》，这是我国专门保护中药的第一部行政法规。国家对野生药材资源实行保护、开发相结合的原则。

第四节 中药的采收、加工与贮藏

一、中药的采收

中药质量的好坏，取决于有效成分含量的多少，而有效成分含量的高低与产地、采收季节、采收时间、采收方法有密切的关系。例如，中药甘草在生长初期甘草酸的含量为6.5%，开花前期为10%，开花盛期为4.5%，生长末期为3.5%，所以甘草在开花前期采收质量最佳；穿心莲的有效成分为穿心莲内酯和新穿心莲内酯，在 8 月份（营养期）分别为6.5%和9.0%，在 9 月（花蕾期）为 13.5%和 18.5%，在 10 月（开花结果期）为 13.2%和 8.5%，因而穿心莲宜在 9 月采收；薄荷在花开至 3 轮时采收挥发油含量最高。目前，大多数中药中有效成分的消长规律尚不清楚，只能按照前人传统经验，结合植物生长发育过程中营养物质一般消长变化的规律，来指导各类药材的采收，现分述于下：

1. 根和根茎类 宜在秋末冬初或第二年春季发芽前采收。如葛根在秋末及冬季采收，质坚实而粉性足，到春季地上部分长出，则完全无粉质，便不能入药。但也有例外，如柴胡、防风、明党参以春天采较好，孩儿参在夏天收，延胡索、半夏、夏天无应在谷雨和立夏间采挖。

2. 皮类 树皮类多在清明前后或春夏之交采集，此时植物体内液汁较多，形成层细胞分裂迅速，树皮易于剥离，同时有效成分含量高，如杜仲、厚朴。根皮在冬季采收，如牡丹皮、地骨皮。有些皮类药材，可在伐木材时收取。

3. 叶类 一般在植株生长最旺盛，花未开放或花朵盛开时采收。此时，植物生长旺盛，光合作用最强，有效成分含量最高，如大青叶、紫苏叶等。

4. 花类 通常在花朵初开或花蕾含苞待放时采收。如旋覆花、菊花在初放时采收；金银花、辛夷在花蕾含苞待放时采收；槐花、丁香在花蕾形成期采收。对于采收花蕾的药材一般不宜在花完全盛开后采收，因为，此时有效成分的含量降低，影响药效，而且花瓣易散落，质量下降。花类的采收宜选在晴天上午，露水初干时进行，以利迅速干燥。

5. 果实及种子类 多在自然成熟或接近成熟时采收，如栀子、山楂、瓜蒌等，也有少数果实如青皮、乌梅、枳实须在未成熟时采收。多汁浆果易于腐败，不易保存，要及时采收加工；干果、蒴果须在成熟以前适时采收，若成熟后会开裂散落。

种子类药材，必须等完全成熟后方可采收，采收时用手摘取或连枝剪下，晒干后再收集。

6. 全草类 全草类宜在植物生长最旺盛或将要开花前采收，如广藿香，薄荷等，有少数在开花后采收，如益母草、马鞭草等。

7. 菌、藻、孢子类 菌核、藻类、孢子类中药要按其各自的特点采收，如茯苓在立秋后采收质量较好，马勃在子实体刚成熟时采收，过迟则孢子飞散。

8. 动物类 动物类中药的采收因动物种类不同而异。如昆虫类药物，必须掌握其孵化发育活动季节，如蝉蜕在夏秋季黑蚱蜕化之时收集；桑螵蛸须3月前收集，过时虫卵孵化成虫；蚯蚓6~8月刚开始活动时捕捉；蜈蚣在清明节前后捕捉较好；一般有翅昆虫，大多在清晨露水未干时憩息于植物上，不易起飞，易于捕捉，如斑蝥、虻虫等；动物蛤蟆秋末进入冬眠期，易于捕捉，且哈蟆油在体内较多；鹿茸于清明后45~55天截取，过时则角化而不是鹿茸了。对动物药材牛黄、麝香、马宝、蟾酥在捕捉后或屠宰场采收，近年更有人工培植牛黄、活麝取香等新的采集方法。

二、中药的加工

中药加工，又称为中药材初加工或产地加工。早期文献称之为“采造”“采治”“采药”“收采”“采取”，现代文献一般称之为采制、采集、加工。主要目的是：除去杂质和非药用部分，保持药材纯净；使药材干燥；通过加工，分出规格等级，便于按质论价；形成一定商品性状。加工药材一般都要达到形体完整，身干无杂，色泽好，不变气、味，有效成分破坏少等目的。所以，药材加工对中药材商品形成、中药饮片质量、中成药质量以及市场流通和临床使用都有重要意义。中药材常用加工方法如下：

1. 挑选 挑选主要是清除杂质和非药用部分，同时初步分级，利于分别加工和干燥。

2. 修整切制 运用修剪、切削、整形等方法，去除非药用部分和不合规格的部分，使药材整齐，利于包装。如剪去芦头、须根，进行切片、切瓣、截段等。目前，中药材多在产地趁鲜加工切制，这样易切制，片形好，干燥快，可减少一些工序，成本低。

3. 去皮、壳 可使药材表面光洁，有利于干燥和贮藏。对果实种子类药材，一般采收后晒干去壳，收取种子，或先去壳收取种子，再晒干。

4. 蒸、煮、烫 对某些药材经蒸、煮或烫后进行干燥。含黏液质、淀粉或糖分多的药材，不易干燥，经蒸、煮或烫处理后，则干燥快，不易生虫。加热时间长短及采取何种加热方法，视药材性质而定，药材加热处理后，不仅容易干燥，而且利于刮皮抽芯。

5. 发汗 将药材晒或用微火烘至半干或微煮（蒸）后，堆置起来发热，使其内部水分散发的方法习称“发汗”。发汗时可根据情况反复多次，有利于干燥，可使药材变软、变色、增加香味或减少刺激等。

6. 干燥 除去中药材中的大量水分，避免发霉、虫蛀以及有效成分分解，利于贮藏，保证药材质量。除少数鲜用的药材外，均需要干燥。常用的有以下方法：

晒干 利用阳光直接晒干，是一种最简便、经济的方法。多数中药材用此方法干燥。需注意：①含挥发油的药材不宜采用此法，以避免挥发油散失。②中药材的色泽和有效成分受日光照射后易变色者，不宜用此法。③有些中药材在烈日下晒后易爆裂。④中药材晒干后，药凉透才可以包装，否则将因内部温度高而发酵，或因部分水分未散尽而造成局部水分过多而发霉等。

烘干 利用加温的方法使中药材干燥。一般温度以50℃～60℃为宜，此温度对一般药材的成分没有大的破坏作用，同时抑制了酶的活性。对含维生素C的多汁果实药材可在70℃～90℃迅速干燥。含挥发油或需保留酶活性的药材，不宜用此法。富含淀粉的药材如需保持粉性，烘干温度应缓缓升高，以免新鲜药材遇高温淀粉发生糊化。

阴干 将中药材放置或悬挂在通风的室内或荫棚下，避免阳光直射，利用水分在空气中自然蒸发而干燥。主要适用于含挥发性成分的花类、叶类及全草类药材。

焙干 与烘干方法相似，只是温度稍高，且置于瓦、陶器上加热。多用于某些动物药材的干燥或研粉。

7. 挑选分等 是对加工后的中药材划分规格等级，是产地加工的最后一道工序。中药材的规格等级是药材的质量标准，应注重实用而合理。

三、中药的贮藏

中药材如果贮藏不当就会发生虫蛀、发霉、变色、走油、潮解、风化等变质现象，因此科学合理的贮藏方法是保证中药材质量的重要环节。

1. 含挥发油类药材的贮藏 如细辛、川芎、白芷、玫瑰花、玳玳花、佛手花、月季花、木香等多含挥发油，气味浓郁芳香，色彩鲜艳，不宜长期暴露在空气中。此类药材宜用双层无毒塑膜袋包装。扎紧后贮藏于干燥、通风、避光处。

2. 果实、种子类药材的贮藏 如郁李仁、薏苡仁、柏子仁、苦杏仁、芡实、巴豆等药材多含脂肪、糖类、蛋白质等成分。若遇高温则其油易外渗，使药材表面出现油斑污点，引起变质、酸败和变味。此类药材不宜贮藏在高温场所，更不宜用火烘烤，应放在陶瓷缸、坛或金属桶等容器内，贮藏于阴晾、干燥、避光处，可防虫蛀和霉烂变质。

3. 淀粉类药材的贮藏 如半夏、天南星、何首乌、大黄、山药、葛根、泽泻、贝母等多含淀粉、蛋白质、氨基酸等多种成分。此类药材宜用双层无毒塑膜袋包扎紧后放在装有生石灰或明矾、谷壳等物的容器内贮藏，可防虫蛀、回潮、变质、霉烂。

4. 含糖类药材的贮藏 如白及、知母、枸杞子、玉竹、黄精、地黄、天冬、党参、玄参等含糖分较高的药材，易吸潮而糖化发黏，且不易干燥，致使霉烂变质。因此，这类药材首先应充分干燥，然后装入双层无毒的塑膜袋内包好扎紧，放在干燥、通风而又密封的陶瓷缸、坛、罐内，再放些生石灰或明矾、干燥且新鲜的锯木屑、谷壳等物覆盖防潮。

5. 对抗贮藏法　是采用两种或两种以上药物同贮或采用一些有特殊气味的物品同贮，相互克制起到防止变色、虫蛀、霉变的养护方法。一般适用于数量不多的药物，如牡丹皮与泽泻同贮，蛤蚧与花椒、吴茱萸或荜澄茄同贮，人参与细辛同贮，冰片与灯心草同贮，硼砂与绿豆同贮等。采用与特殊气味的物品密封同贮，如山苍子油、花椒、樟脑、大蒜、白酒等，有时也可达到良好的防蛀、防霉效果。如动物昆虫类炮制品乌梢蛇、地龙、蛤蚧等，含糖饮片如枸杞子、龙眼肉、黄芪、大枣等，含挥发油类饮片如当归、川芎、瓜蒌等，贵重药材如冬虫夏草、鹿茸等，均可采用喷洒少量95%乙醇或50度左右的白酒密封养护，可达到良好的防蛀、防霉效果。

6. 贵重中药材贮藏与管理　人参、麝香、羚羊角、牛黄、冬虫夏草、猴枣、豹骨、海狗肾、玳瑁、穿山甲等贮藏在密封容器内，不能受潮，以防虫蛀，另需专人专柜加锁保管。

7. 化学药物熏蒸法　中药材在贮藏过程中，虫蛀明显的情况下，多采用化学药品熏蒸方法。常用的化学杀虫剂为磷化铝。化学药物熏蒸时，要严格密封，以防泄漏，用药必须符合释放浓度，投放人员必须穿戴防毒器具，药物布放点必须记录，事后必须清理彻底。化学杀虫剂都有较大的毒性，并对环境、人员有一定的影响，使用时应高度重视。

目标检测

一、单选题

1. 被称为“东北三宝”的中药材为（　　）
   A. 人参、鹿茸、五味子　　B. 菊花、鹿茸、五味子
   C. 党参、天麻、猪苓　　D. 人参、山药、地黄
   E. 牛膝、延胡索、菊花
2. 皮类中药的采收期为（　　）
   A. 植株充分生长，茎叶茂盛时采收
   B. 秋、冬两季采收
   C. 春季和秋季采收
   D. 果实成熟时采收
   E. 清明前后或春夏之交采收
3. 不属于“四大怀药”的是（　　）
   A. 牛膝　B. 菊花　C. 延胡索　D. 地黄　E. 山药
4. 宁夏的道地药材是（　　）
   A. 枸杞　B. 肉苁蓉　C. 党参　D. 大黄　E. 当归
5. 不属于“浙八味”的是（　　）

A. 浙贝母　B. 玄参　C. 白芍　D. 甘草　E. 菊花

6. 含浆汁、淀粉或糖分多的药材在干燥前常（　　）

A. 发汗　B. 干燥　C. 蒸、煮、烫　D. 切片　E. 熏硫

7. 不在花蕾期采收的花类中药是（　　）

A. 金银花　B. 辛夷　C. 丁香　D. 红花　E. 槐米

8. 中药拉丁名称的一般组成原则是（　　）

A. 属名 + 种名（种加词）

B. 属名 + 种名 + 命名人姓氏

C. 药用部位名（第一格） + 药名（第二格）

D. 属名 + 种名 + 亚种名 + 定名人

E. 药名（第二格） + 药用部位名（第一格）

9. “四大南药”是指（　　）

A. 肉桂、益智、砂仁、槟榔　B. 槟榔、益智、砂仁、巴戟天

C. 肉桂、益智、砂仁、蛤蚧　D. 莪术、槟榔、砂仁、巴戟天

E. 白豆蔻、益智、砂仁、蛤蚧

10. 中药材烘干时温度的控制范围为（　　）

A. 40℃ ~45℃　B. 50℃ ~60℃

C. 55℃ ~65℃　D. 60℃ ~80℃

E. 80℃ ~100℃

二、多选题

1. 中药鉴定的主要任务是（　　）

A. 鉴定中药品种的真伪　B. 研究中药的栽培技术

C. 鉴定中药质量的优劣　D. 研究中药的临床应用

E. 继承祖国医药学遗产，整理复杂的中药品种

2. “道地药材” 的特点是（　　）

A. 特定的种质　B. 特殊的化学成分

C. 特殊的药理作用　D. 特定的产区

E. 特定的生产技术或加工方法

3. “道地药材” 最明显的特征为（　　）

A. 疗效的特殊性　B. 临床使用的安全性

C. 明显的地域性　D. 种植中的适应性

E. 质量的优良性

4. 根及根茎类中药的采收季节为（　　）

A. 春季发芽前　B. 春夏之交

C. 夏季生长茂盛时　D. 夏秋之间开花结果时

E. 秋末冬初

5. 中药材贮藏保管不当，容易发生的变质现象有（　　）
A. 虫蛀　B. 发霉　C. 变色　D. 走油　E. 潮解及风化

三、简答题

1. 什么是道地药材？简述我国十大药材产区。
2. 中药材贮藏保管不当容易发生哪些变质现象？哪些类型的中药材不宜晒干？

第二章　中药鉴定的基本方法

在中药鉴定的实践工作中，中药品种多种多样，有些为原药材，有些为炮制加工品，有些为分离提纯后制成的中药制剂，合理选用中药鉴定方法，对中药真伪优劣的鉴定有着重要意义。

第一节　中药鉴定的目的与依据

一、中药鉴定的目的

中药鉴定的主要目的：一是鉴定中药品种的真伪；二是鉴定中药品质的优劣，确保用药安全与有效。真伪鉴定是品质优劣鉴定的前提和基础。

二、中药鉴定的依据

《中华人民共和国药品管理法》（2001 年修订）第三十二条规定：药品必须符合国家药品标准。药品标准是国家对药品的质量规格及检验方法所做出的技术规定，因此，药品标准为法定的、强制性标准。

我国现行的国家药品标准为《中华人民共和国药典》（简称《中国药典》），它是国家的药品法典。《中国药典》规定了药品的来源、质量要求和检验方法，全国的药品生产、经营、使用、检验和管理部门都必须遵照执行。

国家食品药品监督管理总局颁布的药品标准（以下简称局颁药品标准），它是现行《中国药典》内容的补充，也是国家标准，各有关单位也必须遵照执行。药品必须符合上述两种药品标准。

对于国家药品标准没有收载的中药材、中药饮片，可依据各省、市、自治区关于中药材、中药饮片的地方药品标准进行鉴定。

中华人民共和国成立以来，《中国药典》先后共颁布了十版：1953 年版仅一部，1963 年版、1977 年版、1985 年版、1990 年版、1995 年版到 2000 年版均分为一部和二部，在一部中收载中药材及中药成方制剂等。2005 年版、2010 年版分为三部。一部收载中药材及饮片、植物油脂和提取物、成方制剂和单味制剂等；二部收载化学药品、抗生素、生化药品、放射性药品以及药用辅料等；三部收载生物制品。2015 年版分为四部，一部收载中药，二部收载化学药，三部收载生物制品，四部收载附录（通则）与辅料。2015 年版药典收载药品的数量及其安全性、有效性以及质量控制水平有了大幅度的提高，基本实现了“化学药、生物药达到或接近国际标准，中药主导国际标准”的总目标。

值得指出的是，我国的中药资源极其丰富，品种繁多，除国家药品标准外，各省、自治区、直辖市颁布的中药饮片炮制规范也为法定药品标准，其颁布的中药材标准也可作为中药鉴定的依据。而地方药品标准在该地区的药品生产、供应、使用和检验等单位必须遵照执行，对其他地区无约束力，但可作为参照执行的标准，其所载品种和内容若与《中国药典》或局颁药品标准有重复和矛盾时，应首先按《中国药典》执行，其次按照局颁药品标准执行。

第二节　中药鉴定的一般程序与取样

中药鉴定工作的进行，必须依据国家颁布的有关药品标准，鉴定的程序一般为：检品登记→取样→真实性鉴定→纯度检查→品质优良度鉴定→报告。

一、检品登记

抽取样品前，应核对品名、产地、批号、规格等级及包件式样进行检查，检查包装的完整性、清洁程度及有无水迹、霉变或其他物质污染等异常情况，详细记录。凡有异常情况的包件，应单独检验并拍照。

二、取样

中药的取样是指选取供检定用中药样品的方法。检品的来源包括抽检和送检两类。抽检是药品监督管理部门为保证人民用药的安全、有效，保证中药市场规范、有序而进行的随机抽样。送检是中药生产或经营单位为保证中药品种和质量而委托药检部门或科研单位进行鉴定的一种形式。

取样的代表性直接影响到检定结果的正确性，因此，所取样品应具有代表性、均匀性，并留样保存。取样时应符合下列规定：

1. 取样原则

（1）从同批药材包件中抽取供检验用样品的原则：总包件数不足 5 件的，逐件取样；5～99 件，随机抽 5 件取样；100～1000 件，按 5% 比例取样；超过 1000 件的，超过部分按 1% 比例取样。

（2）贵重药材，不论包件多少均逐件取样。

2. 取样方法

（1）每一包件至少在 2～3 个不同部位各取样品 1 份。

（2）对破碎的、粉末状的或大小在 1cm 以下的药材，可用采样器（探子）抽取样品。

（3）包件大的应从 10cm 以下的深处在不同部位分别抽取。

（4）液体药应混匀后取样，不易混匀的应在顶部、中部、底部分别取样。

3. 取样数量 每一包件的取样量：一般药材抽取100～500g；粉末状药材抽取25～50g；贵重药材抽取5～10g。对包件较大或个体较大的药材，可根据实际情况抽取代表性的样品。

4. 样品处理 抽取样品总量超过检验用量数倍时，可按四分法再取样，即将所用样品摊成正方形，依对角线划“×”字，使其分为四等份，取用对角两份；再如上操作，反复数次，直至最后剩余量能满足检验用量及留样量，此为平均供试品。平均供试品量一般不得少于检验所需用量的3倍，即1/3供实验室分析用，另1/3供复核用，其余1/3留样保存，保存期至少一年。

三、真实性鉴定

根据检品的不同情况和不同的检测目的，选择相应的鉴定方法进行鉴定。包括来源鉴定、性状鉴定、显微鉴定、理化鉴定等内容。

四、纯度检查

纯度检查是检查样品中有无杂质及其数量是否超过规定的限度。检查项包括杂质、水分、灰分（总灰分、酸不溶性灰分）、重金属及有害元素、农药残留量等项内容。

五、品质优良度鉴定

品质优良度鉴定是确定检品的质量是否合乎规定要求。包括浸出物、有效成分含量的测定等。

六、报告

1. 检验记录 检验记录是出具报告书的原始依据，应做到记录完整、数据真实、字迹清楚、资料可信。药检工作者接受检品后，应做好登记记录及检验记录，包括抽检和送检单位（或人名）、日期、检品名称、检品数量、产地、批号、包装、检验目的、检验依据、鉴定项目及方法、结果、结论、鉴定人、复核人等。其中检验目的、鉴定项目及方法、实验数据及结果为记录的主要内容。在检测过程中的所有数据、现象及结果均应据实详细记录，不得任意涂改。

2. 检验报告书 检验报告书是对药品质量做出的技术鉴定，如果是药品检验部门出具的检验报告书，则是具有法律效力的技术文件，应长期保存。检验完备后，要及时填写检验报告书，包括检验的依据、实验内容、结果、结论及处理意见等。每一个检品检验结束后，应将记录本、剩余检品、留样、检验报告书交主管人员审核，检验结果经复核无疑后，抄送有关部门备案，并由中药鉴定受理部门向送检单位或抽检部门分发报告书，同时将多余实验样品退样。

第三节　中药鉴定的基本方法

中药样品比较复杂，有完整的中药材，也有饮片、碎块、粉末及中药制剂，因此，中药鉴定的方法也是多种多样的。中药鉴定的方法有：来源（原植物、动物和矿物）鉴定、性状鉴定、显微鉴定及理化鉴定等。各种方法有其特点和适用对象，有时还需要几种方法配合进行，这要根据检品的具体情况和要求灵活掌握。

一、来源鉴定

来源鉴定就是根据植（动）物的分类学知识，对中药的来源进行鉴定，确定其正确的学名；应用矿物学的基本知识，确定矿物中药的来源，以保证品种准确无误。现以原植物鉴定为例，其步骤如下：

1. 观察植物形态 对具有较完整植物标本，应注意其根、茎、叶、花和果实等部位的特征，对繁殖器官（花、果或孢子囊、子实体等）尤应仔细观察，必要时可借助放大镜或解剖镜。在实际工作中常遇到不完整的检品，除少数鉴定特征十分突出的品种外，一般都要追究其原植物，包括深入到产地调查，采集实物，进行对照鉴定。

2. 核对文献 根据已采集到的植物标本特征，可以查阅全国性的或地方性的中药书籍及图鉴，加以分析对照。能初步确定科属的，可以直接查阅有关植物分类学方面的著作，如对科属尚不能确定的，可查阅植物分科分属检索表，也可以利用标本的产地、别名、功效等线索，查阅地方性的植物志、药物志或中草药图鉴等。必要时，还需进一步核对原始文献，以便正确鉴定。

3. 核对标本 当初步鉴定出检品的科、属、种时，可以到有关标本室核对已定名的标本，必要时应核对模式标本（发表新种时所描述的标本），或请植物分类专家或研究单位协助鉴定。

二、性状鉴定

性状鉴定就是用眼看、手摸、鼻闻、口尝、水试、火试等十分简便的鉴定方法来鉴定中药材的外观性状。该方法具有简单、易行、迅速的特点，是中药鉴定工作者必备的基本功之一。性状鉴定的内容一般包括：形状、大小、颜色、表面特征、质地、断面、气、味、水试、火试等。

1. 形状 是指中药材的外形。如根类药材有圆柱形、圆锥形、纺锤形等；皮类药材有板片状、卷筒状等；种子类药材有圆球形、扁圆形等。我国劳动人民在长期的实践中总结出形象生动的经验鉴定术语，如三七的“铜皮铁骨”，防风的“蚯蚓头”，甘草的“菊花心”，海马的“马头蛇尾瓦楞身”等。有些叶、花和全草类药材已完全皱缩，须先用水浸泡，展平后观察。

2. 大小 是指中药材的长短、粗细（直径）、厚薄。药材的大小虽有差异，但一般有一定的范围。对于较小的中药材，可在放大镜或实体解剖镜下测量，一般应多测些样品，求其平均值。对于个体差异较大的中药材，允许有少量高于或低于规定的数值。

3. 颜色 观察中药材颜色时，一般应在白天的自然光下进行。如用两种色调复合描述色泽时，以后一种色调为主，如红棕色，即以棕色为主。中药材的颜色与化学成分关系密切，它常是衡量药材质量优劣的重要标志之一。

知识链接

药材颜色与质量的关系

中药材颜色是药材质量的标志之一，药材颜色的深浅在一定程度上反映了药材中化学成分的含量。例如：大黄中的主要有效成分为结合性的蒽醌苷类和游离性的蒽醌类化合物，两者均为黄色晶体；黄连、黄柏中的主要有效成分小檗碱，也为黄色结晶，因而大黄、黄连、黄柏以色黄为佳。丹参中有效成分为菲醌类衍生物，其中丹参酮Ⅰ为亮红色粒状结晶，丹参酮$Ⅱ_A$为红色片状结晶，因此丹参以色红为好。紫草中有效成分为紫草素，紫草素为紫棕色片状结晶，紫草以深紫色者质量最优。药材颜色在很大程度反映了药材的内在质量。

4. 表面特征 指中药材表面光滑、粗糙、皱纹、皮孔、毛茸、鳞片或其他附属物等特征。如人参的表面有横向的环纹，白芷表面有明显突起的皮孔，砂仁表面密生刺状突起等。

5. 质地 指中药材的轻重、软硬、坚韧、疏松（或松泡）、致密、黏性、粉性、纤维性、角质、脆性等特征。如三七质地坚硬，沙参质地松泡，当归质地柔软等。

6. 断面特征 包括自然折断面和横切面。

折断面 是指药材折断时的现象及折断面的纤维性、颗粒性或裂片等特征。

横切面 主要观察皮部与木质部的比例、射线的分布、维管束的排列形状等。如“菊花心”（如黄芪、甘草）、“车轮纹”（如防己）、“朱砂点”（如茅苍术）等。一些中药材具有异常构造，如何首乌的“云锦状花纹”，大黄的“星点”等。

7. 气 有些中药材具有特殊的香气，如当归、薄荷、丁香具有香气，白鲜皮具有羊膻气，鱼腥草具有鱼腥气等。检查气时，对于气味浓郁的中药材，可直接嗅闻，对于气淡者，可折断、破碎、揉搓或用热水浸泡后再闻。

8. 味 指口尝中药材的滋味，有酸、苦、甜、辛辣、咸等。中药材的味是由其所含的化学成分决定的，每种药材的味感是比较固定的，对鉴别某些药材很有价值，如山楂、乌梅以味酸者为佳；黄柏、黄连以味苦者为佳；甘草、党参以味甜者为佳。味感是衡量中药材品质的标准之一，若味感改变，就要考虑品种和质量是否出现了问题。有强烈刺激性和剧毒的药材，口尝时要特别小心，取样要少，尝后要立即吐出，漱口，洗手，以防中毒。

9. 水试 利用有些中药材在水中或遇水能产生特殊的现象来鉴定其真伪的一种方法。如沉浮、溶解情况、透明度、颜色、有无黏性、旋转与否、膨胀度以及有无荧光等。如西红花用水泡后，水被染成黄色，而中药材不变色；秦皮用水浸泡，浸出液在日光下显碧蓝色荧光；熊胆粉末投入清水杯中，即在水面旋转并呈黄色线状下沉而短时间内不扩散。这些现象常与中药材中所含有的化学成分有关。

10. 火试 有些中药材用火烧之，能产生特殊的气味、颜色、烟雾、闪光或响声等现象，可据此鉴定其真伪甚至优劣。如海金沙易点燃，发出爆鸣声及闪光，而松花粉及蒲黄无此现象。

三、显微鉴定

显微鉴定是利用显微镜来观察中药材的组织结构、细胞形态以及内含物的特征，用以鉴定其真伪和纯度，甚至品质的一种方法。显微鉴定主要包括组织鉴定和粉末鉴定。组织鉴定是通过观察完整中药材的切片或磨片，鉴定其组织构造特征，适用于完整的中药材的鉴定。粉末鉴定是通过观察中药材的粉末制片或解离片，鉴定其细胞形态以及内含物的特征，适用于破碎、粉末状中药材或中成药的鉴定。进行显微鉴定时，由于鉴定材料、药用部位不同，选择显微鉴定的方法也不同。显微鉴定常用的制片方法如下。

（一）显微制片方法

进行显微鉴定首先要根据中药材的不同性质及不同的鉴定目的，将中药材制成不同的显微制片。因此，进行中药材显微鉴定，必须具备植物解剖基本知识和制片基本技能。

1. 横切片或纵切片　选取中药材适当部位，软化后用徒手或滑走切片法，切成10～20μm的横切片或纵切薄片，选用蒸馏水、稀甘油、水合氯醛试液、甘油醋酸试液或其他试液处理后观察。必要时可制成永久切片。

2. 表面制片　将样品湿润软化后，切取或撕取其表皮，加适当的试液制片。

3. 粉末制片　取中药材粉末少量，置载玻片上，摊平，选用蒸馏水、稀甘油、水合氯醛试液、甘油醋酸试液或其他试液处理后观察。

4. 解离组织片　如需观察细胞的完整形态，尤其是纤维、石细胞、导管、管胞等细胞彼此不易分离的组织，需利用化学试剂使组织中各细胞之间的细胞间质溶解，使细胞互相分离，再装片观察。如样品中薄壁组织占大部分，木化组织少或分散存在的，可用氢氧化钾法（5%氢氧化钾溶液作解离液）。若样品坚硬，木化组织较多或集成较大群束的，可用硝铬酸法（10%硝酸与10%铬酸等量混合液作解离液）或氯酸钾法（50%硝酸溶液与少量的氯酸钾粉加热混合作解离液）。在解离前，应先将样品切成宽或厚约2mm的小条或片。

5. 花粉粒与孢子制片　取花粉、花药（或小的花朵）或孢子囊群（干燥样品浸于冰醋酸中软化），用玻璃棒捣碎，过滤于离心管中，离心，取沉淀，加新鲜配制的醋酸与硫酸（9:1）的混合液1～3mL，置水浴上，加热2～3分钟，离心，取沉淀，用水洗涤2次，加50%甘油与1%苯酚3～4滴，用品红甘油胶封藏观察。亦可用水合氯醛试液装片观察。

6. 磨片制片　坚硬的矿物药、动物药，可采用磨片法制片。须选用一定的设备按一定的工序将药材磨制成0.03mm厚的薄片后制片，然后根据鉴定对象选用透射光源或反射光源的偏光显微镜进行鉴定。

7. 鉴定由粉末中药材制成的中成药　散剂、胶囊剂可照上述粉末制片法制片；丸剂、片剂等可取2～3丸（片）研细后，取少量供试品，滴加规定的试液，搅拌均匀，使黏结的细胞、组织散离，再依粉末特征进行鉴定；蜜丸可切开后，挑取少量供试品制片，或用热水脱蜜后制片观察。

（二）显微观察方法

显微观察的方法应注意以下两点：①先在低倍镜下找到目标，再用适当的高倍镜观察，即“从低倍到高倍”的原则；②为了避免显微观察时对某些显微特征遗漏，而影响观察结果，可采用“弓”字形移片法，使载玻片沿一定的线路移动，这样可以观测到载玻片各个部位。

四、理化鉴定

利用某些物理的、化学的或仪器分析的方法，鉴定中药的真实性、纯度和品质优良度的一种鉴定方法，称为理化鉴定。通过理化鉴定分析中药中所含的主要化学成分或有效成分的有无和含量的多少，以及有害物质的有无等。中药的理化鉴定发展很快，新的分析手段和方法不断涌现，已成为中药质量控制，指导中药生产，寻找和扩大新药源，制定中药质量标准等不可缺少的重要内容。常用的理化鉴定方法如下。

（一）物理常数的测定

物理常数的测定包括相对密度、旋光度、折光率、硬度、黏稠度、沸点、凝固点、熔点等内容的测定。这对挥发油类、树脂类、油脂类、液体类中药（如蜂蜜等）和加工品类（如阿胶等）中药的真实性和纯度的鉴定具有特别重要的意义。中药中如掺有其他物质时，物理常数就会随之改变，如《中国药典》规定蜂蜜的相对密度在1.349以上，蜂蜜中掺水就会影响黏稠度，使相对密度降低。

（二）一般理化鉴定

1. 化学定性分析 利用中药中的化学成分能与某些试剂产生特殊的颜色、气味、沉淀或结晶等反应来鉴定中药的真伪。如山豆根外皮加10%氢氧化钠试液显橙红色，并逐渐变为血红色，久置不褪色；甘草粉末加80%硫酸显橙黄色；马钱子胚乳部分切片，加1%钒酸铵的硫酸溶液1滴，胚乳即显紫色，另取胚乳切片加发烟硝酸1滴，即显橙红色。

2. 微量升华 利用中药中所含的某些化学成分，在一定温度下能升华的性质，在显微镜下观察升华物的结晶形状、颜色或取升华物加试液显色等鉴定中药真伪的方法。如大黄的升华物为黄色针状或羽状结晶，在结晶上加碱试液则溶解并显红色；薄荷的升华物为无色针簇状结晶，加浓硫酸2滴及香草醛结晶少许，显橙黄色，再加蒸馏水1滴即变成红色。

3. 荧光分析 利用中药中所含的某些化学成分，在紫外光或日光下能产生一定颜色荧光的特性而进行中药鉴定的方法。如黄连断面在紫外光下产生金黄色荧光，木质部尤为显著；秦皮的水浸液在日光下即有碧蓝色荧光，紫外光下更加强烈。有的中药浸出液需加一定的试剂后才能产生荧光，如芦荟水溶液加硼砂共热则有绿色荧光。一般观察荧光的紫外光波长为365nm，如用短波254～265nm时，应加说明，因两者荧光现象不同。

4. 显微化学分析 将药材的切片、粉末或少量浸出液，置于载玻片上，加某种试液后产生沉淀或结晶，在显微镜下观察其形状和颜色而进行中药鉴定的方法。如肉桂粉末加氯仿2～3滴，速加2%盐酸苯肼一滴，可见黄色针状或杆状结晶；黄连粉末滴加稀盐酸可见针簇状盐酸小檗碱结晶析出，若滴加30%硝酸可见针状硝酸小檗碱结晶析出。

5. 泡沫指数和溶血指数的测定 利用皂苷的水溶液振摇后能产生持久性的泡沫和溶解红细胞的性质而进行中药鉴定的方法。如《中国药典》用泡沫反应鉴定猪牙皂。通常若有标准皂苷同时进行比较，则更有意义。

（三）常规检查

1. 水分测定 中药中水分含量过高，不仅易霉烂变质，有效成分易于分解，而且相对地减少了实际用量而达不到治疗目的。因此控制中药水分的含量对保证中药质量有重要意义。《中国药典》规定水分的含量限度，如牛黄不得过9.0%，甘草不得过12.0%，马钱子不得过13.0%等。

测定中药中含水量的方法，《中国药典》规定有四种，即烘干法、甲苯法、减压干燥法和气相色谱法。烘干法适用于不含或少含挥发性成分的中药；甲苯法适用于含挥发性成分的中药；减压干燥法适用于含有挥发性成分的贵重中药；气相色谱适用于中药制剂中微量水分的测定。也可应用红外线干燥法和导电法测定水分含量，迅速而简便。

2. 灰分测定 将中药粉碎加热，高温灼烧至灰化，则细胞组织及其内含物灰烬成为灰分而残留，由此所得灰分称为“生理灰分”或“总灰分”。各种中药的生理灰分应在一定的范围内，当灰分数值高于正常范围时，有可能在加工、运输或储存等环节中有其他无机物污染或掺杂。中药材中最常见的无机物为泥土、砂石等，测定灰分的目的是限制中药材中的泥沙等杂质。《中国药典》规定了中药总灰分的最高限量，如阿胶不得过1.0%，安息香不得过0.5%，西红花不得过7.5%等，这对保证中药的纯度具有重要意义。

有些中药的总灰分本身差异较大，特别是组织中含草酸钙结晶较多的品种，如大黄，测定总灰分有时不足以说明外来无机物的存在，还需测定“酸不溶性灰分”，即不溶于10%盐酸中的灰分。因中药所含的无机盐类（包括钙盐）大多可溶于稀盐酸中而除去，而泥土、砂石等主要是硅酸盐类则不溶解而残留，这样就能较精确地反映中药的质量。

3. 膨胀度的测定 膨胀度是衡量药品膨胀性质的指标，是指按干燥品计算，每1g药品在水或其他规定的溶剂中，在一定的时间与温度条件下膨胀后所占有的体积（mL）。主要用于含黏液质、胶质及半纤维素类的中药。如南葶苈子和北葶苈子外形不易区分，但两者的膨胀度差异较大，《中国药典》规定，南葶苈子膨胀度不得低于3，北葶苈子膨胀度不得低于12，这样通过测定就可以区别二者。

4. 酸败度检查 酸败度是指油脂或含油脂的种子类药材，在贮藏过程中发生复杂的化学变化，产生游离脂肪酸、过氧化物和低分子醛类、酮类等分解产物，因而出现异臭味，影响药材的内在质量和感官性质。通过酸值、羰基值或过氧化值的测定，可以控制含油脂种子类中药材的酸败程度。如《中国药典》规定，郁李仁的酸值不得超过10.0，羰基值不得超过3.0，过氧化值不得超过0.05。

5. 色度检查 在贮藏过程中易变色或走油的药材，利用比色鉴定法检查中药在贮藏过程中有色杂质的限量，了解和控制其走油变质的程度。

6. 有害物质的检查 中药中的有害物质包括残留农药、霉菌和霉菌毒素及重金属、砷盐等。中药若被有害物质污染了，就会影响人体健康。近年来，中药的安全性评价越来越受到人们的关注。药物的有效性和安全性是同等重要的。有害物质的检测主要包括：有机氯农药残留量的检测，有机磷农药残留量的检测，黄曲霉毒素的检查，重金属的检查，砷盐检查等。

（四）色谱法

色谱法又称层析法，是中药化学成分分离和鉴定的重要方法之一。根据其分离原理，可分为吸附色谱、分配色谱、离子交换色谱与排阻色谱（又称凝胶色谱或凝胶渗透色谱）。色谱分离方法有纸色谱法、薄层色谱法、柱色谱法、气相色谱法、高效液相色谱法等。在中药鉴定方面，以薄层色谱法应用最多，它既可做定性鉴定，又可做含量测定。薄层色谱用于中药主要成分的定量测定，除可将薄层上主要成分斑点刮取，经溶剂洗脱后进行测定外，也可在薄层板上直接测定含量，当前应用较多的是薄层扫描法。气相色谱法对含挥发性成分的中药应用较多，精密度高，分离效果好，而高效液相色谱法具有快速、分离效率高、适用范围广的特点，应用日益广泛。

（五）分光光度法

分光光度法是通过测定被测物质在特定波长处或一定波长范围内的吸光度或发光强度，对该物质进行定性和定量分析的方法。分光光度法包括紫外分光光度法、比色法、红外分光光度法、原子吸收分光光度法、核磁共振光谱法、质谱法、X－射线衍射分析法等。这些方法，过去多用于纯化合物的结构鉴定和定量分析，近年来已逐渐应用于中药的鉴定，其中以紫外分光光度法和红外分光光度法应用较多。

（六）浸出物测定

对有效成分尚不明确或尚无精确定量方法的中药，一般可根据已知成分的溶解性质，选用水、乙醇或其他溶剂对中药中可溶性物质进行测定，用以控制中药的质量。通常选用水、一定浓度的乙醇（或甲醇）、乙醚作溶剂进行测定。分冷浸法和热浸法。测定用的供试品须粉碎，使能通过二号筛，并混合均匀，按《中国药典》规定的方法进行测定。

（七）含量测定

是指对中药的有效成分，或主要成分，或指示性成分，以及有毒成分的含量测定，是中药品质评价的重要量化指标之一。含量测定的方法很多，既有经典分析方法（容量法、重量法等）又有现代仪器分析法（如分光光度法、气相色谱法、薄层扫描法、高效液相色谱法等），可根据具体情况选用适当的方法进行。

（八）挥发油测定

利用中药中所含挥发性成分能与水蒸气同时蒸馏出来的性质，在挥发油测定器中进行测定。《中国药典》规定：挥发油含量测定方法分甲法和乙法，甲法适用于测定相对密度在 1.0 以下的挥发油，乙法适用于测定相对密度在 1.0 以上的挥发油。

第四节　中药鉴定的新方法

近年来随着现代自然科学技术的发展，许多高新技术和新学科理论不断渗透到中药鉴定领域，使中药鉴定成为多学科的汇集点，并向高度化、标准化、信息化方向迈进。目前中药鉴定的主要新方法见下述。

一、DNA 分子遗传标记技术

DNA 分子由 G、A、C、T 四种碱基构成，为双螺旋结构的长链状分子，生物体特定的遗传信息就包含在特定的碱基排列顺序中，不同物种遗传上的差异表现在这四种碱基排列顺序的变化，这就是生物的遗传多样性。比较物种间 DNA 分子的遗传多样性的差异来鉴定物种就是 DNA 分子遗传标记鉴定。通过选择适当的 DNA 分子遗传标记，能在属、种、亚种、居群或个体水平上对研究对象进行准确的鉴定。

DNA 分子遗传标记技术已经成功应用到中药鉴定中，如用 RAPD 方法对人参、西洋参、三七以及四种人参伪品等进行了鉴定；用 DNA 测序对鹿鞭及其伪品牛鞭、驴鞭进行了鉴定，还成功地区分了鸡内金和鸭内金等。

二、中药指纹图谱鉴定技术

中药指纹图谱是指某种（或某产地）中药材或中成药中所共有的、具有特征性的某类或几类化学成分的色谱或光谱的图谱。因为这些图谱很像人的指纹，具有特征性，故而得名。中药指纹图谱能客观地揭示和反映中药内在质量的整体性和特征性，能从中药源头进行质量监控。其特点是：①通过指纹图谱的特征性，能有效鉴定样品的真伪或产地。②通过指纹图谱主要特征峰的面积或比例的制定，能有效控制样品质量，保证样品质量的相对稳定。

目前我国进行研究和采用的指纹图谱主要有色谱指纹图谱、光谱指纹图谱、DNA 指纹图谱等。对于指纹图谱的测定方法，要根据中药所含化学成分的理化性质进行选择，现多采用色谱方法，这是由于色谱法提供的信息较多，易达到中药“指纹鉴定”的要求。对于化学成分复杂的中药，必要时可考虑采用多种测定方法，建立多张指纹图谱。目前，国家中药标准要求制定指纹图谱的主要有中药注射剂，包括制定注射剂组成处方中的中药材、有效部位或中间体及注射剂的指纹图谱。

三、高效毛细管电泳技术

高效毛细管电泳技术（HPCE）是近年来分析化学中发展最为迅速的领域之一，它兼有高压电泳的高速、高分辨率及高效液相色谱（HPLC）的高效率等优点，广泛用于离子型生物大分子，如氨基酸、多肽、蛋白质及核酸等的快速分析，手性化合物等生物活性物质分析，DNA 序列和 DNA 合成中产物纯度的测定及单个细胞和病毒分析等。高效毛细管电泳技术在中药鉴定、生物分析及生命科学领域中都有着极为广阔的应用前景。如对 12 种海马、海龙类药材采用 HPCE 进行鉴定研究，结果表明种间区别较明显。

另外，还有 X 射线衍射分析法、差热分析法、计算机图像分析法、模式识别法等先进技术和方法应用于中药鉴定，将对中药的现代化进程起到推动作用。

目标检测

一、单选题

1. 从（　　）年版开始，《中国药典》分为中药、化学药品和生物制品四部。

   A. 1953　　B. 1963　　C. 1977　　D. 2015　　E. 2010

2. 按照中药的取样原则，一批贵重中药 100 件，其取样件数是（　　）

   A. 10 件　　B. 20 件　　C. 30 件　　D. 50 件　　E. 100 件

3. 中药抽取的供检验用样品量，一般不得少于检验需用量的（　　）

   A. 1 倍　　B. 2 倍　　C. 3 倍　　D. 4 倍　　E. 5 倍

4. 下列除哪项外均属性状鉴定的内容（　　）

   A. 大小　　B. 水试　　C. 质地　　D. 水分测定　　E. 气

5. 加硫酸后，下列哪种细胞内含物不溶解（　　）

   A. 硅质　　B. 草酸钙簇晶　　C. 草酸钙针晶　　D. 碳酸钙结晶　　E. 钟乳体

6. 下列哪种细胞壁，加苏丹Ⅲ试液，稍放置或微热，显橘红色至红色（　　）

   A. 木质化细胞壁　　B. 木栓化细胞壁

   C. 纤维素细胞壁　　D. 硅质化细胞壁

   E. 所有细胞壁

7. 下列哪种细胞内含物，加稀盐酸溶解，同时又产生气泡（　　）

   A. 硅质　　B. 菊糖　　C. 糊粉粒　　D. 草酸钙结晶　　E. 碳酸钙结晶

8. 下列除哪项外均属理化鉴定方法（　　）

   A. 微量升华　　B. 水试　　C. 荧光分析　　D. 色度检查　　E. 灰分测定

9. 观察坚硬的矿物药特征时常制作成哪种标本片（　　）

A. 表面片　B. 粉末片　C. 横切片　D. 解离组织片　E. 磨片制片

10. 细胞内含有淀粉粒，则加碘试液后所显示的颜色为（　　）

A. 蓝色或紫色　B. 蓝色或黄色色

C. 棕色或紫色　D. 红色或红棕色

E. 蓝色或绿色

二、多选题

1. 中药鉴定的法定依据有（　　）

A.《中药大辞典》

B.《中国药典》

C. 局颁药品标准

D.《中华本草》

E.《中药鉴定学》

2. 中药鉴定方法有（　　）

A. 来源鉴定　B. 性状鉴定　C. 显微鉴定　D. 理化鉴定　E. 生物检定

3. 中药质量（优、劣）的鉴定包括（　　）

A. 中药纯度的检查　B. 性状鉴定　C. 显微鉴定

D. 荧光分析　E. 含量测定

4. 常用的显微制片法有（　　）

A. 纵切片　B. 表面制片　C. 粉末制片　D. 解离组织片　E. 磨片制片

5.《中国药典》规定，测定中药含水量的方法有（　　）

A. 液相色谱法　B. 烘干法

C. 甲苯法　D. 减压干燥法

E. 气相色谱法

三、简答题

1. 简述中药鉴定的目的。
2. 简述中药鉴定的一般程序。
3. 什么是性状鉴定？其包括哪几个方面的内容？
4. 测定中药含水量的方法有哪些？分别适用于哪类中药？

第三章　根及根茎类中药

根和根茎是植物的两种不同器官，具有不同的外部形态和内部构造。根据根和根茎的来源、构造与形态的不同，可将根及根茎类中药划分为蕨类植物根及根茎类中药、双子叶植物根及根茎类中药、单子叶植物根及根茎类中药共三类。

第一节　蕨类植物根及根茎类中药

蕨类植物是地球上最早出现的陆生植物，也是世界上的古老植物群类。它通常为草本植物，有根、茎、叶的分化，属于高等植物，但不开花、结果，常以孢子繁殖。我国的蕨类植物比较丰富，主要分布在长江以南各省，多数喜生于温暖阴湿的森林地带，药用蕨类约有49科455种。平常所见到的铁线蕨、卷柏、狗脊、贯众等就属于蕨类植物。

一、蕨类植物根及根茎类中药概述

蕨类植物绝大多数为大小不等的多年生草本，地下根茎横走或斜生，分布较浅，着生须根，须根药用者较少，而多以根茎入药。

（一）性状鉴定

蕨类植物的叶片从根茎长出，幼时大多数卷曲成拳状，通常簇生、近生或远生。叶片常分为一型或二型，二型者分“孢子叶”及“营养叶”。孢子囊分布于叶下或生于叶缘，有时在枝顶形成孢子囊穗，有的具各种形状的孢子囊盖，孢子囊的分布及形态是识别蕨类植物的重要特征。

蕨类植物的根茎多肥大，呈圆柱形或扁圆柱形，横走、斜升，表面通常被有各式鳞片。

（二）显微鉴定

蕨类植物的根茎均为初生构造。外表通常一列表皮，表皮下面为下皮层，由数列厚壁细胞组成，下皮层以内为薄壁细胞组成的基本组织。

蕨类植物的根茎一般具有网状中柱，网状中柱的一个维管束又称为分体中柱。分体中柱的形状、数目和排列方式是鉴定蕨类中药的主要依据。每一分体中柱（维管束）的外围有内皮层，为周韧维管束，如绵马贯众；有的根茎具有双韧管状中柱，即木质部排列成环，其内外两侧均有韧皮部及内皮层环，中央有髓部，如狗脊。

蕨类植物根茎的木质部无导管而有管胞，管胞大多为梯纹。在基本组织的薄壁细胞间隙中，有的具有间隙腺毛，如绵马贯众。

二、蕨类植物根及根茎类中药的鉴定

狗脊（Cibotii Rhizoma）

【来源】为蚌壳蕨科植物金毛狗脊 *Cibotium barometz*（L.）J. Sm. 的干燥根茎。

【原植物鉴定】多年生大型草本植物，高 2～3m。根茎粗壮肥大，直立或横卧，密被金黄色长茸毛。顶端有叶丛生，叶柄粗长，叶片阔卵状三角形，三回羽裂，末回裂片镰刀状披针形，边缘有浅锯齿。叶近革质，上端绿色而有光泽，下端灰白色。孢子囊群生于小脉顶端，囊群盖两瓣，成熟时开裂。如图 3－1、图 3－2 所示。

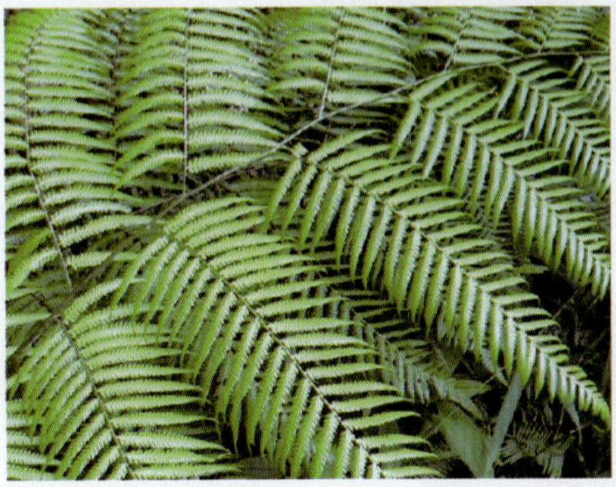

图 3－1　金毛狗脊植物图

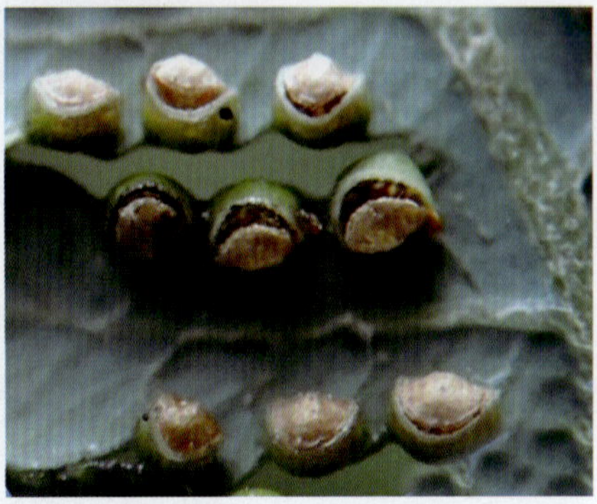

图 3－2　金毛狗脊孢子囊图

知识链接

金毛狗脊——国家二级保护植物

金毛狗脊生长在含腐殖质丰富的阴湿地带，根茎肥大横走，表面密生金黄色茸毛，形似卧着的金毛小狗，便称为金毛狗脊。金毛狗脊的孢子囊比较独特，分为两瓣，成熟时开张，形如“海蚌含珠”，属于蚌壳蕨科植物。由于观赏价值及药用价值很高，其野生资源已处于濒危状态，现已被列为国家二级保护植物。

【产地】主产于福建、四川等地。

【采收加工】秋、冬两季采挖，除去泥沙，或削去硬根、叶柄及金黄色茸毛，切厚片，晒干，为生狗脊片。

【性状鉴定】

狗脊　呈不规则的长块状，长 10～30cm，少数可长至 50cm，直径 2～10cm。表面深棕色，被光亮的金黄色茸毛，上部有数个红棕色叶柄残基，下部丛生多数黑色细根。质坚硬，难折断。气微，味淡微涩。

生狗脊片　呈不规则长条形或圆形的切片，厚1.5～5mm。周边不整齐，有时可见残留的金黄色茸毛，外表深棕色。断面浅棕色，近外皮1～4mm处有1条明显凸起的棕黄色木质部环纹。质坚脆，易折断。如图3－3、图3－4所示。

狗脊以肥大、色黄、质坚实无空心、外表略有金黄色茸毛者为佳。生狗脊片以厚薄均匀、坚实无毛、不空心者为佳。

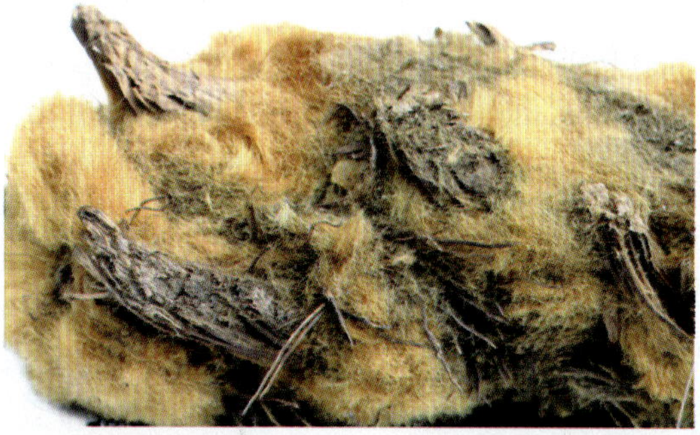

图3－3　狗脊药材图

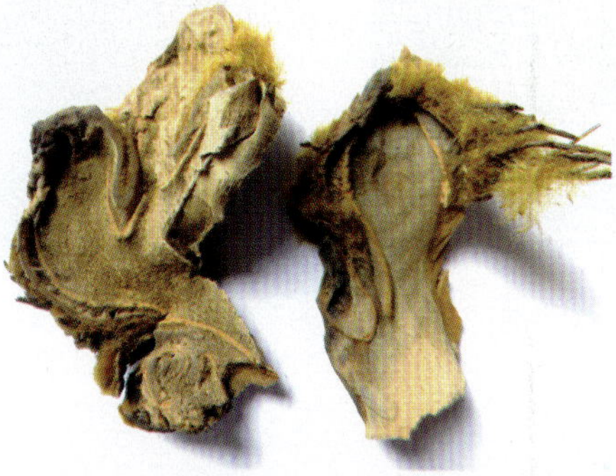

图3－4　狗脊饮片图

【化学成分】根茎含绵马酚、原儿茶醛等，毛茸含鞣质及色素等。

【功效】苦、甘，温。祛风湿，补肝肾，强腰膝。

骨碎补（Drynariae Rhizoma）

【来源】为水龙骨科植物槲蕨 *Drynaria fortunei*（Kunze）J. Sm. 的干燥根茎。

【性状鉴定】呈扁平长条形，多弯曲，有分枝，长5～15cm，宽1～1.5cm，厚2～5mm。表面密被柔软的深棕色至暗棕色小鳞片，经火燎者呈棕褐色或暗褐色，两侧及上表面均具突起或凹下的类圆形叶痕，少数有叶柄残基及须根残留。体轻，质脆，易折断，断面红棕色，有黄色点状的维管束，排列成环。无臭，味淡、微涩。

以条粗大、棕色者为佳。

【化学成分】根茎含柚皮苷、骨碎补双氢黄酮苷。

【功效】苦，温。疗伤止痛，补肾强骨；外用消风祛斑。

绵马贯众（Dryopteridis Crassirhizomatis Rhizoma）

【来源】为鳞毛蕨科植物粗茎鳞毛蕨 *Dryopteris crassirhizoma* Nakai 干燥带叶柄残基的根茎。

【性状鉴定】呈长倒卵形而稍弯曲，有的纵剖为两半，长 7～20cm，直径 4～8cm。表面黄棕色至黑棕色，密生排列紧密的叶柄残基及鳞片，并有黑色弯曲的须根。叶柄残基呈扁圆柱形，折断面棕绿色或棕色，有 5～13 个黄白色小点，排列成环。剥去叶柄残基，可见根茎，横断面也有黄白色长圆形小点 5～13 个，环列。气特殊，味初淡而微涩，后渐苦而辛。如图 3－5、图 3－6 所示。

以个大、质坚实、叶柄残基断面棕绿色者为佳。

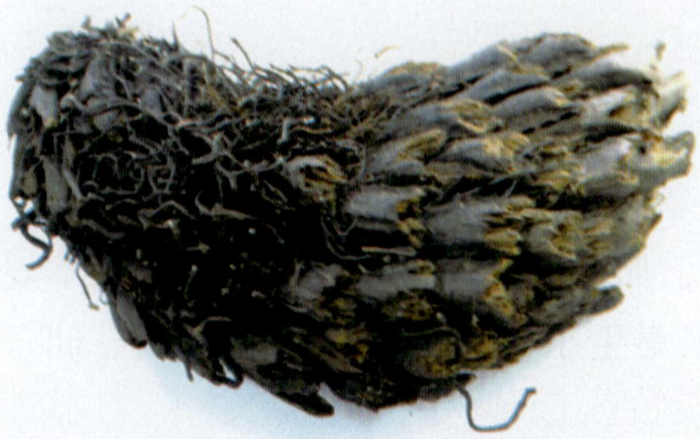

图 3－5　绵马贯众药材图

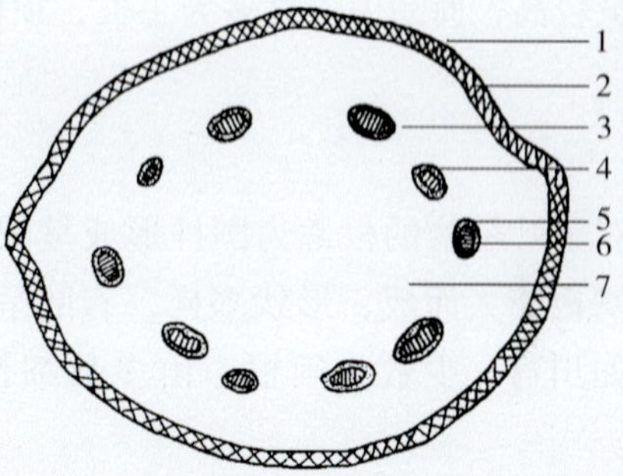

图 3－6　绵马贯众叶柄横切面简图

1. 表皮　2. 厚壁组织　3. 分体中柱　4. 内皮层　5. 韧皮部　6. 木质部　7. 薄壁组织

【化学成分】根茎含间苯三酚类化合物、鞣质、挥发油、树脂等。

【功效】苦，微寒；有小毒。清热解毒，止血，杀虫。

紫萁贯众（Osmundae Rhizoma）

【来源】为紫萁科植物紫萁 *Osmunda japonica* Thunb. 的干燥根茎及叶柄残基。

【性状鉴定】略呈圆锥形或圆柱形，稍弯曲，顶端有的分枝，长 10～20cm，直径 3～6cm。表面棕褐色至棕黑色。根茎横生或斜生，下部多着生黑色而硬的细根；叶柄残基近扁圆形，斜向上，长 4～6cm，直径 0.2～0.5cm，表面棕色或棕黑色，切断面有马蹄形筋脉纹（维管束），常与皮部分开。质硬，不易折断。气微，味甘、微涩。

以个大、整齐、须根少、无杂质者为佳。

【化学成分】含甾体类化合物松甾酮、羟基促脱皮松甾酮、脱皮松甾酮等。

【功效】苦，微寒；有小毒。清热解毒，止血，杀虫。

第二节　双子叶植物根及根茎类中药

双子叶植物是植物界数量最多，分布最广，药用植物最多的一个群类。它通常具有花被，开花、结果，以种子繁殖，属于种子植物门的被子植物亚门。由于种子的胚通常有两枚子叶，称为双子叶植物。其叶脉网状交错，多为直根系，常见的棉花、大豆及中药人参、党参、甘草等就属于双子叶植物。

一、双子叶植物根及根茎类中药概述

双子叶植物一般为直根系，主根发达，侧根较细。主根中储存了大量营养，有效成分含量较高，商品中药材多为主根，须根相对较少。

（一）性状鉴定

双子叶植物的根常为圆柱形或呈圆锥形，多少弯曲。如甘草、黄芪、白芷等。块根为侧根膨大而成，形状多样，有的呈纺锤形，如百部、何首乌；有的膨大成不规则形，如川芎。少数为须根，由多数细长的须根集生于根茎上，如细辛、威灵仙、龙胆等。

根茎与根的外形特征有所不同，最明显的区别为：根茎有节与节间，由于密集分布，节与节间常呈连珠状或不甚明显（不及单子叶根茎明显）；节上常有退化的膜质鳞叶（如黄连）；先端有顶芽（如天麻）、侧芽或者芽痕。顶端或上面常残留有茎基或茎痕（如重楼）；中央为薄壁组织，称为髓部，有的髓部萎缩呈空洞状。

根及根茎类中药在进行性状鉴定时，还应当注意大小、表面颜色、断面、质地、气味等特征。有些中药的特征比较特殊，如三七、川乌、附子的表面常具有瘤状突起的支根；白头翁根头部具有白色毛茸，防风根头部有多数纤维等；而人参、西洋参根头部带有根茎或茎痕，习称“芦头”“芦碗”等。

药材生长年限不同，质地致密程度不同。一般来说，药材生长年限越长，质地越致密，表面越粗糙，皮孔越明显。因此，医药工作者常根据药材的质地、表面纹理、皮孔的分布来辨别是栽培品还是野生品。

根及根茎类中药虽受外界环境影响其形态变化较大，但它的外部特征常相对稳定。在生产实践中，通常根据外部特征进行辨认和真伪鉴别。

（二）显微鉴定

1. 双子叶植物根的构造　双子叶植物根的特点是形成层的存在，使根产生了次生结构，由外向里分别为：

（1）*周皮*　由木栓层、木栓形成层及栓内层组成，位于根的最外方。

（2）*皮层*　由薄壁细胞组成（由于根的木栓形成层通常发生于中柱鞘部位，致使

根外方的初生皮层常已脱落，因此根的次生皮层一般为发达的栓内层）。

（3）韧皮部　由韧皮纤维及韧皮射线组成。

（4）形成层　由数列扁平的薄壁细胞组成，具有分生能力，形成层向内产生木质部，向外产生韧皮部。

（5）木质部　由次生的木纤维、木射线、导管及木薄壁细胞组成。一般情况下，形成层产生的木质部总是多于韧皮部，因而较粗的根主要为木质部构成，在显微镜下，可看到宽广的木心。

由于次生木质部中的导管与木纤维成束出现，并与射线（薄壁细胞）相间排列，一直分化到中心，因此，可看到放射状结构。

放射状结构是识别双子叶植物根的重要标志。

2. 双子叶植物根茎的构造　双子叶植物根茎一般均有次生构造，横切面观察由外至内为：

（1）木栓层　由几列或数列扁平的木栓细胞组成，细胞排列整齐、紧密。

（2）皮层　细胞类圆形或椭圆形，排列比较疏松，常有根迹维管束或叶迹维管束斜向通过。

（3）维管束　为多数无限外韧型维管束，呈环状排列，维管束之间有射线，射线宽窄不一。

（4）髓部　位于中央，明显。

双子叶植物根茎除上述正常构造外，有的还可形成异常构造，如商陆的“罗盘纹”，大黄髓部的“星点”，何首乌断面的“云锦纹”等。

二、双子叶植物根及根茎类中药的鉴定

大黄（Rhei Radix et Rhizoma）

【来源】为蓼科植物掌叶大黄 *Rheum palmatum* L.、唐古特大黄 *Rheum tanguticum* Maxim. ex Balf. 或药用大黄 *Rheum officinale* Baill. 的干燥根及根茎。前两种习称“北大黄”，后一种习称“南大黄”。

【原植物鉴定】

掌叶大黄　多年生草本，高可达 2m。茎粗壮直立，中空，节膨大。基生叶具长柄，卵圆形或圆形，掌状 5～7 深裂；茎生叶较小，互生，有短柄；托叶鞘膜质筒状。圆锥花序顶生，紫红色，雄蕊 9 枚，花柱 3。瘦果卵圆形，有三棱，沿棱生翅。花期 6～7 月，果期 7～8 月。如图 3－7 所示。

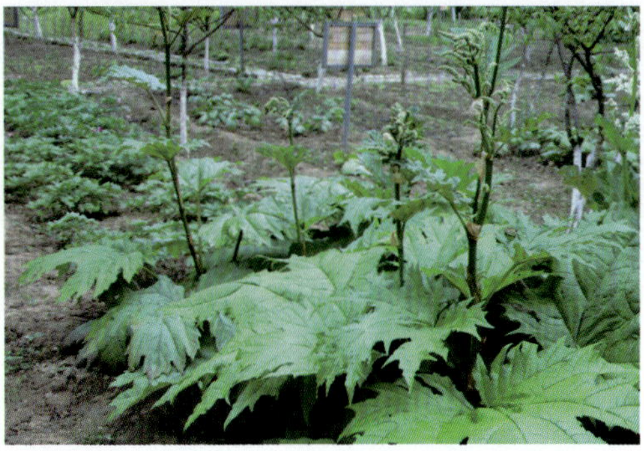

图 3－7　掌叶大黄植物图

唐古特大黄　叶片分裂极深，小裂片

再作羽状深裂，深度可达中央叶脉。如图 3 - 8 所示。

药用大黄　叶片浅裂，深度一般为叶片的 1/4。如图 3 - 9 所示。

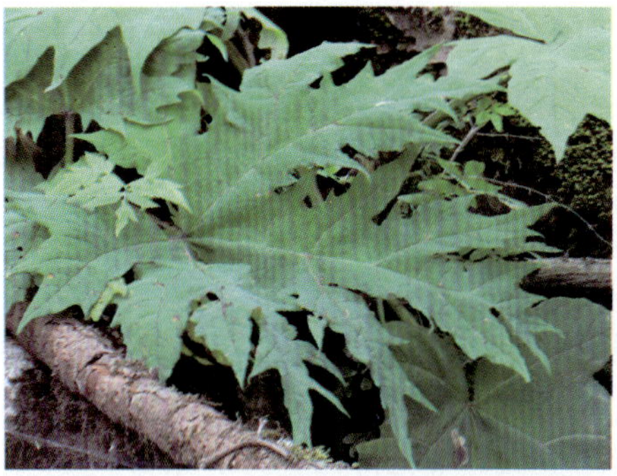

图 3 - 8　唐古特大黄植物图

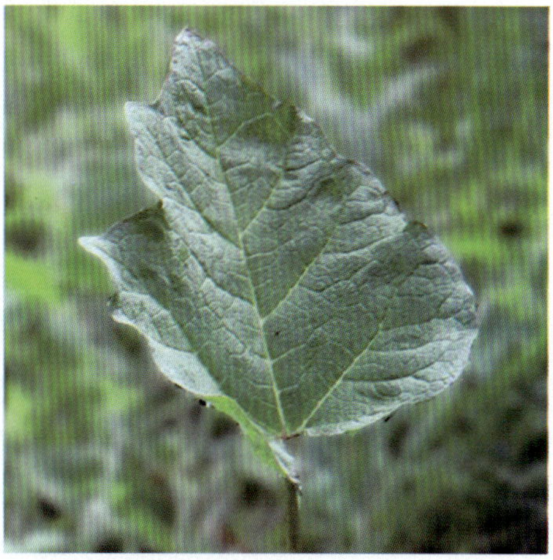

图 3 - 9　药用大黄植物图

【产地】掌叶大黄主产于甘肃、青海、陕西、西藏、四川等省区，主为栽培品，是商品大黄的主流。唐古特大黄主产于青海、甘肃、西藏及四川等省区，野生或栽培。药用大黄主产于四川、贵州、云南等省，产量较小。

【采收加工】选择生长三年以上的植株，于秋末茎叶枯萎时或第二年初春发芽前采挖，刮去外皮，切成段或块，直接干燥。

【性状鉴定】呈类圆锥形或不规则块片状，长 3 ~ 17cm，直径 3 ~ 10cm。表面黄棕色至红棕色，可见类白色网状纹理。质坚实，断面淡红棕色或黄棕色，颗粒性。根茎髓部宽广，有“星点”（异型维管束）环列或散在。根的中心木质部发达，具放射状纹理，无星点。气清香，味苦微涩，嚼之粘牙，有沙粒感，唾液染成黄色。如图 3 - 10 所示。

以个大、质坚实、气清香、味苦微涩者为佳。

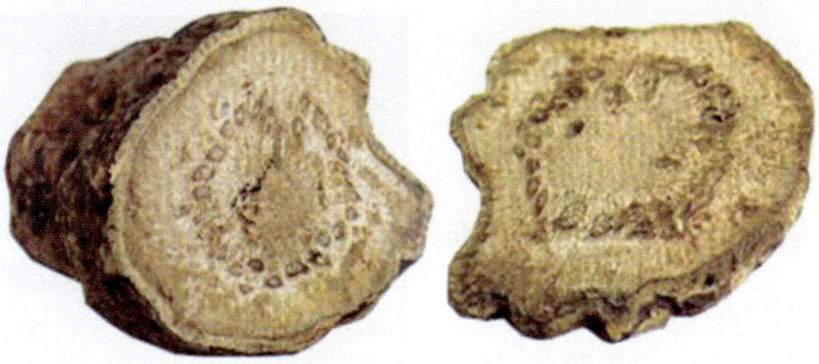

1　2

图 3 - 10　大黄药材及饮片图

1. 药材　2. 饮片

【显微鉴定】

1. 掌叶大黄根茎横切面　木栓层及皮层大多已除去。韧皮部射线宽，一至数列细胞，内含棕色物。形成层环明显。木质部导管稀疏，非木化。髓部宽广，有异型维管束，其外侧为木质部，内侧为韧皮部，射线呈星状射出。薄壁细胞含淀粉粒及大型草酸钙簇晶。如图 3－11 所示。

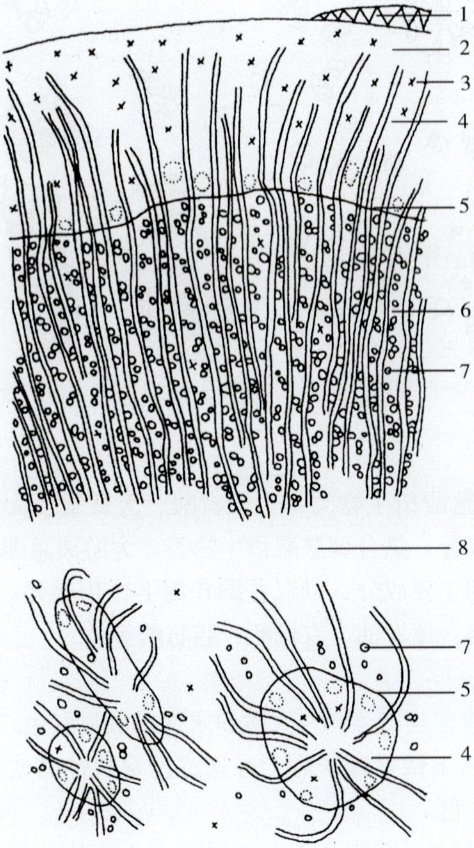

图 3－11　大黄根茎横切面简图

1. 木栓层　2. 皮层　3. 簇晶　4. 韧皮部　5. 形成层　6. 木质部　7. 导管　8. 髓

2. 掌叶大黄粉末　呈黄棕色。大型草酸钙簇晶较多，直径 20～160μm，有的可达 190μm，棱角大，多短钝。网纹导管较多，并有具缘纹孔及细小螺纹导管。淀粉粒极多，单粒呈类球形或多角形，脐点大多呈星状；复粒由 2～8 分粒组成。如图 3－12 所示。

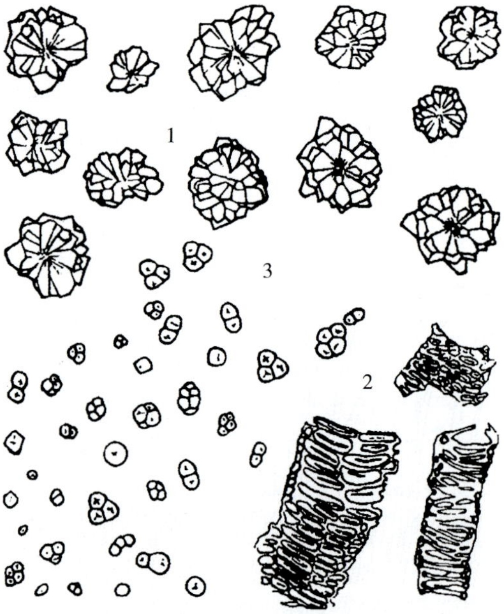

图 3-12 掌叶大黄粉末图

1. 草酸钙簇晶 2. 导管 3. 淀粉粒

【化学成分】游离型蒽醌衍生物类：为大黄酸、大黄素、大黄酚等，游离型蒽醌衍生物是大黄抗菌的主要成分。结合型蒽醌衍生物类：为游离蒽醌类衍生物的葡萄糖苷或双蒽酮苷，是大黄泻下的主要成分，以双蒽酮苷泻下作用最强。鞣质类：约占5%，为大黄的收敛成分。其他类：挥发油、有机酸、脂肪酸等。

【理化鉴定】

1. 检查游离的羟基蒽醌类衍生物 大黄粉末遇碱液显红色。

2. 微量升华 大黄粉末微量升华后，可见黄色菱状针晶或羽状结晶，于结晶上滴加碱液，结晶溶解而显红色。

3. 检查土大黄苷 取本品粉末0.2g，加甲醇2mL，温浸10分钟，放冷，取上清液10μL，点于滤纸上，以45%乙醇展开，取出，晾干，放置10分钟，置紫外光灯（365nm）下检视，显棕色至红色荧光（蒽醌衍生物），不得显持久的亮蓝紫色荧光（土大黄苷）。

4. 薄层色谱 以本品作为供试品，以大黄药材作为对照药材，以大黄酸作为对照品。照《中国药典》薄层色谱法试验，应有相对应、同颜色的色谱斑点。置氨蒸气中熏后，斑点变为红色。

【检查】

1. 干燥失重 不得过15.0%。

2. 总灰分 不得过10.0%。

【含量测定】《中国药典》规定，以高效液相色谱法测定，含芦荟大黄素（$C_{15}H_{10}O_5$）、大黄酸（$C_{15}H_8O_6$）、大黄素（$C_{15}H_{10}O_5$）、大黄酚（$C_{15}H_{10}O_4$）和大黄素甲醚（$C_{16}H_{12}O_5$）的总量不得少于1.5%。

市场动态

目前，部分山区的药农将“波叶组”的波叶大黄 *Rheum hotaoense* C. Y. Cheng et C. T. Kao 及华北大黄 *R. franzenbachii* Münt 误认为正品大黄，大面积种植，损失严重。华北大黄如图 3－13 所示。

伪品大黄原植物及药材与正品大黄相似，容易混淆。但伪品叶片全缘不裂或呈波状；根茎中不具“星点”；含土大黄苷（rhaponticin，为二苯乙烯苷类物质），在紫外光灯（365nm）下显亮蓝紫色荧光而可与正品大黄区别。如图 3－14、图 3－15 所示。

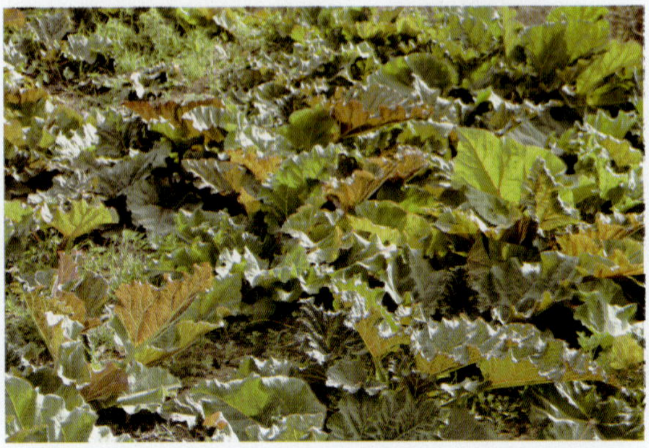

图 3－13　药农种植的伪品大黄——华北大黄图

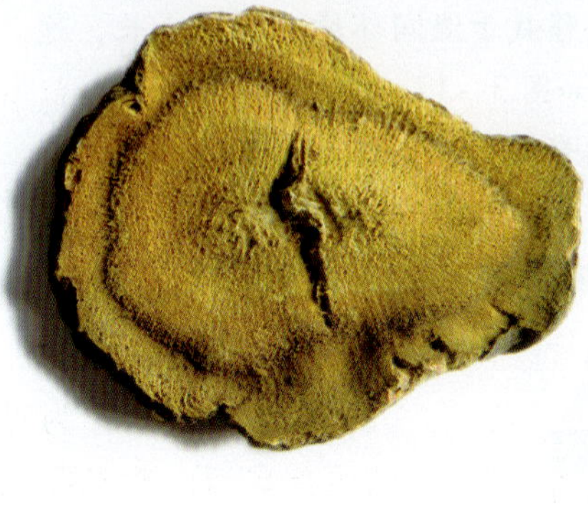

图 3－14　伪品大黄——华北大黄根茎图

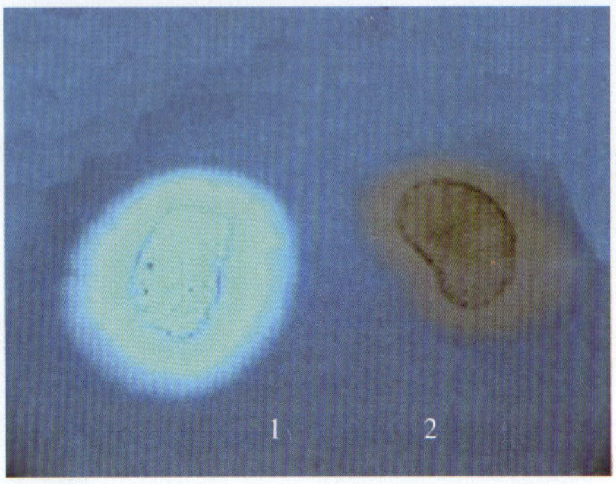

图 3－15　真伪大黄荧光对比图

1. 伪品　2. 正品

【功效】苦，寒。泻下攻积，清热泻火，凉血解毒，逐瘀通经，利湿退黄。

何首乌（Polygoni Multiflori Radix）

【来源】为蓼科植物何首乌 *Polygonum multiflorum* Thunb. 的干燥块根。

【性状鉴定】呈团块状或不规则纺锤形，长 6～15cm，直径 4～12cm。表面红棕色或红褐色，有浅沟。体重，质坚实，断面浅黄棕色或浅红棕色，粉性，皮部有4~11个类圆形异型维管束环列，状如云朵，习称“云锦纹”。中央木质部较大，有的呈木心。气微，味微苦涩。如图3-16所示。

以个大、质坚实、红褐色、断面显云锦花纹、粉性足者为佳。

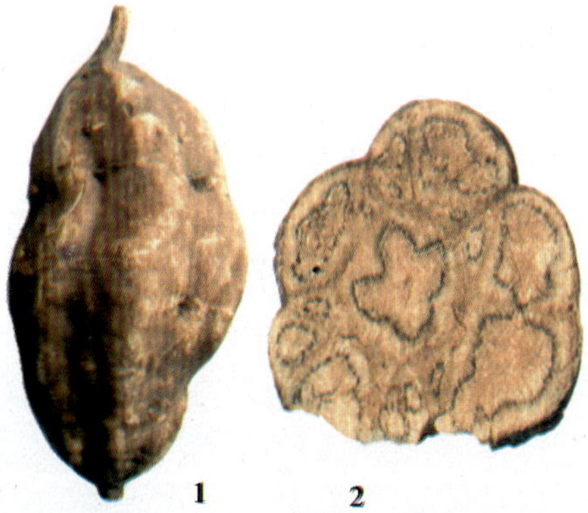

图3-16 何首乌药材及饮片图

1. 药材 2. 饮片

实例解析

实例：网络常有关于“人形何首乌”而引起上当受骗的报道，是否存在真正的“人形何首乌”？

解析：“人形何首乌”实为不法分子利用病人病急乱求医的心理，人为制造而成。常用的造假方法是：将芭蕉（*Musa basjoo* Sieb. et Zucc.）的根茎，雕刻成男、女人形，并在其表面涂上锅烟墨或红棕色泥土，利用芭蕉根茎易于成活、易于嫁接的特点，再嫁接于何首乌藤茎，移栽于湿润环境，让其生长，这样就可以制造出各种各样的“人形何首乌”。如图3-17所示。

由于芭蕉属于单子叶植物，其根茎断面具散在的筋脉点（维管束），而无“云锦纹”，以此鉴别较易。

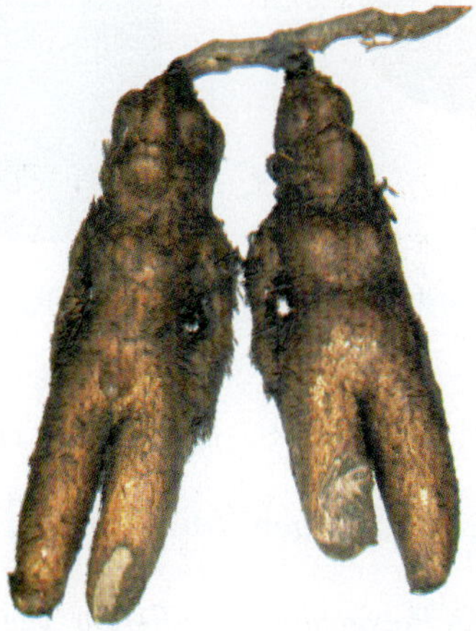

图3-17 何首乌伪品——人形何首乌图

【化学成分】蒽醌衍生物：约1.1%，主要为大黄酚、大黄素、大黄素甲醚等。卵磷脂：约为3.7%。铁及锌含量较高。

【功效】何首乌：苦、甘、涩，微温。解毒，消痈，润肠通便。

制何首乌：苦、甘、涩，微温。补肝肾，益精血，乌须发，强筋骨，化浊降脂。

牛膝（Achyranthis Bidentatae Radix）

【来源】为苋科植物牛膝 *Achyranthes bidentata* Bl. 的干燥根。

【性状鉴定】呈细长圆柱形，有时稍弯曲，上端较粗，长15～70cm，直径0.4～1cm。表面灰黄色或淡棕色，有细纵皱纹及皮孔。质硬脆，易折断，受潮变柔韧，断面淡棕色或棕色，角质样，中央木质部明显，并可见黄白色“筋脉点”（异型维管束）排列成2～4轮。气微，味微甜而稍苦涩。如图3－18所示。

以根长、肉肥、皮细、黄白色者佳。

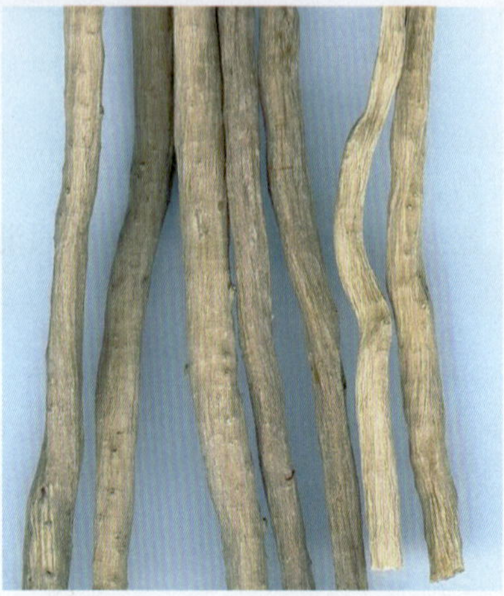

图3－18　牛膝药材图

【化学成分】三萜皂苷类。甾类化合物：如羟基促脱皮甾酮、牛膝甾酮等。

【功效】苦、甘、酸，平。逐瘀通经，补肝肾，强筋骨，利尿通淋，引血下行。

川牛膝（Cyathulae Radix）

【来源】为苋科植物川牛膝 *Cyathula officinalis* Kuan 的干燥根。

【性状鉴定】呈近圆柱形，微扭曲，向下略细或有少数分枝，长30～60cm，直径0.5～3cm。表面黄棕色或灰褐色，具纵皱纹、支根痕和多数横长的皮孔样突起。质韧，不易折断，断面浅黄色或棕黄色，维管束点状，排列成数轮同心环。气微，味甜。如图3－19、图3－20所示。

以条粗壮、质柔韧、分枝少、断面浅黄色者为佳。

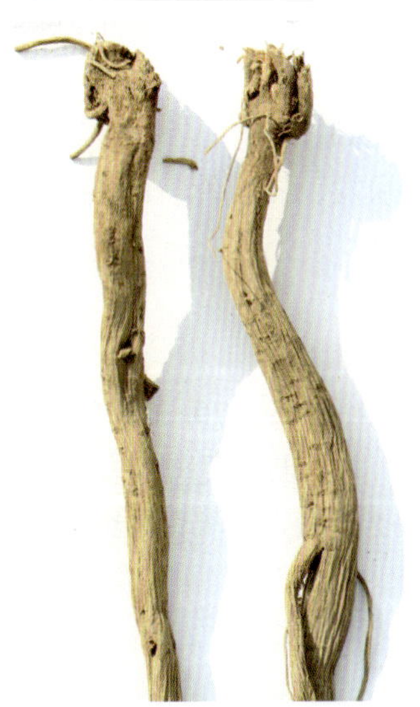

图 3－19　川牛膝药材图

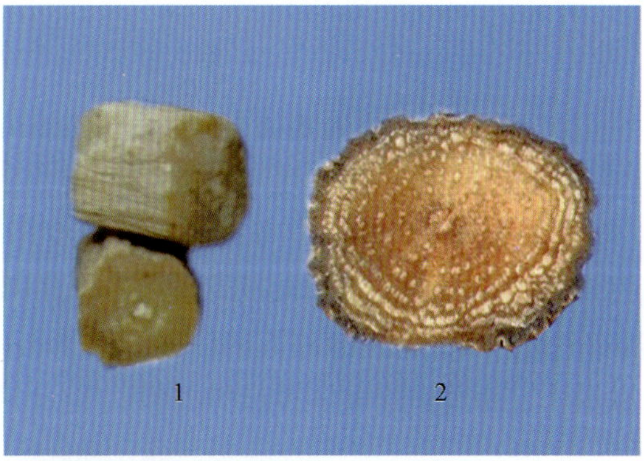

图 3－20　川牛膝、牛膝饮片对比图
1. 牛膝　2. 川牛膝

【化学成分】含甾类化合物，另含甜菜碱。

【功效】甘、微苦，平。逐瘀通经，通利关节，利尿通淋。

市场动态

近几年，市场所售的川牛膝饮片中，常混有提取后的药材饮片。识别要点为：干枯，柴性，已失去原有药材断面的油性，另外，断面同心环纹相离，味淡。如图 3－21 所示。

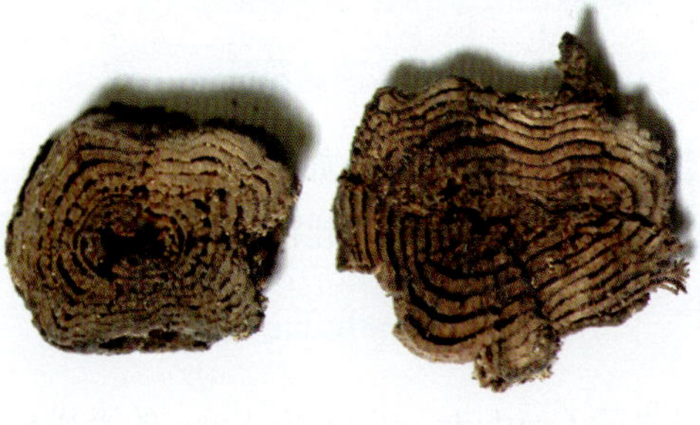

图 3－21　劣质川牛膝——提取后的残渣图

川乌（Aconiti Radix）

【来源】为毛茛科植物乌头 *Aconitum carmichaelii* Debx. 的干燥母根（主根）。

【性状鉴定】呈不规则的圆锥形，稍弯曲，中部常向一侧膨大，状如乌之头，长 2～7.5cm，直径 1.2～2.5cm。表面棕褐色或灰棕色，皱缩，有瘤状突起的支根，习称“钉角”。质地坚实，断面类白色或浅灰色，形成层环呈多角形。气微，味辛辣、麻舌。

如图 3－22 所示。

以饱满、质坚实、断面色白有粉性者为佳。

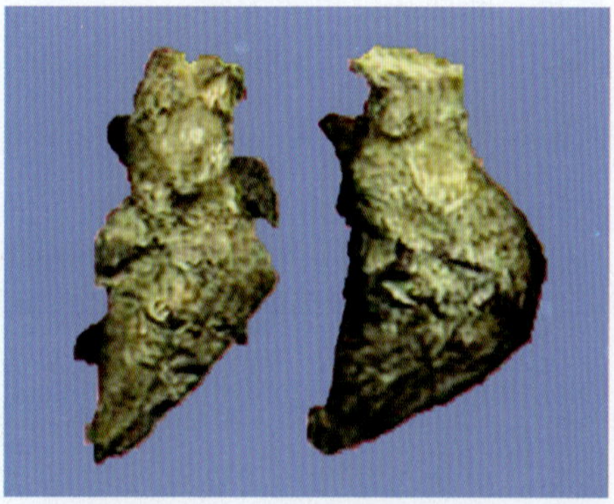

图 3－22 川乌药材图

【化学成分】含生物碱及乌头多糖，主要为剧毒的双酯类生物碱。

【功效】辛、苦，热；有大毒。祛风除湿，温经止痛。

草乌（Aconiti Kusnezoffii Radix）

【来源】为毛茛科植物北乌头 *Aconitum kusnezoffii* Reichb. 的干燥块根。

知识链接

草乌——传说中的断肠草

“唯有肝肠千结断，始教华夏驱瘟疫”是神农尝百草而始创医药的写照。相传，神农尝到“断肠草”后，毒性发作，肝肠极度痉挛挽结而断，身亡于常羊山。传说中断肠草有多种，草乌是其中之一，其毒性极强，不可口尝。

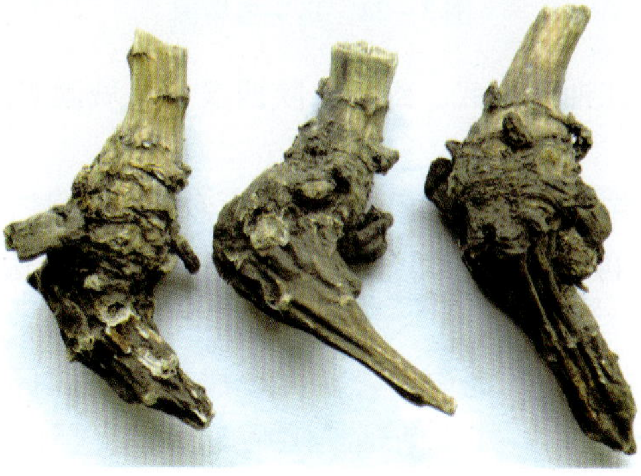

图 3－23 草乌药材图

【性状鉴定】呈不规则长圆锥形，略弯曲，长 2～7cm，直径 0.6～1.8cm。顶端常有残茎。表面灰褐色或黑棕褐色，皱缩，有纵皱纹及数个瘤状侧根。质硬，断面灰白色或暗灰色，形成层环纹多角形或类圆形，髓部较大或中空。气微，味辛辣、麻舌。如图3－23所示。

以个大、质坚实、粉性足、断面灰白色者为佳。

【化学成分】含中乌头碱、乌头碱等，主要为剧毒的双酯型生物碱。

【功效】辛、苦，热；有大毒。祛风除湿，温经止痛。

附子（Aconiti Lateralis Radix Praeparata）

【来源】为毛茛科植物乌头 *Aconitum carmichaelii* Debx. 侧根（子根）的加工品。

【原植物鉴定】多年生草本，高60～120cm。块根通常2个连生，栽培品的侧根（子根）肥大。茎直立，叶互生，叶片卵圆形，革质，掌状3裂几达基部，两侧裂片再2裂，中央裂片先端再3浅裂。总状花序顶生，花序轴有贴伏的反曲柔毛，萼片5枚，蓝紫色，上萼盔形，侧萼近圆形，花瓣2，变态成蜜腺叶。雄蕊多数，蓇葖果长圆形。花期6～7月，果期7～8月。如图3－24所示。

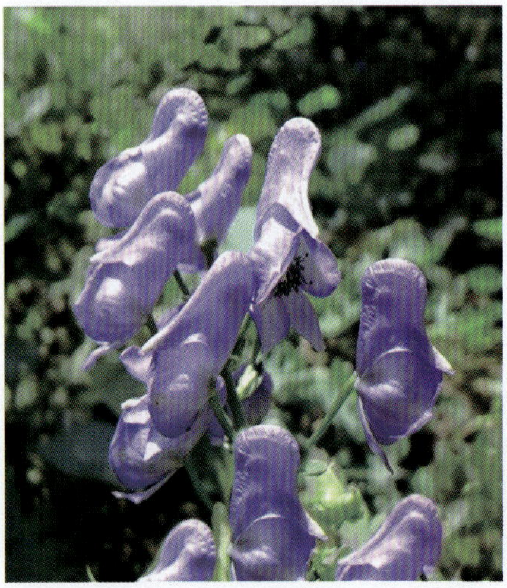

图3－24 乌头植物图

【产地】主产于四川江油、平武、绵阳，陕西汉中、城固等地，湖北、湖南、云南、河南等省亦有种植。

【采收加工】6月下旬至8月上旬（夏至至立秋间）采挖，摘取子根，除去泥土、须根，习称“泥附子”，再按大小分类，进行加工。因加工方法不同，商品附子常分为“盐附子”“黑顺片”和“白附片”。

盐附子　选择个大、均匀的泥附子，洗净，浸入食用胆巴水溶液中过夜，再加食盐，继续浸泡，每日取出晾晒，并逐渐延长晾晒时间，直至附子表面出现大量盐霜结晶，质地变硬时为止。

黑顺片　取泥附子，按大小分别洗净，浸入食用胆巴水溶液中数日，连同浸液煮至透心，捞出，水漂，纵切成厚约5mm的片，再用水浸漂，用调色液使附片染成浓茶色，取出蒸至出现油面光泽时，烘至半干，再晒干或烘干。

白附片　选择大小均匀的泥附子，洗净，浸入食用胆巴水溶液中数日，连同浸液煮至透心，捞出，剥去外皮，纵切成厚约3mm的片，用水浸漂，取出，蒸透，晒干。

【性状鉴定】

盐附子　呈圆锥形，长4～7cm，直径3～5cm。表面灰黑色，被有盐霜。顶端宽大，中央有凹陷的芽痕，周围有瘤状突起的支根，习称“钉角”。质重而坚硬，难折断，受潮则变软。断面灰褐色，形成层环多角形。气微，味咸而麻，刺舌。如图3－25所示。

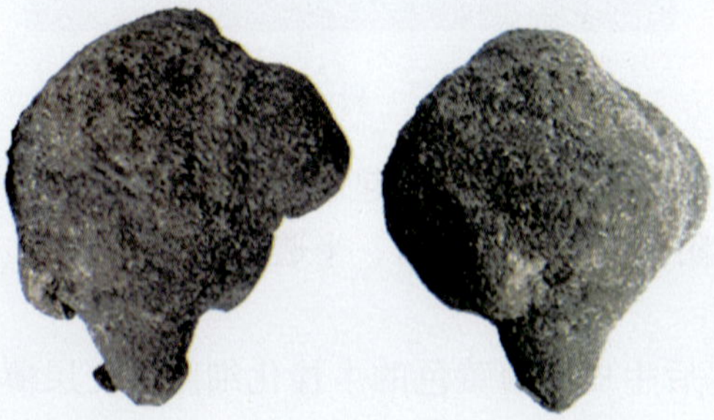

图3－25　盐附子药材图

黑顺片　为不规则的纵切片，上宽下窄，厚0.2～0.5cm，外皮黑褐色，切面暗黄色，半透明状，油润光泽，并有纵向筋脉纹。质硬而脆，断面角质样。气微，味淡。如图3－26所示。

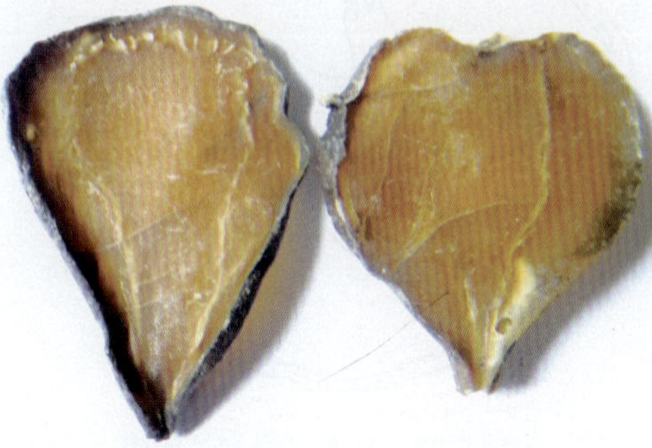

图3－26　黑顺片药材图

白附片　形状、气味与黑顺片相同，但无外皮，全体黄白色，半透明，片厚约为0.3cm。如图3－27所示。

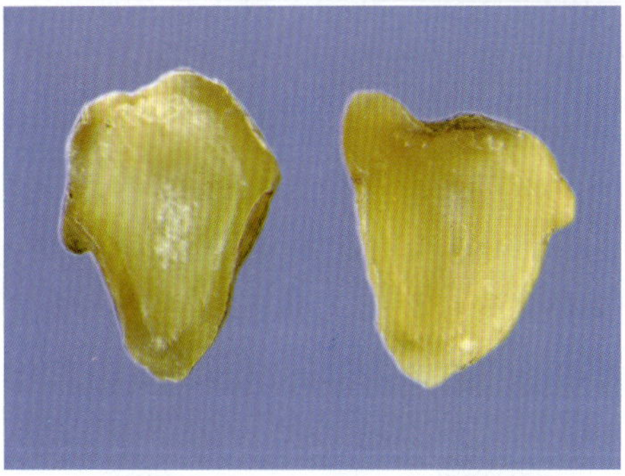

图 3－27 白附片药材图

盐附子以个大、坚实、灰黑色、表面起盐霜者为佳。黑顺片以片大、厚薄均匀、表面油润光泽者为佳。白附片以片大、色白、半透明者为佳。

【显微鉴定】

1. 附子根横切面 后生皮层为黄色的木栓化细胞。皮层薄壁细胞横向延长，有石细胞单个或 3～5 个成群。内皮层明显。韧皮部宽广，有小型筛管群散在。形成层环呈多角形，木质部位于形成层内侧，以角隅处较发达，导管略呈“V”字形或放射状排列。有时可见 1 至数个根迹维管束。中央髓部为薄壁细胞，含淀粉粒。如图 3－28 所示。

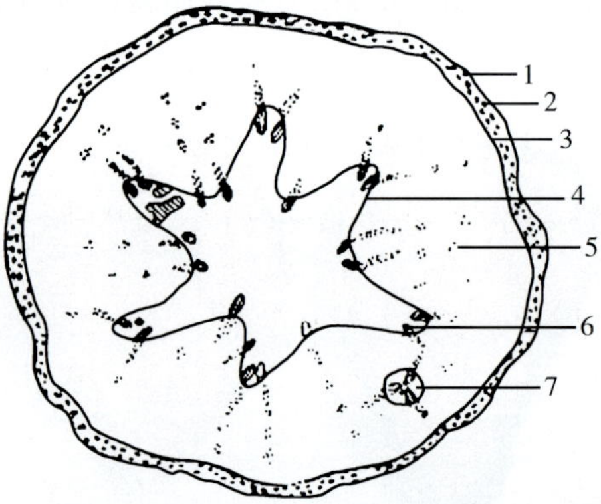

图 3－28 盐附子横切面简图

1. 后生皮层 2. 石细胞 3. 内皮层 4. 形成层 5. 筛管群 6. 木质部 7. 根迹维管束

2. 附子粉末 黄白色。石细胞较多，呈长方形或类方形，腔大壁薄，直径 53～125μm。导管主为具缘纹孔及网纹导管，直径 20～48μm。后生皮层碎片，表面观呈多角形，垂周壁不均匀增厚，有的呈瘤状突入细胞腔，胞腔内含棕色物。淀粉粒极多，单粒类圆形、圆多角形或长圆形，复粒多由 2～7 分粒组成。如图 3－29 所示。

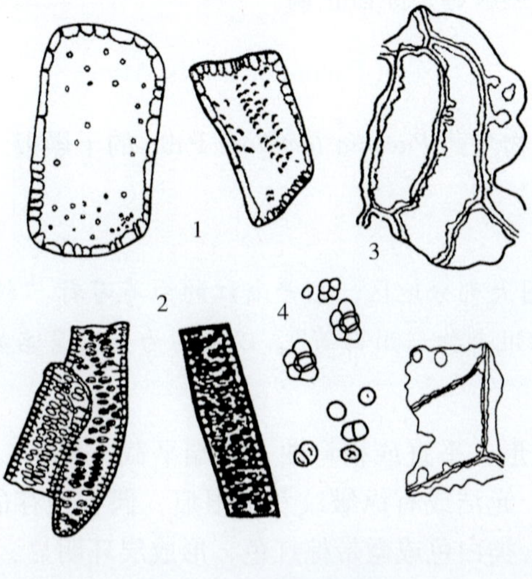

图 3-29 附子粉末图

1. 石细胞 2. 导管 3. 后生皮层 4. 淀粉粒

【化学成分】含多种生物碱。剧毒的双酯型生物碱：乌头碱、中乌头碱及次乌头碱。单酯型生物碱：苯甲酰乌头胺、苯甲酰中乌头胺和苯甲酰次乌头胺，为加工过程中双酯型生物碱的水解产物，其毒性仅为乌头碱的 1/200。醇胺型生物碱：乌头胺、中乌头胺和次乌头胺，为继续水解产物，生成毒性更小的不带酯键的醇胺类生物碱，其毒性仅为乌头碱的 1/2000。

【理化鉴定】

1. 检查乌头碱 取附子粉末，加亚铁氰化钾颗粒少许，再加甲酸 1 滴，产生绿色。

2. 检查生物碱类 取附子粉末约 1g，加 70% 乙醇 10mL，加热回流 15 分钟，放冷，过滤，滤液加碘化汞钾 2 滴，发生黄白色沉淀。

【检查】双酯型生物碱限量 按照《中国药典》规定的方法，本品含双酯型生物碱以新乌头碱（$C_{33}H_{45}NO_{11}$）、次乌头碱（$C_{33}H_{45}NO_{10}$）和乌头碱（$C_{34}H_{47}NO_{11}$）的总量计，不得过 0.020%。

【功效】辛、甘，大热。回阳救逆，补火助阳，散寒止痛。

白头翁（Pulsatillae Radix）

【来源】为毛茛科植物白头翁 *Pulsatilla chinensis*（Bge.）Regel 的干燥根。

【性状鉴定】呈类圆柱形或圆锥形，稍扭曲，长 6 ~ 20cm，直径 0.5 ~ 2cm。表面黄棕色或棕褐色，有不规则纵皱纹或纵沟，皮部易脱落，露出黄色的木质部，有的具网状裂纹或裂隙，近根头处常有朽状凹洞。根头部稍膨大，有白色绒毛，有的可见鞘状叶柄残基。质硬而脆，断面黄白色。气微，味微苦涩。

以条粗长、质坚实者为佳。

【化学成分】全草含原白头翁素；根含三萜皂苷约 9%，为白头翁皂苷 A、B、C 等，并含胡萝卜苷。

【功效】苦，寒。清热解毒，凉血止痢。

白芍（Paeoniae Radix Alba）

【来源】为毛茛科植物芍药 *Paeonia lactiflora* Pall. 的干燥根。

知识链接

白芍分布于全国大部分地区，主产浙江的白芍习称“杭白芍”，产于安徽者称“亳白芍”，四川者称“川白芍”，以上均为全国著名的道地药材。

【性状鉴定】呈圆柱形，平直或稍弯曲，两端平截，长5～18cm，直径1～2.5cm。表面类白色或淡棕红色，光洁或有纵皱纹及细根痕，偶有残存的棕褐色外皮。质坚实，不易折断，断面较平坦，类白色或微带棕红色，形成层环明显，射线放射状。气微，味微苦、酸。如图3－30、图3－31所示。

以根粗、坚实、无白心或裂隙者为佳。

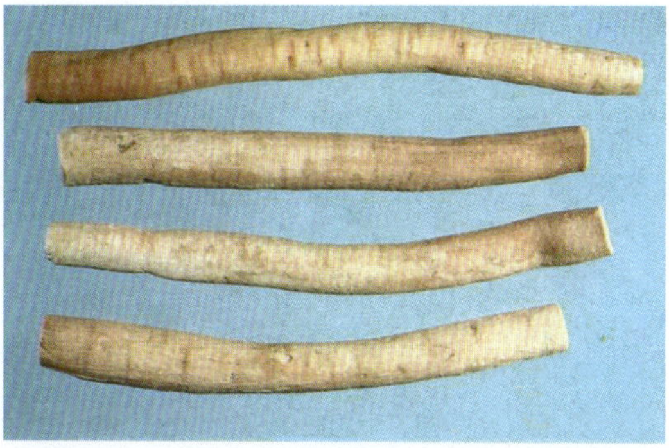

图3－30 白芍药材图

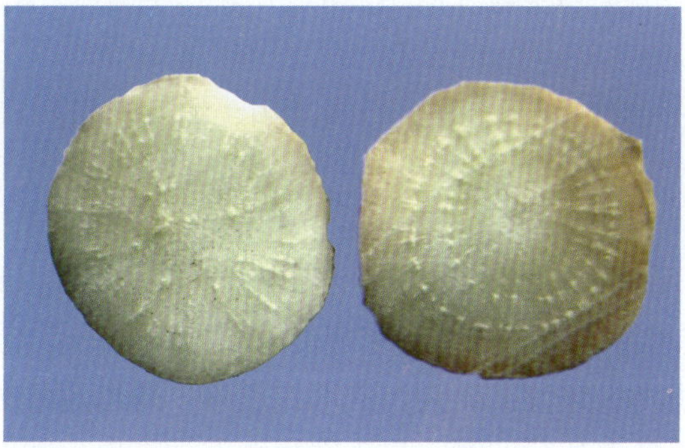

图3－31 白芍饮片图

【化学成分】含芍药苷及少量的羟基芍药苷，苯甲酸，牡丹酚，鞣质等。

【功效】苦、酸，微寒。平肝止痛，养血调经，敛阴止汗。

赤芍（Paeoniae Radix Rubra）

【来源】为毛茛科植物芍药 *Paeonia lactiflora* Pall. 及川赤芍 *Paeonia veitchii* Lynch 的干燥根。多系野生。

【性状鉴定】呈圆柱形，稍弯曲，长5～40cm，直径0.5～3cm。表面棕褐色，粗糙，有纵沟及皱纹，并有须根痕及横长的皮孔样突起，有的外皮易脱落。质硬而脆，易折断，断面粉白色或粉红色，皮部窄，木质部放射状纹理明显，有的有裂隙。气微香，味微苦、酸涩。如图3－32所示。

以根粗壮、断面粉白色、粉性大者为佳。

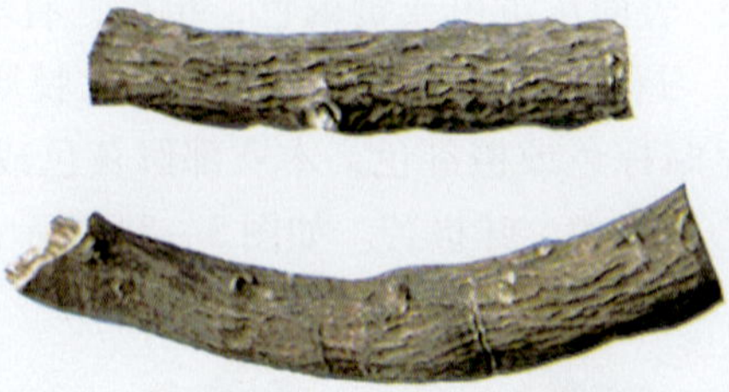

图3－32　赤芍药材图

【化学成分】含芍药苷及少量的羟基芍药苷，苯甲酸，鞣质等。

【功效】苦，微寒。清热凉血，散瘀止痛。

黄连（Coptidis Rhizoma）

【来源】为毛茛科植物黄连 *Coptis chinensis* Franch.、三角叶黄连 *Coptis deltoidea* C. Y. Cheng et Hsiao 或云连 *Coptis teeta* Wall. 的干燥根茎。药材依次习称“味连”“雅连”“云连”。

【原植物鉴定】

黄连　多年生草本，高15～25cm。叶基生，叶片卵状三角形，3全裂，中央裂片稍呈菱形，羽状深裂，两侧裂片呈不等2深裂，边缘具刺状锯齿。花茎1～2，二歧或多歧聚伞花序，花3～8朵，黄绿色，花瓣线形或线状披针形。蓇葖果。花期2～4月，果期3～6月。如图3－33所示。

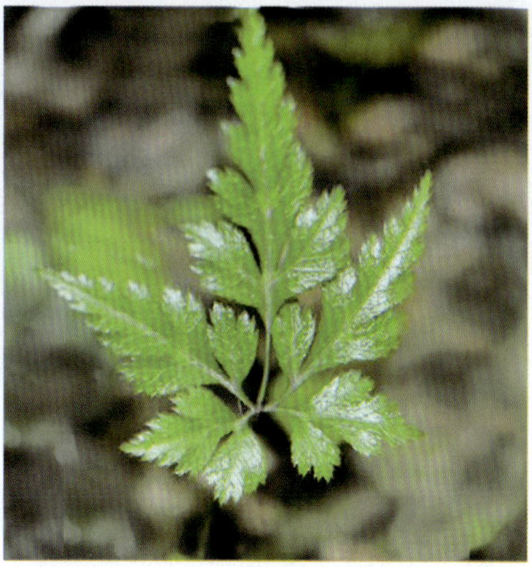

图3－33　黄连植物图

三角叶黄连　主要区别为：根茎黄色，不分枝或少分枝；叶片卵形，3全裂，羽片彼此密集。

云连　主要区别为：根茎黄色，较少分枝；叶片卵状三角形，3全裂，羽片彼此疏离。

【产地】味连主产于四川省，以四川产量最大，而以重庆石柱县最为著名，湖北、陕西、甘肃等省亦产，主为栽培品，为商品黄连的主要来源。雅连主产于四川洪雅、峨嵋等地区，为栽培品，有少量野生。云连主产于云南及西藏省区，原系野生，现有栽培。

【采收加工】秋末冬初（10～11月）采挖，除去地上部分及泥土，晒干，撞去须根。

【性状鉴定】

味连　根茎多簇状分枝，弯曲抱合，形如鸡爪，故有“鸡爪黄连”之称。单枝长3～6cm，直径0.3～0.8cm。表面灰黄色或黄褐色，粗糙，有不规则结节状隆起及须根或须根痕，部分节间光滑，习称“过桥”，上部残留褐色膜质鳞叶或叶柄残基。质坚硬，折断面不整齐，皮部呈暗棕色或橙红色，木质部鲜黄色或橙黄色，有放射状纹理，中央髓部红棕色，有时空心。气微，味极苦。如图3－34所示。

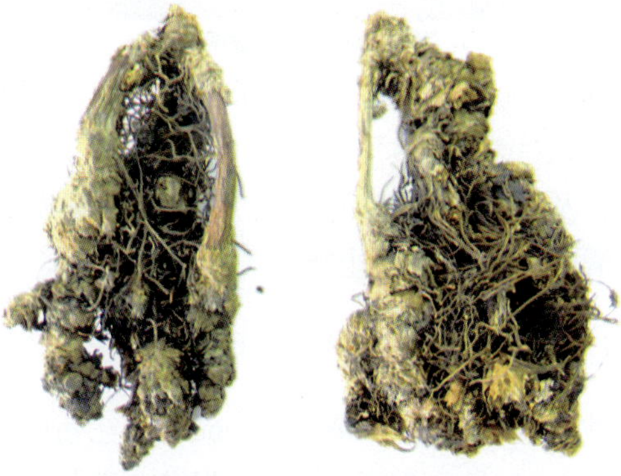

图3－34　味连药材图

雅连　多单枝，略呈圆柱形，微弯曲，长4～8cm，直径0.5～1cm。“过桥”较长，顶端有少许残茎。如图3－35所示。

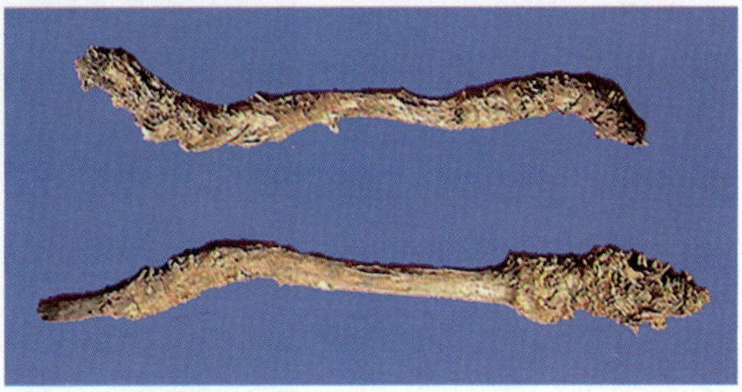

图3－35　雅连药材图

云连　多为单枝，较细小，弯曲呈钩状，长2～5cm，直径0.2～0.4cm。表面常被有黄粉。如图3－36所示。

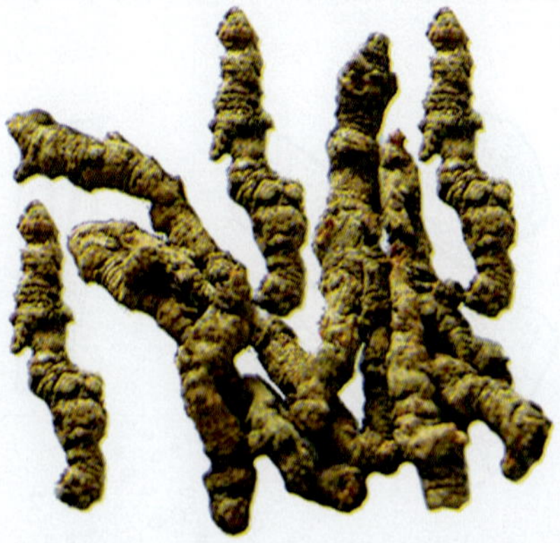

图 3－36　云连药材图

均以根茎粗壮、坚实、断面红黄色者为佳。

【显微鉴定】

1. 味连根茎横切面　木栓层为数列细胞。皮层较宽，有石细胞散在。中柱鞘纤维束木化，或伴有石细胞，均显黄色。维管束外韧型，断续环列，束间形成层不明显；射线宽窄不一。髓部均为薄壁组织，无石细胞。如图 3－37 所示。

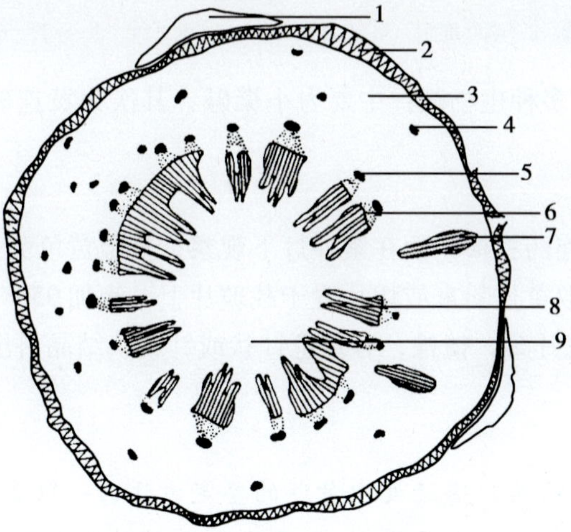

图 3－37　味连根茎横切面简图

1. 鳞叶组织　2. 木栓层　3. 皮层　4. 石细胞　5. 中柱鞘纤维
6. 韧皮部　7. 根迹维管束　8. 木质部　9. 髓部

雅连　与味连相似，但髓部有多数石细胞群。

云连　皮层、中柱鞘及髓部均无石细胞。

2. 味连粉末　呈黄棕色或黄色，味极苦。石细胞黄色，类多角形或类圆形，直径 25～64μm，壁厚，壁孔明显。鳞叶表皮细胞长方形，壁微波状弯曲，或作连珠状增厚。中柱鞘纤维鲜黄色，纺锤形或梭形，壁厚。木纤维鲜黄色，较细长，壁较薄。导管为网纹或孔纹。木薄壁细胞类长方形或不规则形，壁稍厚，有纹孔。淀粉粒多细小。如图3－38所示。

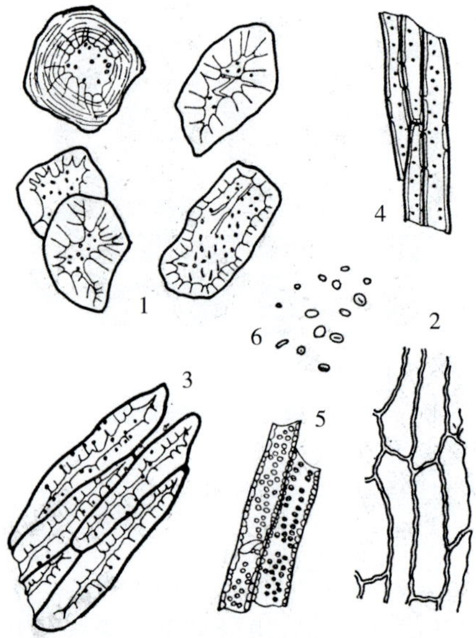

图3－38 味连粉末图

1. 石细胞 2. 鳞叶细胞 3. 中柱鞘纤维 4. 木纤维 5. 导管 6. 淀粉粒

【化学成分】均含多种生物碱：主要为小檗碱，其次为黄连碱等。酸性成分：如阿魏酸、绿原酸等。

【理化鉴定】

1. 荧光试验 黄连药材横断面在紫外灯下观察，显金黄色荧光，木质部尤为明显。

2. 检查小檗碱 取黄连粉末或切片置于载玻片上，滴加95%乙醇1～2滴及30%硝酸1滴，加盖玻片放置片刻，镜检，有黄色针状或针簇状结晶析出（硝酸小檗碱结晶）。

实例解析

实例：《中国药典》香连丸中黄连的鉴定方法为：取香连丸数粒，研细，取样少许于载玻片上，滴加乙醇1～2滴及30%的硝酸1滴，放置片刻，置于显微镜下观察，可见黄色针状或针簇状结晶析出。

解析：香连丸由黄连、木香两味中药组成，粉成细粉，用水泛丸制得。黄连中小檗碱属极性化合物，选用极性较强的有机溶剂乙醇提取，滴加硝酸，使其形成溶解性极小的硝酸小檗碱，并以黄色针状或针簇状结晶析出。

【检查】

1. 水分 不得过14.0%。

2. 总灰分 不得过5.0%。

【含量测定】味连 以高效液相色谱法测定，本品按干燥品计算，以盐酸小檗碱计，含小檗碱（$C_{20}H_{17}NO_4$）不得少于5.5%，含表小檗碱（$C_{20}H_{17}NO_4$）、黄连碱（$C_{19}H_{13}NO_4$）和巴马汀（$C_{21}H_{21}NO_4$）的总量不得少于3.3%。

【功效】苦，寒。清热燥湿，泻火解毒。

防己（Stephaniae Tetrandrae Radix）

【来源】为防己科植物粉防己 *Stephania tetrandra* S. Moore 的干燥根。

【性状鉴定】呈不规则圆柱形、半圆柱形或块状，多弯曲，长5～10cm。直径1～5cm。表面淡灰黄色，在弯曲处常有深陷横沟而成结节状的瘤块样。体重，质坚实，断面平坦，灰白色，富粉性，有排列较稀疏的放射状纹理，状如车轮，习称“车轮纹”。气微，味苦。如图3－39所示。

以质地坚实、粉性足、去净外皮者为佳。

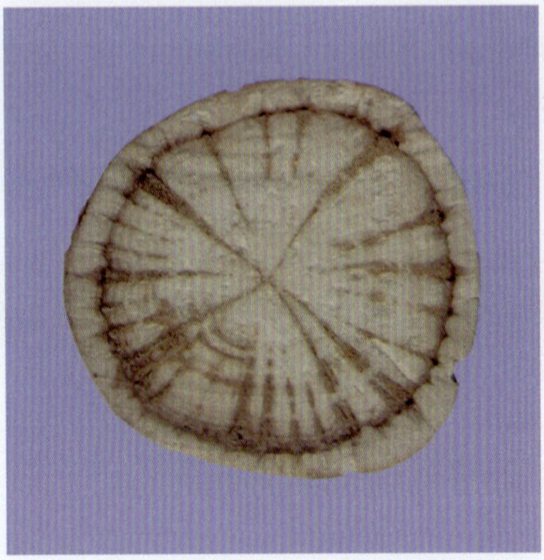

图3－39　防己药材图

实例解析

实例：商品防己较复杂，常分为“广防己”“汉中防己”“木防己”“防己”等，其来源各不相同。由于外形相似，常有混淆情况。但老药工常说“防己不能挤”，并作为鉴定防己真伪的依据，不知何故？

解析：防己药材断面特征是“断续、稀疏、不规则放射状纹理，状如车轮”。而混淆品断面导管束均排列比较紧密，一条紧靠一条，有的还向外二歧状分叉，显得“太密太挤”。因而老药工常根据防己药材断面导管束排列的稀疏程度作为真伪鉴别依据。其中广防己（马兜铃科植物广防己的根），含有马兜铃酸，具有肾毒性，现行版《中国药典》已删除。如图3－40所示。

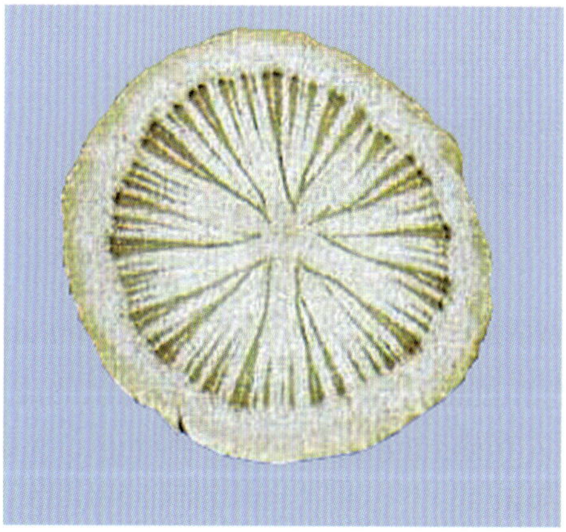

图 3-40 防己混淆品——广防己图

【化学成分】含多种异喹啉生物碱。主要为粉防己碱、防己诺林碱等。

【功效】苦，寒。祛风止痛，利水消肿。

延胡索（Corydalis Rhizoma）

【来源】为罂粟科植物延胡索 *Corydalis yanhusuo* W. T. Wang 的干燥块茎。

【性状鉴定】呈不规则扁球形，直径 0.5～1.5cm。表面黄色或黄褐色，有不规则网状皱纹，顶端有凹陷的茎痕，底部有疙瘩状突起。质坚硬而脆，断面黄色，角质样，有蜡样光泽。气微，味苦。如图 3-41、图 3-42 所示。

以个大、饱满、质坚实、断面色黄者为佳。

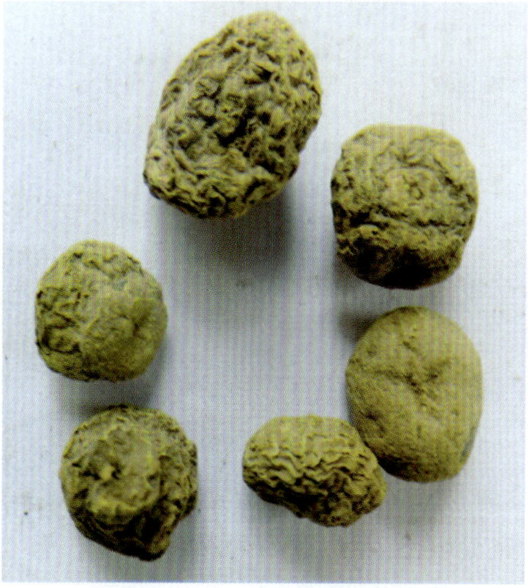

图 3-41 延胡索药材图

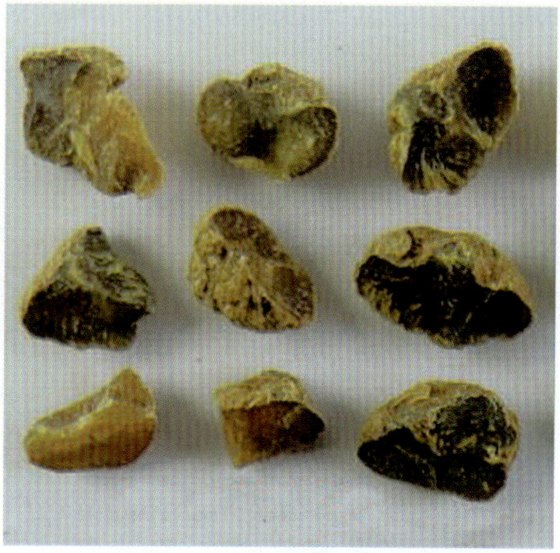

图 3-42 延胡索饮片图

【化学成分】含多种生物碱。

【功效】辛、苦，温。活血，行气，止痛。

市场动态

近几年，延胡索问题较多，掺石子或将提取过的延胡索再出售现象多见。识别要点为：提取后的延胡索断面呈黑褐色，质硬，干燥后常有裂隙。如图3-43、图3-44所示。

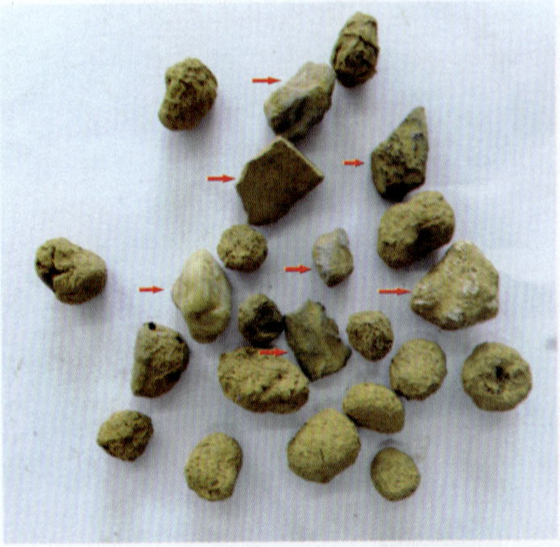

图3-43　掺有石子的延胡索图

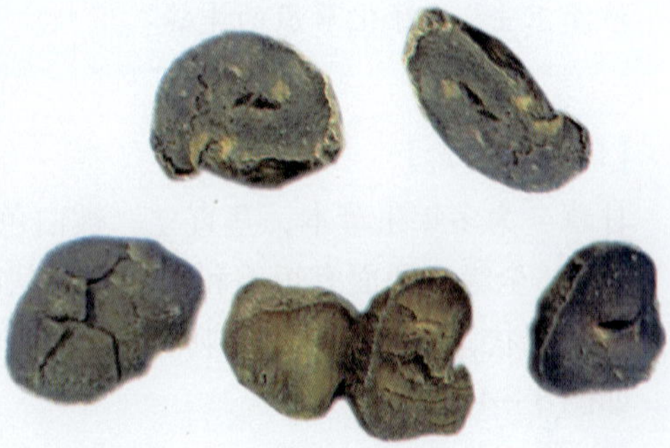

图3-44　劣质延胡索——提取后的残渣图

板蓝根（Isatidis Radix）

【来源】为十字花科植物菘蓝 *Isatis indigotica* Fort. 的干燥根。

【性状鉴定】呈圆柱形，稍扭曲，长10~20cm，直径0.5~1.0cm。根头部略膨大，可见轮状排列的暗绿色或暗棕色叶柄残基和密集的疣状突起。表面灰黄色，有纵皱纹及支根痕，皮孔横长。质略软而实，易折断，断面皮部黄白色，木质部黄色。气微，味微甜而后苦涩。如图3-45所示。

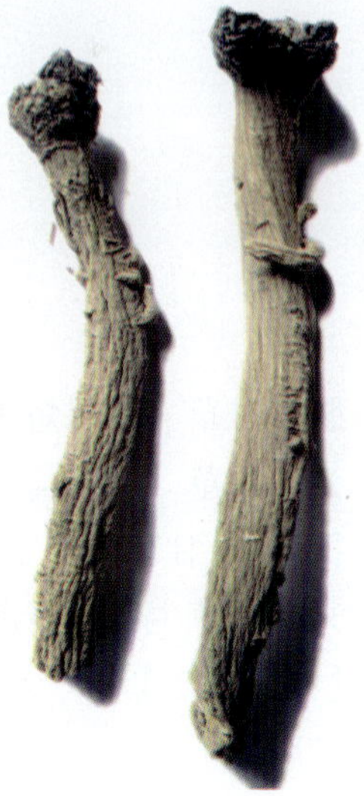

图3-45　板蓝根药材图

以条长、粗大、体实者为佳。

【化学成分】含靛蓝、靛玉红。氨基酸类：精氨酸、脯氨酸等。苷类：芥子苷、腺苷等。β-谷甾醇等。

【功效】苦，寒。清热解毒，凉血利咽。

甘草（Glycyrrhizae Radix et Rhizoma）

【来源】为豆科植物甘草 *Glycyrrhiza uralensis* Fisch.、胀果甘草 *Glycyrrhiza inflata* Bat. 或光果甘草 *Glycyrrhiza glabra* L. 的干燥根及根茎。

知识链接

被称为“抗旱能手，沙漠卫士”的甘草

甘草分布于西北的沙漠地域，其抗旱能力很强。除了它发达的根系外，还与它的羽状复叶及叶片上的毛茸有关。

甘草的叶片状如羽毛，为羽状复叶，复叶面积相对减小，减少了水分的蒸腾；叶片及果实的表面又密布腺毛及毛茸，它们防止了强烈阳光的灼烧，减少了水分的蒸发，同时又阻止了害虫的侵食，难怪甘草被称为“抗旱能手，沙漠卫士”“绿化草原的先锋”。

【原植物鉴定】

甘草　为多年生草本，茎直立，被白色短毛和刺毛状腺体。单数羽状复叶互生，小叶7~17，全缘，两面有短毛和腺体。总状花序腋生，蝶形花冠紫红色或蓝紫色，荚果弯曲呈镰刀状，表面密被褐色刺状腺毛。种子6~8枚，肾形。花期6~7月，果期7~9月。如图3-46所示。

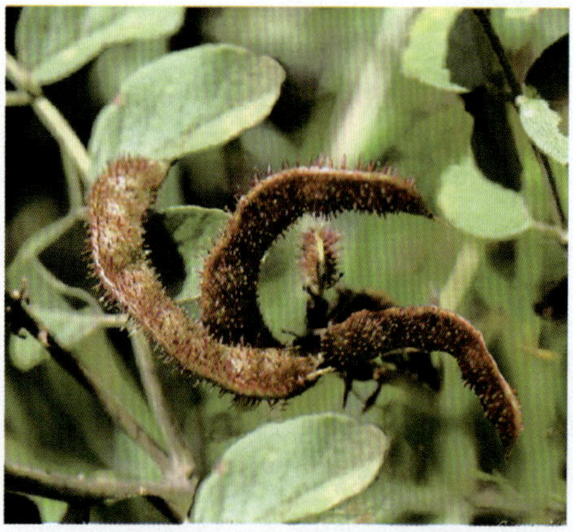

图3-46　甘草植物图

胀果甘草　荚果短小而直，膨胀，无腺毛。

光果甘草　荚果扁直，长圆形，光滑。

【产地】甘草主产于内蒙古、甘肃、新疆等省区，以内蒙古所产品质最优。胀果甘草和光果甘草主产于新疆和甘肃。

【采收加工】春、秋两季均可采挖，以春季产者为佳。除去茎基、支根及须根，切成长段后晒干。

【性状鉴定】

甘草　根呈圆柱形，长25~100cm，直径0.6~3.5cm。表面红棕色或灰棕色，具显著的纵皱纹、沟纹及皮孔。质坚实，断面略显纤维性，黄白色，粉性，形成层环明显，木质部放射状，习称“菊花心”。根茎呈圆柱形，表面有芽痕，断面中央有髓。气微，味甜而特殊。如图 3－47、图 3－48 所示。

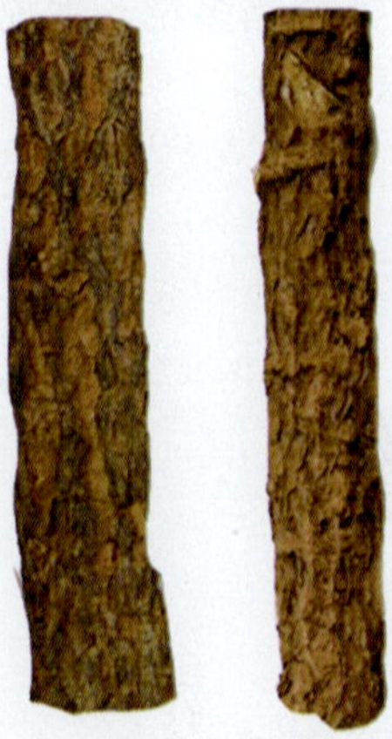

图 3－47 甘草药材图

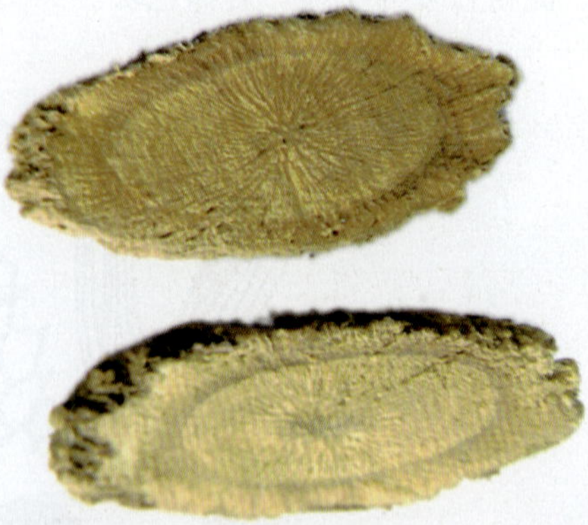

图 3－48 甘草饮片图

胀果甘草 根及根茎木质粗壮，有的分枝，外皮粗糙，多灰棕色或灰绿色，木质纤维多，粉性小。

光果甘草 根及根茎质地较坚实，外皮不粗糙，多灰棕色，皮孔细而不明显。

以外皮细紧、色红棕、质坚实、断面黄白色、粉性足、味甜者为佳。

【显微鉴定】

1. 甘草横切面 木栓层为数列木栓细胞。皮层较窄。韧皮部射线宽广，多弯曲，常显裂隙；韧皮纤维多成束，周围薄壁细胞常含草酸钙方晶，形成晶纤维。束内形成层明显。木质部导管较多，直径约至 160μm；木纤维成束，周围薄壁细胞中亦含草酸钙方晶。薄壁细胞含有淀粉粒。根中央无髓，根茎中央有髓。如图 3－49 所示。

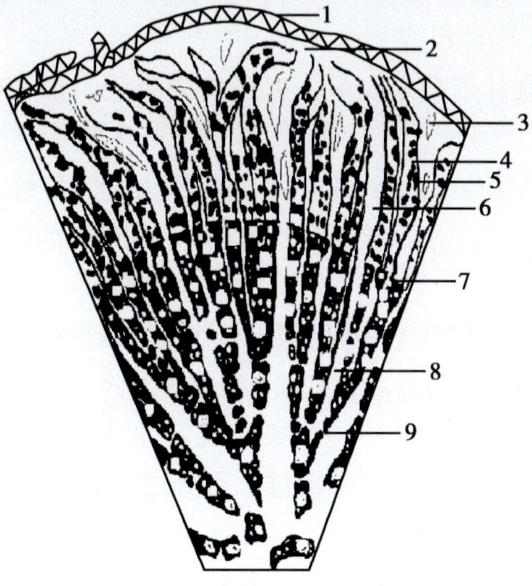

图 3－49 甘草横切面简图

1. 木栓层 2. 皮层 3. 裂隙 4. 晶纤维 5. 韧皮部 6. 韧皮射线
7. 形成层 8. 木射线 9. 木质部

2. 甘草粉末 淡棕黄色，味甜。纤维成束，直径8～14μm，壁厚，周围薄壁细胞含有草酸钙方晶，形成晶纤维。具缘纹孔导管较大。草酸钙方晶多见。木栓细胞红棕色，多角形。淀粉粒多为单粒。有棕色块。如图3－50所示。

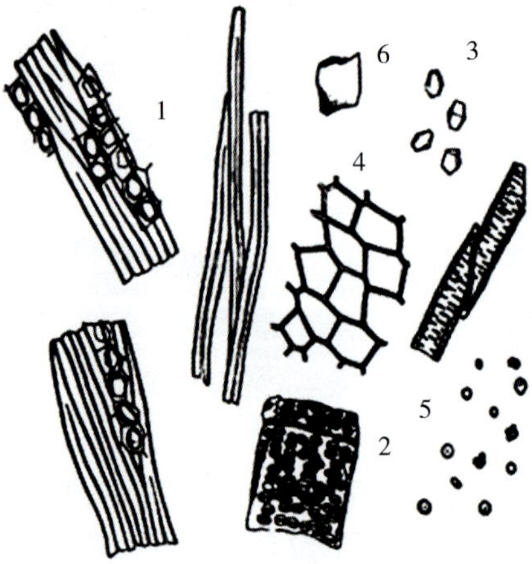

图3－50 甘草粉末图

1. 纤维及晶纤维 2. 导管 3. 草酸钙方晶

4. 木栓细胞 5. 淀粉粒 6. 棕色块

【化学成分】 三萜皂苷类成分：含甘草甜素，甘草甜素为甘草酸的钾、钙盐（为甘草解毒的有效成分），甘草酸水解后为2分子葡萄糖醛酸和1分子甘草次酸，另含游离的甘草次酸等。黄酮类成分：含甘草苷、甘草苷元、异甘草苷、异甘草苷元等。

【理化鉴定】

1. 检查三萜皂苷类 取甘草粉末少许，置于试管中，加蒸馏水3～5mL，用力振摇，可产生持久的泡沫（泡沫反应）。

2. 甘草甜素反应 取甘草粉末少量，置于白瓷板上，加80%的硫酸溶液数滴，显黄色，渐变为橙黄色。

3. 薄层色谱 以本品作为供试品，以甘草药材作为对照药材，以甘草酸单铵盐作为对照品。照《中国药典》薄层色谱法试验，应有相对应、同颜色的荧光斑点。

【检查】

1. 重金属及有害元素 按照《中国药典》规定的方法测定：铅不得过百万分之五；镉不得过千万分之三；砷不得过百万分之二；汞不得过千万分之二；铜不得过百万分之二十。

2. 有机氯农药残留量 按照《中国药典》规定的方法测定：六六六（总BHC）不得过千万分之二；滴滴涕（总DDT）不得过千万分之二；五氯硝基苯（PCNB）不得过千万分之一。

【含量测定】 以高效液相色谱法测定，本品按干燥品计算，含甘草苷（$C_{42}H_{22}O_{9}$）不得少于0.50%，甘草酸（$C_{42}H_{62}O_{16}$）不得少于2.0%。

【功效】 甘，平。补脾益气，清热解毒，祛痰止咳，缓急止痛，调和诸药。配伍禁忌：不宜与大戟、芫花、甘遂、海藻同用。

苦参（Sophorae Flavescentis Radix）

【来源】为豆科植物苦参 *Sophora flavescens* Ait. 的干燥根。

【性状鉴定】呈长圆柱形，下部常有分枝，长 10 ~ 30cm，直径 1 ~ 6.5cm。表面灰棕色或棕黄色，具纵皱纹及皮孔样突起，外皮薄，多破裂反卷，易剥落，剥落处显黄色，光滑。质硬，不易折断，断面纤维性，黄白色，有的具异型维管束，呈同心性环列或不规则散在。气微，味极苦。如图 3 - 51 所示。

以条匀、断面色黄白、无须根、味苦者为佳。

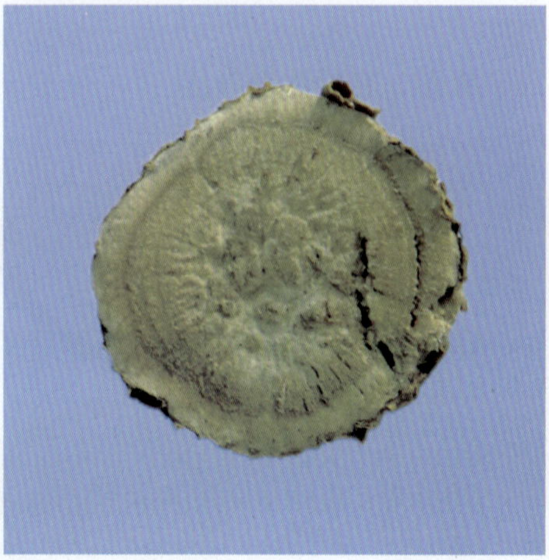

图 3 - 51　苦参饮片图

【化学成分】根含 20 多种生物碱，主要为苦参碱及氧化苦参碱。

【功效】苦，寒。清热燥湿，杀虫，利尿。

市场动态

近几年，常有不法商贩将提取后的苦参混入商品药材中出售，其识别要点为：质地较轻，裂隙明显，苦味较淡。如图 3 - 52 所示。

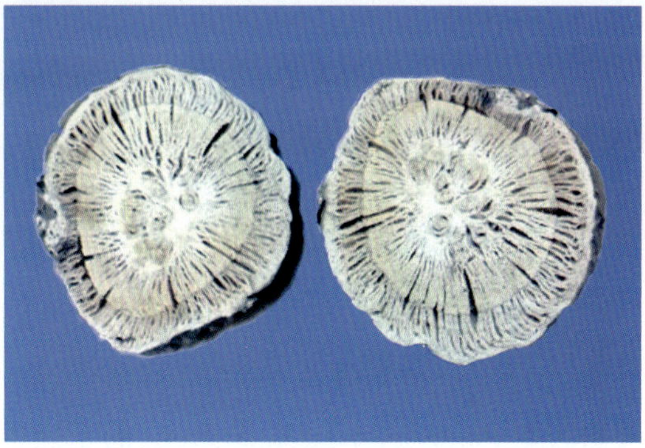

图 3 - 52　劣质苦参——提取后的残渣图

黄芪（Astragali Radix）

【来源】为豆科植物蒙古黄芪 *Astragalus membranaceus*（Fisch.）Bge. var. *mongholicus*（Bge.）Hsiao 或膜荚黄芪 *Astragalus membranaceus*（Fisch.）Bge. 的干燥根。

【性状鉴定】呈圆柱形，极少有分枝，上粗下细，长 30～90cm，直径 1～3.5cm。表面淡棕黄色或淡棕褐色，有纵皱纹及皮孔。质硬而韧，断面纤维性，并显粉性，皮部黄白色，木质部淡黄色，习称为“金井玉栏”。有放射状纹理及裂隙，习称为“菊花心”。老根中央偶呈枯朽状，黑褐色或呈空洞状。气微，味微甜，嚼之稍有豆腥味。如图 3－53、图 3－54 所示。

以条粗长、断面色黄白、味甜、有粉性者为佳。

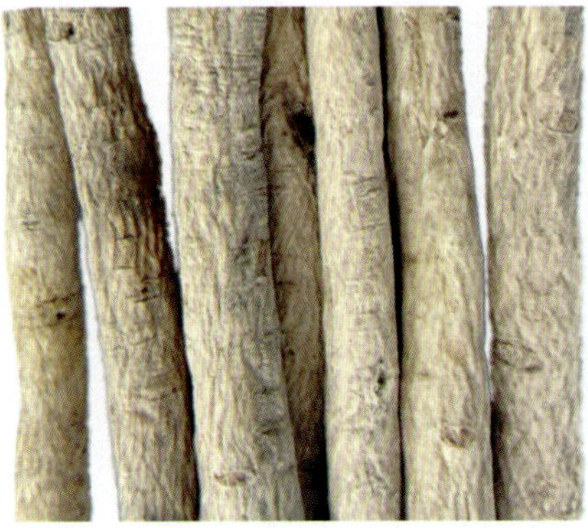

图 3－53　黄芪药材图

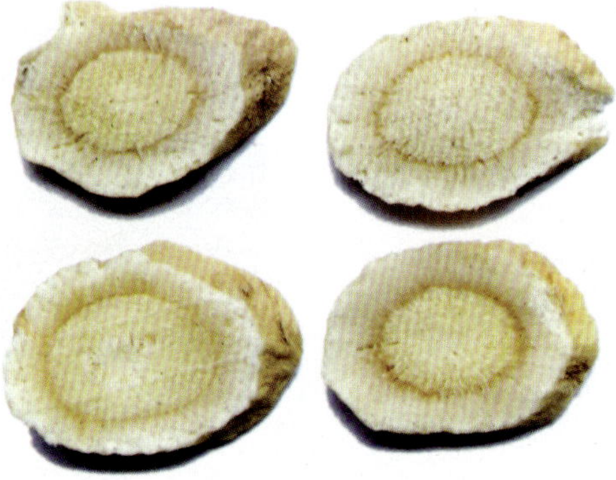

图 3－54　黄芪饮片图

知识链接

黄芪药材伪品较多，据报道，全国有 14 种之多，皆因外形相似，纤维性强而易混淆，但黄芪的金井玉栏、菊花心、嚼之有豆腥味常作为真伪黄芪的识别要点。

【化学成分】皂苷类：主为黄芪甲苷，并含乙苷和丙苷等。黄酮类：如芒柄花黄素等。多糖类：如黄芪多糖等。另含多种氨基酸等。

【功效】甘，微温。补气升阳，固表止汗，利水消肿，生津养血，行滞通痹，托毒排脓，敛疮生肌。

人参（Ginseng Radix et Rhizoma）

【来源】为五加科植物人参 *Panax ginseng* C. A. Mey. 的干燥根及根茎。野生人参称为“野山参”或“山参”，栽培品称为“园参”，播种在山林野生状态下自然生长者又称“林下山参”或“籽海”。

【原植物鉴定】多年生草本，高30～70cm。茎单一，不分枝。掌状复叶3～6枚，轮生于茎顶，小叶5片，中央一片最大，椭圆形至长椭圆形，基部楔形，边缘有锯齿，表面叶脉具有少数刚毛，下表面则无。伞形花序顶生，花小，淡黄绿色。花萼5，花瓣5，雄蕊5。浆果状的核果扁球形，熟时鲜红色。花期6～7月，果期7～9月。如图3－55所示。

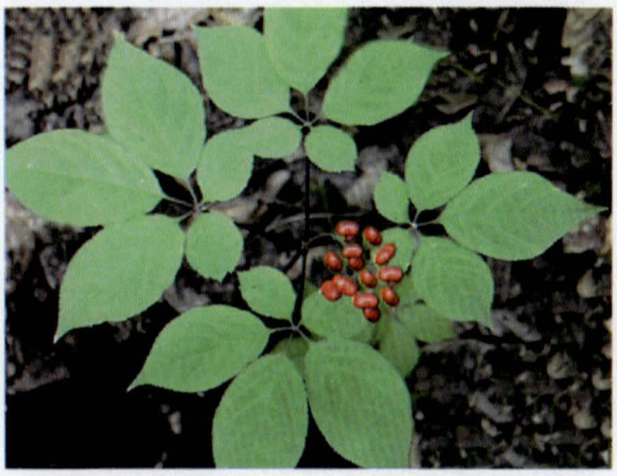

图3－55 人参植物图

知识链接

怎样识别“多变”的人参

人参确实会变，每年的形态都不一样。1年生（播种的第二年）的人参，只长出1枚三出复叶，采药人称为“三花”，2年生者长出1枚五出复叶，形如手掌，习称“巴掌”，3年生者为2枚五出复叶，习称“二甲子”，4年者有3枚复叶，中间长有一花柱，状如古灯，习称“灯台子”，5年者4枚复叶，习称为“四匹叶”或“四品叶”，每年递增1枚，最多可达6枚复叶，习称“六匹叶”或“六品叶”。

人参虽多变，但生长六年以后外形就稳定了，叶片数目就不再增加了，就是生长上百年，也只有5枚或6枚复叶。

【产地】主产于吉林、辽宁、黑龙江等省。

【采收加工】种植5～6年后，于9～10月间，果实红透时采挖，除去地上部分及泥沙，洗净者称为“圆参水子”。剪去支根，晒干者，称为“生晒参”。不去支根晒干者，称为“全须生晒参”。鲜参蒸3小时，自然晒干或烘干，称为“红参”。支根及须根加工成“参须”。将干净鲜参真空冷冻干燥，称为“活性参”。

【性状鉴定】

生晒参 主根呈圆柱形或纺锤形，长3～15cm，直径1～2cm。表面灰黄色，上部或全体有断续的粗横纹及明显的纵皱纹，下部有支根2～3条，着生多数细长须根（全须生晒参），须根上偶有不明显的细小疣状突起。顶端有根茎（习称“芦头”），根茎上具有凹窝状茎痕（习称“芦碗”），有的具不定根（习称“艼”）。质较硬，断面淡黄白色，显粉性，形成层环纹棕黄色，皮部有黄棕色点状树脂道散布及放射状裂隙。气微香而特异，味微苦、甘。如图 3－56 所示。

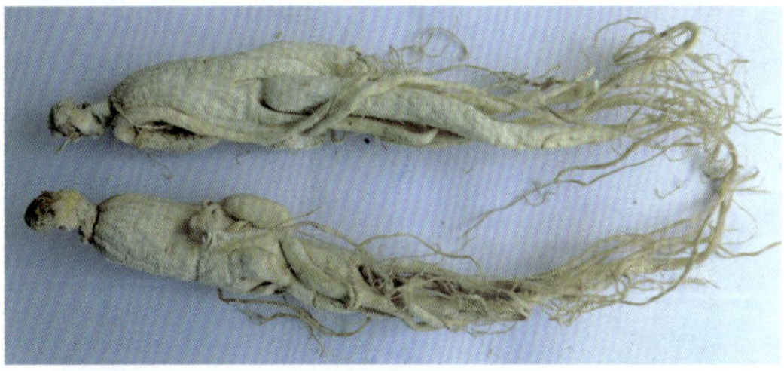

图 3－56　人参药材图

林下山参　主根多与根茎近等长或较短，呈圆柱形、菱角形或人字形，长 1～6cm。表面灰黄色，具纵皱纹，上部或中、下部有明显的横向环纹。支根多为 2～3 条，须根少而细长，清晰不乱，上有较明显的疣状突起。根茎细长，少数粗短，中上部具稀疏或密集而深陷的茎痕，不定根较细，多下垂。如图 3－57 所示。

以条粗、质硬、完整者为佳。

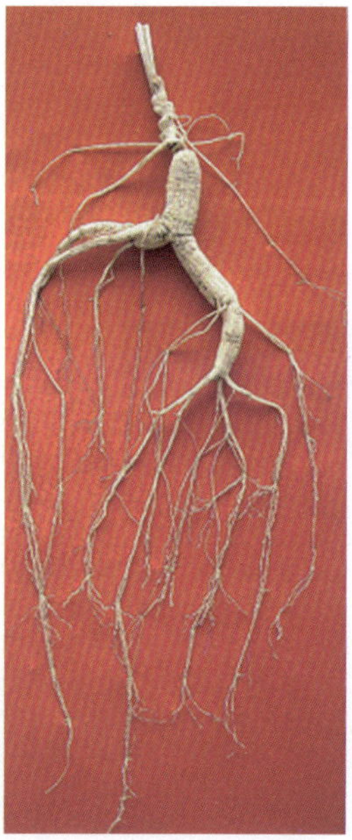

图 3－57　林下山参药材图

实例解析

实例：野生人参已属于国家一级保护植物，已很难见到，为什么在旅游胜地常会见到包装精美的“野山参”，怎样鉴别？

解析：野山参的识别要点为：芦长碗密枣核艼，紧皮细纹珍珠须。园参与野山参外形差别很大，容易识别，但林下山参与野山参性状相近，由于三者功效相同，因而不法商贩常将林下山参伪充野山参作为礼品销售。

【显微鉴定】

1. 主根横切面　木栓层为数列细胞。栓内层较窄。韧皮部中散有树脂道，内含黄色分泌物，近形成层处有较多树脂道环列。形成层成环。木质部导管单个散在或数个相聚，径向稀疏排列；木射线宽广。如图 3－58 所示。

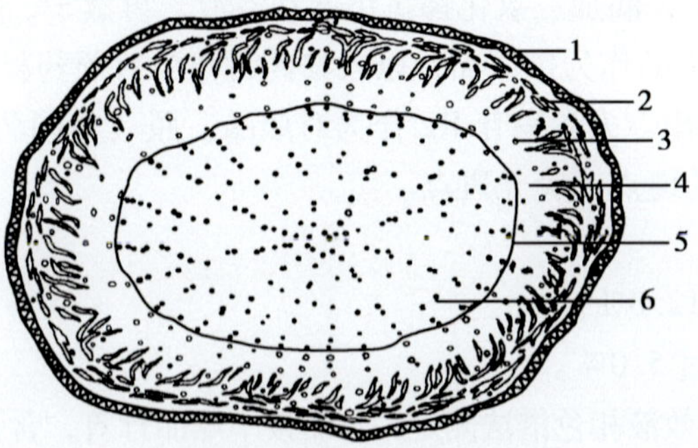

图 3-58 人参横切面简图

1. 木栓层 2. 裂隙 3. 树脂道 4. 韧皮部 5 形成层 6. 木质部

2. 粉末 淡黄白色。草酸钙簇晶，直径 20～68μm，棱角锐尖。树脂道碎片呈管状，内含黄色颗粒状或块状分泌物。导管多网纹或梯纹，稀有螺纹。淀粉粒众多。木栓细胞类方形或多角形。如图 3-59 所示。

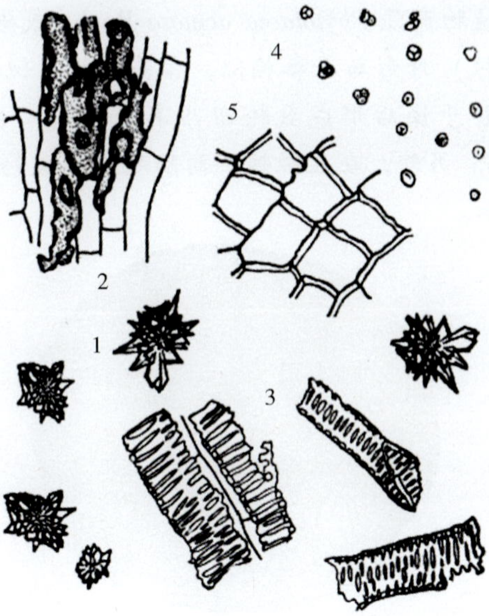

图 3-59 人参粉末图

1. 草酸钙簇晶 2. 树脂道 3. 导管 4. 淀粉粒 5. 木栓细胞

【化学成分】根中主含人参皂苷：总皂苷约为4%，是 14 种以上皂苷的混合物，分别称为人参皂苷 R_o、R_{a1}、R_{a2}、R_{b1}、R_{b2}、R_{b3}、R_c、R_d、R_e、R_f、20-gluco-Rf、R_{g1}、R_{g2}、R_{h1}等，均为三萜皂苷，其中以四环三萜的达玛脂烷系皂苷为主要活性成分，常用以评价人参的质量。另含人参多糖类。挥发油类：约为 0.12%。

【理化鉴定】

1. 显色反应 取人参粉末少量，置于白瓷板上，滴加浓硫酸 1～2 滴，显棕褐色。

2. 检查人参皂苷 取人参粉末约 0.5g，加乙醇 5mL，振摇 5 分钟，过滤。取滤液少量，置蒸发皿中蒸干，滴加三氯化锑氯仿饱和溶液，再蒸干，呈紫色。

3. 薄层色谱 以本品作为供试品，以人参药材作为对照药材，以人参皂苷 Rb_1、人参皂苷 Re、人参皂苷 Rf、人参皂苷 Rg_1 作为对照品。照《中国药典》薄层色谱法试验，应有相对应、同颜色的斑点或荧光斑点。

【检查】

1. 水分 不得过 12.0%。

2. 总灰分 不得过 5.0%。

【含量测定】以高效液相色谱法测定，本品按干燥品计算，含人参皂苷Rg_1（$C_{42}H_{72}O_{14}$）和人参皂苷Re（$C_{48}H_{82}O_{18}$）的总量不得少于 0.30%，人参皂苷 Rb_1（$C_{54}H_{92}O_{23}$）不得少于 0.20%。

【功效】甘、微苦，微温。大补元气，复脉固脱，补脾益肺，生津养血，安神益智。

市场动态

自古商陆乱人参

商陆（商陆科植物商陆 *Phytolacca acinosa* Roxb. 或垂序商陆 *Phytolacca americana* L. 的干燥根）外形与人参相似，容易混淆。但新鲜品商陆断面具数轮放射状纹理，切片干燥后形成数轮凹凸不平的同心性环轮，习称"罗盘纹"，口嚼有麻舌感。另外，在显微镜下商陆可见草酸钙砂晶，而无草酸钙簇晶。如图 3－60 所示。

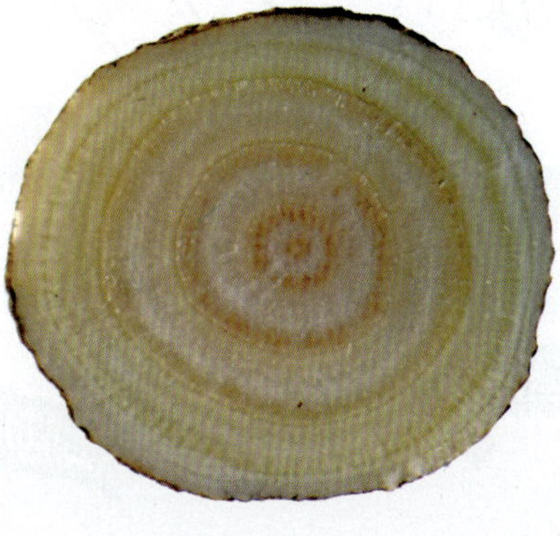

图 3－60 人参伪品——商陆（新鲜）横切面图

西洋参（Panacis Quinquefolii Radix）

【来源】为五加科植物西洋参 *Panax quinquefolium* L. 的干燥根。

【性状鉴定】呈纺锤形、圆柱形或圆锥形，长 3～12cm，直径 0.8～2cm。表面淡棕黄色或灰黄色，有密集的环纹及细纵皱纹，有的上端有根茎（芦头），茎痕（芦碗）圆形或半圆形。体重，质坚实，难折断，断面淡黄白色，略显粉性，形成层环纹棕黄色，皮层散有多数黄棕色点状树脂道，木质部放射状。气微香，味微苦后甜。如图 3－61 所示。

以大小均匀、质坚实者为佳。

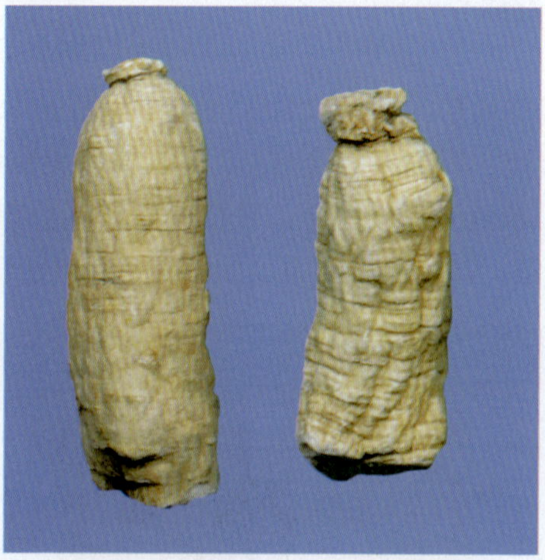

图 3－61　西洋参药材图

【化学成分】主含人参皂苷类成分。

【功效】甘、微苦，凉。补气养阴，清热生津。

市场动态

西洋参为贵重药材，多有伪品出现，尤以近几年来在医药超市或医药商店出售的西洋参饮片中，常混有价格相对较低的人参饮片，两者极为相似，容易混淆。仔细比较，西洋参饮片皮部黄棕色点状树脂道分布比较明显，质地相对致密，木质部放射状，常无裂隙，苦味明显而区别于人参。如图 3－62 所示。

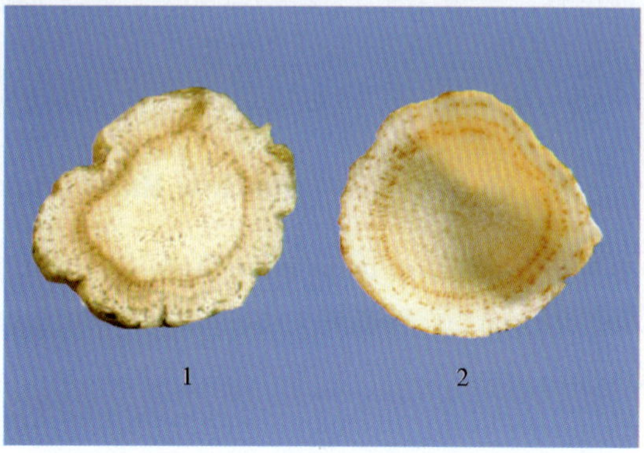

图 3－62　西洋参饮片与人参饮片对比图

1. 人参　2. 西洋参

三七（Notoginseng Radix et Rhizoma）

【来源】为五加科植物三七 *Panax notoginseng*（Burk.）F. H. Chen 的干燥根及根茎。

支根习称“筋条”，根茎习称“剪口”。

【性状鉴定】

主根　呈类圆锥形或圆柱形，长1～6cm，直径1～4cm。表面灰褐色或灰黄色，有断续的纵皱纹，顶端有茎痕，周围有瘤状突起，侧面有支根断痕。质坚实，断面皮部灰绿色、黄绿色或灰白色，木质部颜色较深，微呈放射状，击碎后皮部与木质部常分离，习称为“铜皮铁骨”。气微，味苦而后微甜。如图3－63所示。

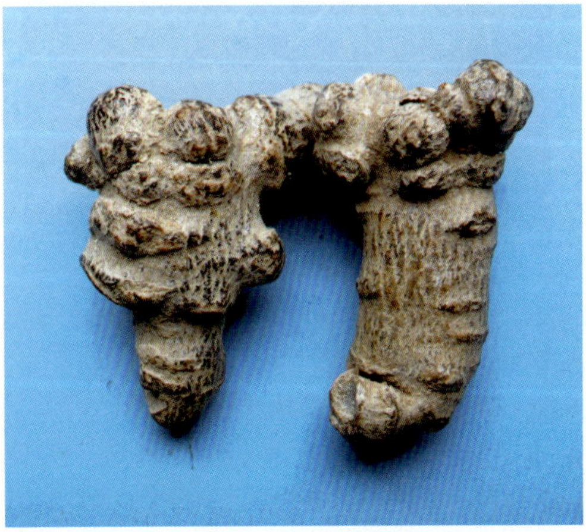

图3－63　三七药材图

筋条　呈圆柱形或圆锥形，长2～6cm，上端直径约0.8cm，下端直径约0.3cm。

剪口　呈不规则的皱缩块状及条状，表面有数个明显的茎痕及环纹，断面中心灰绿色或白色，边缘深绿色或灰色。

以个大、体重、质坚、表面光滑、断面灰绿色或黄绿色者为佳。

【化学成分】含多种皂苷，总量为9.75%～14.90%，和人参所含皂苷类似。另含止血活性成分田七氨酸（即三七素）。尚含黄酮苷类等。

【功效】甘、微苦，温。散瘀止血，消肿定痛。

白芷（Angelicae Dahuricae Radix）

【来源】为伞形科植物白芷 *Angelica dahurica*（Fisch. ex Hoffm.）Benth. et Hook. f. 或杭白芷 *Angelica dahurica*（Fisch. ex Hoffm.）Benth. et Hook. f. var. *formosana*（Boiss.）Shan et Yuan 的干燥根。

【性状鉴定】

白芷　长圆锥形，头粗尾细，长10～25cm，直径1.5～2.5cm，顶端有凹陷的茎痕。表面灰棕色至黄棕色，有多数纵皱纹，可见皮孔样横向突起散生，习称“疙瘩丁”。质坚实，断面白色或灰白色，显粉性，皮部散有多数棕色油点（分泌腔），形成层环近方形或近圆形，木质部约占断面的1/3。气芳香，味辛、微苦。

杭白芷　与白芷相似，主要不同点为横向皮孔样突起多四纵行排列，使全根呈类圆锥形而具四纵棱，形成层环略呈方形，木质部约占断面的1/2。

以条粗、质硬、粉性足、香气浓者为佳。

【化学成分】白芷根含挥发油及多种香豆素衍生物。

【功效】辛，温。解表散寒，祛风止痛，宣通鼻窍，燥湿止带，消肿排脓。

当归（Angelicae Sinensis Radix）

【来源】为伞形科植物当归 *Angelica sinensis*（Oliv.）Diels 的干燥根。

【原植物鉴定】多年生草本，全株有特异香气，高 40～100cm。根圆柱状，主根肥大，黄棕色，分枝，有香气。茎直立，绿色或带紫色。叶为二至三回奇数羽状复叶，叶柄基部膨大成鞘状。复伞形花序顶生，花瓣 5，白色。双悬果椭圆形，分果背面棱线 5 条。花期 6～7 月，果期 8～9 月。如图 3－64 所示。

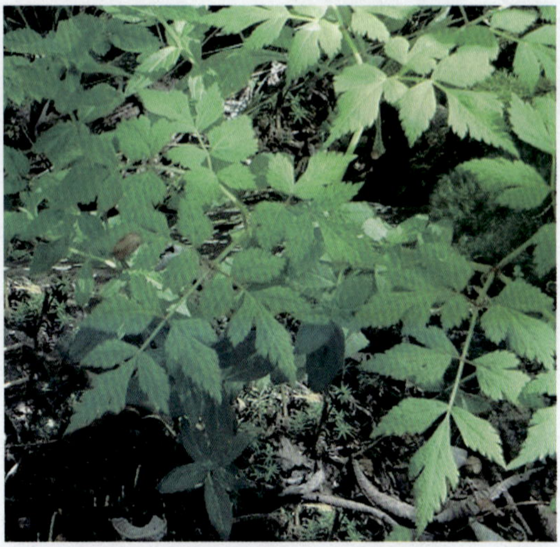

图 3－64　当归植物图

【产地】主产于甘肃省岷县、武都、漳县等，云南、四川、陕西、湖北等省亦产。

【采收加工】当归一般栽培至第二年秋后采挖，除去地上茎叶、须根及泥土，放置，待水分稍蒸发根变软时，捆成小把，上棚，以烟火慢慢熏至七八成干时，再晾干。

知识链接

道地药材——岷县当归

甘肃省南部岷县所产的当归质量优良，为著名道地药材。岷县栽培当归已有千年历史，据《名医别录》记载，“当归生陇西川谷”（古代岷县属陇西郡所辖）。《神农本草经集注》曰：“今陇西叨阳黑水当归，多肉少支，气香，名曰马尾当归，稍难得。”由于栽培历史悠久，品质优良，享誉海内外，2001 年，国家命名岷县为“中国当归之乡”。

【性状鉴定】根略呈圆柱形，根头称“归头”，主根称“归身”，支根称“归尾”，全体称为“全归”，全长 15 ~ 25cm。根头膨大，钝圆，具环纹，有残留的叶鞘及茎基；主根粗短，下部有支根 3 ~ 5 条或更多，多扭曲。表面黄棕色至深褐色，有纵皱纹及横长皮孔，质柔韧，断面黄白色或淡黄棕色，皮部厚，散有棕色油点（分泌腔），形成层呈黄棕色环状，木质部色较淡。有浓郁香气，味甘、辛、微苦。如图 3 – 65、图 3 – 66、3 – 67 所示。

以主根粗长、油润、外皮色黄棕、断面色黄白、气味浓郁者为佳。

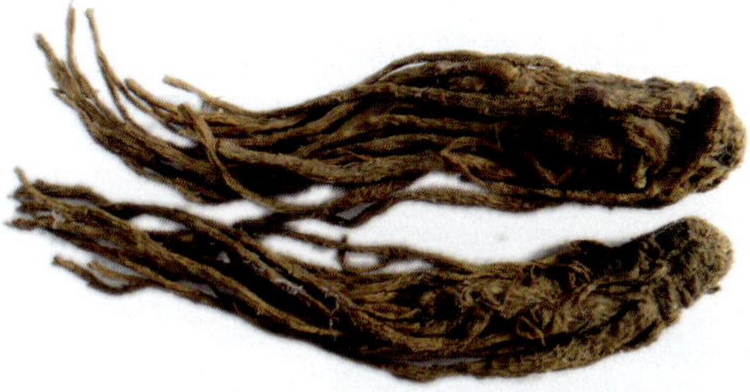

图 3 – 65　当归药材图

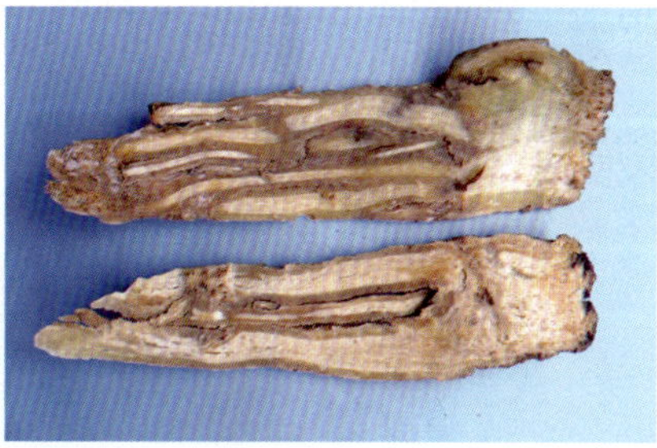

图 3 – 66　全当归饮片图

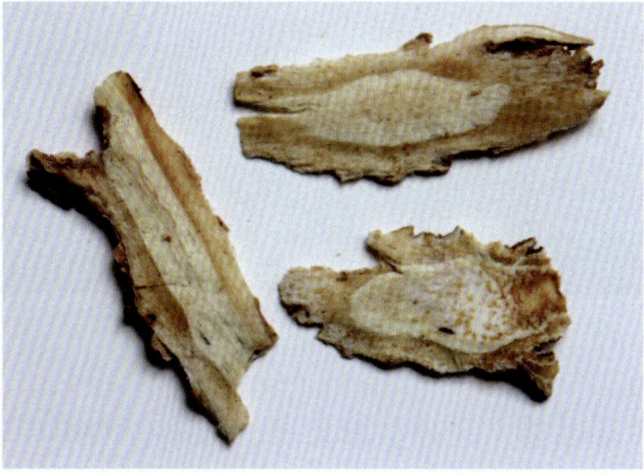

图 3 – 67　当归饮片图

【显微鉴定】

1. 主根横切面　木栓层数列细胞。栓内层窄。韧皮部较宽广，散在多数类圆形油室。形成层呈环状。木质部导管单个或 2 ~ 3 个相聚。

2. 粉末　淡黄棕色。韧皮薄壁细胞纺锤形，表面有极微细的斜向交错纹理，有时可见菲薄的横隔。油室碎片。梯纹及网纹导管。此外，有木栓细胞、淀粉粒等。如图 3 – 68 所示。

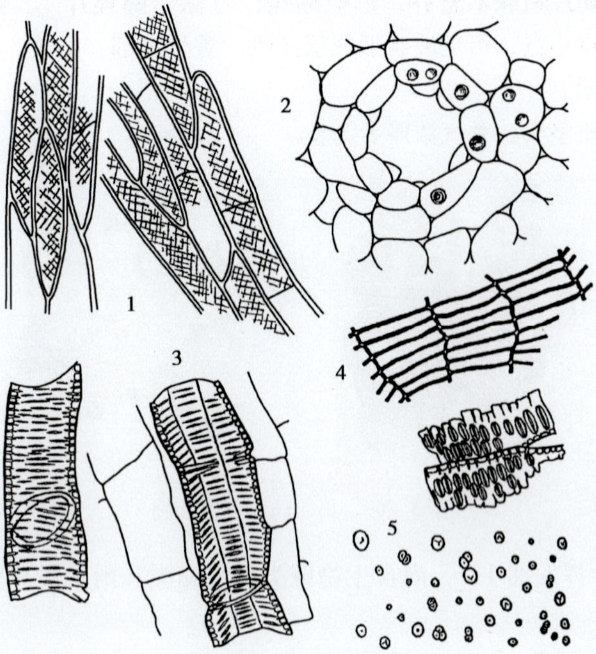

图 3－68　当归粉末图

1. 纺锤形韧皮薄壁细胞　2. 油室

3. 导管　4. 木栓细胞　5. 淀粉粒

【化学成分】挥发油类：油中主要成分为藁本内酯及正丁烯基酞内酯等。有机酸类：如阿魏酸、烟酸等。多种氨基酸。其他类：如糖类、维生素等。

近据报道，当归的归头中含微量元素铜和锌的量较归身、归尾为高，而归尾中铁的含量较归头、归身为高。

【检查】

1. 水分　不得过 15.0%。

2. 酸不溶性灰分　不得过 2.0%。

【含量测定】

1. 挥发油　按照《中国药典》挥发油测定法测定，本品含挥发油不得少于 0.4%（mL/g）。

2. 阿魏酸　按照《中国药典》高效液相色谱法测定，本品按干燥品计算，含阿魏酸（$C_{10}H_{10}O_4$）不得少于 0.050%。

【功效】甘、辛，温。补血活血，调经止痛，润肠通便。

川芎（Chuanxiong Rhizoma）

【来源】为伞形科植物川芎 *Ligusticum chuanxiong* Hort. 的干燥根茎。

【性状鉴定】呈不规则结节状拳形团块，直径 2～7cm。表面黄褐色，粗糙皱缩，有多数平行隆起的轮节，顶端有类圆形凹陷的茎痕，下侧及轮节上有多数小瘤状根痕。质坚实，不易折断，切片边缘不整齐，形似蝴蝶，习称“蝴蝶片”，断面黄白色或灰黄色，散有黄棕色油室小点，可见波状形成层环纹。香气浓郁，味苦。辛、稍麻舌，微回甜。如图 3 - 69 所示。

以个大饱满、质坚实、香气浓厚者为佳。

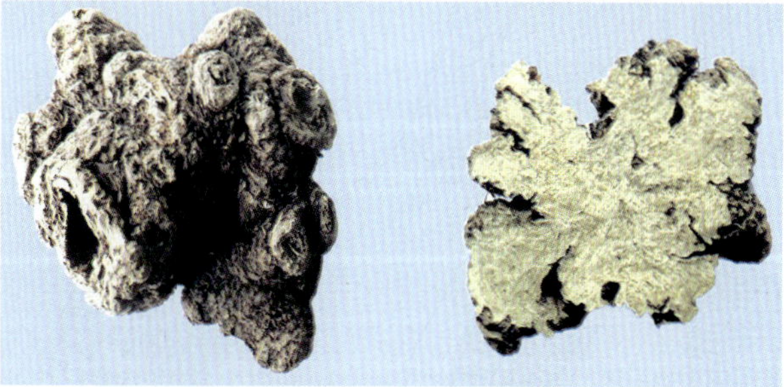

图 3 - 69　川芎药材及饮片图

【化学成分】含挥发油 1%，尚含生物碱类、内酯类和酚酸类成分。生物碱类有川芎嗪等。

【功效】辛，温。活血行气，祛风止痛。

防风（Saposhnikoviae Radix）

【来源】为伞形科植物防风 *Saposhnikovia divaricata*（Turcz.）Schischk. 的干燥根。

【性状鉴定】呈长圆锥形或长圆柱形，长 15 ~ 30cm，直径 0.5 ~ 2cm。根头部有明显密集的环纹，习称“蚯蚓头”，环纹上有的有棕褐色毛状残留叶基（叶基维管束），习称“帚把头”。表面灰棕色，粗糙，有多数横长皮孔样突起及点状的细根痕。体轻，质松，易折断，断面不平坦，皮部浅棕色，有裂隙及细小的黄棕色油点，木质部浅黄色。气特异，味微甘。如图 3 - 70 所示。

以条粗壮、断面皮部色浅棕、木质部浅黄色者为佳。

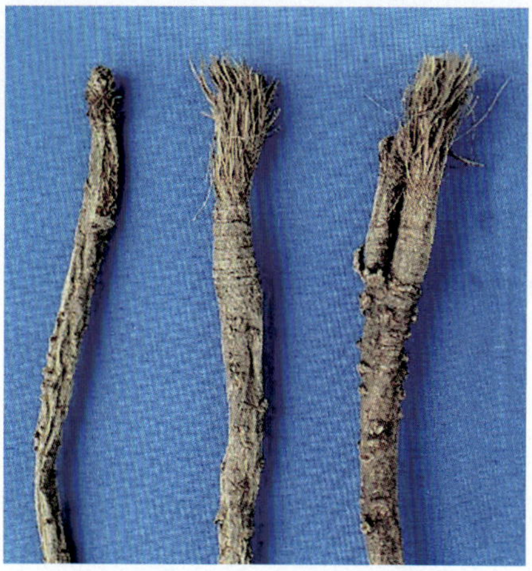

图 3 - 70　防风药材图

【化学成分】含挥发油及色原酮。四种色原酮均有降压作用。

【功效】辛、甘，微温。祛风解表，胜湿止痛，止痉。

柴胡（Bupleuri Radix）

【来源】为伞形科植物柴胡 *Bupleurum chinense* DC. 或狭叶柴胡 *Bupleurum scorzonerifolium* Willd. 的干燥根。前者习称“北柴胡”，后者习称“南柴胡”。

【性状鉴定】

北柴胡　呈圆柱形或长圆锥形，顶端残留 3～15 个茎基或短纤维状叶基，根头膨大，下部常分枝；长 6～15cm，直径 0.3～0.8cm。表面黑褐色或浅棕色，具纵皱纹、支根痕及皮孔。质硬而韧，不易折断，断面显纤维性，皮部浅棕色，木质部黄白色。气微香，味微苦。如图 3－71 所示。

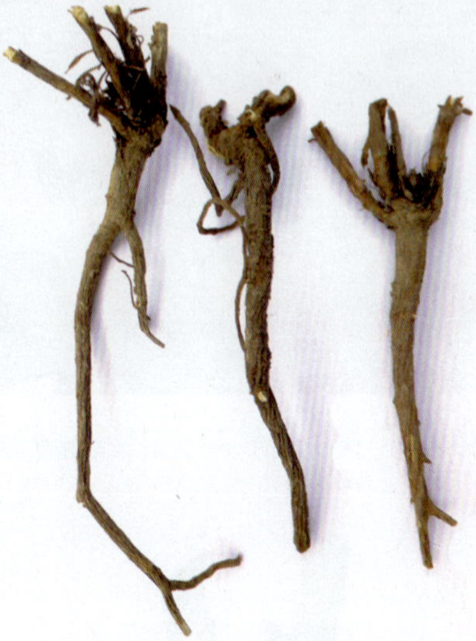

图 3－71　柴胡药材图

南柴胡　呈圆锥形，较细，顶端有多数细毛状枯叶纤维，下部多不分枝或稍分枝。表面红棕色或黑棕色，靠近根头处多具细密环纹。质稍软，易折断，断面略平坦，不显纤维性。具败油气。

以身干，粗长，无残留茎、叶者为佳。

【化学成分】含柴胡皂苷，挥发油，多糖类。

【功效】辛、苦，微寒。疏散退热，疏肝解郁，升举阳气。

市场动态

近几年，部分地区药农种植大叶柴胡 *Bupleurum longiradiatum* Turcz. 造成损失。大叶柴胡的识别要点为：茎秆直立，叶片较大，基部尤为膨大，根表面密生环节。有毒。不可当柴胡使用。如图 3－72、图 3－73、图 3－74 所示。

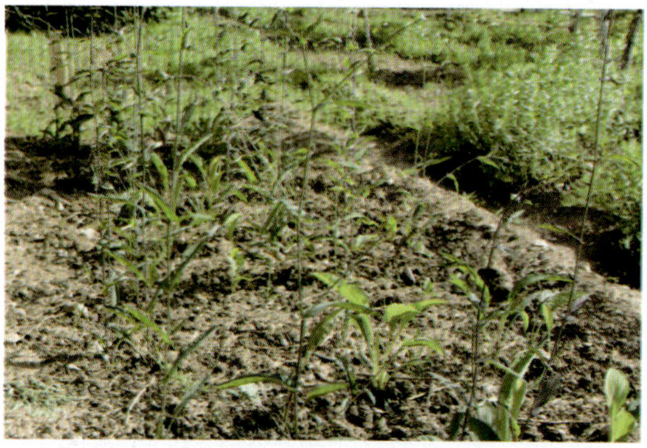

图 3－72 药农种植的伪品柴胡图

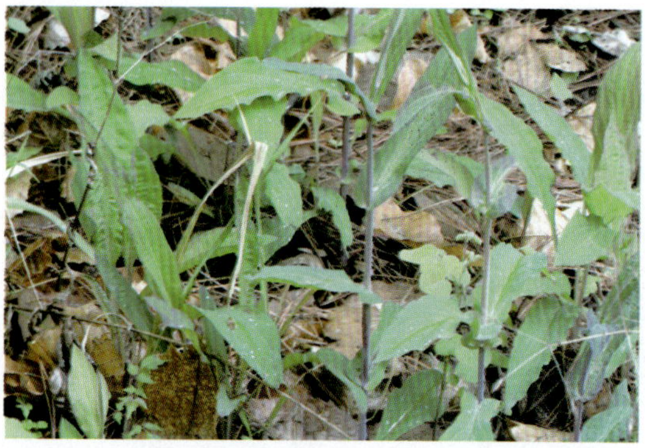

图 3－73 伪品柴胡——大叶柴胡植物图

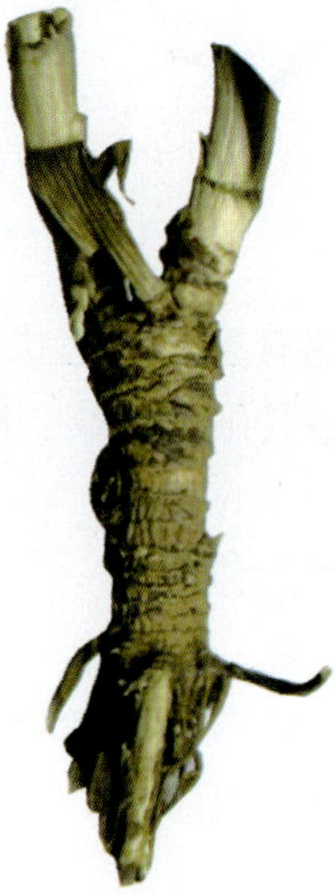

图 3－74 大叶柴胡根茎图

龙胆（Gentianae Radix et Rhizoma）

【来源】　为龙胆科植物龙胆 *Gentiana scabra* Bge.、条叶龙胆 *Gentiana manshurica* Kitag.、三花龙胆 *Gentiana triflora* Pall. 或滇龙胆 *Gentiana rigescens* Franch. 的干燥根及根茎。前三种习称“龙胆”，后一种习称“坚龙胆”。

知识链接

世界三大高山花卉

中国有龙胆属植物240多种，多分布于西南高山地区，低山区很难见到。龙胆花与杜鹃花、报春花合称为世界三大高山花卉。

【性状鉴定】

龙胆　根茎呈不规则的块状，长1～3cm，直径0.3～1cm。表面暗灰棕色或深棕色，上端有茎痕或残留茎基，周围和下端着生多数细长的根。根圆柱形，略扭曲，长10～20cm，直径0.2～0.5cm；表面淡黄色或黄棕色，上部多有显著的横皱纹，下部较细，有纵皱纹及支根痕。质脆，易折断，断面略平坦，皮部黄白色或淡黄棕色，木质部色较浅，呈点状环列。气微，味极苦。

坚龙胆　表面无横皱纹，外皮膜质，易脱落，木质部黄白色，易与皮部分离。

以条粗长、质柔、色黄、味极苦者为佳

【化学成分】含龙胆苦苷、当药苦苷及当药苷。

【功效】苦，寒。清热燥湿，泻肝胆火。

丹参（Salviae Miltiorrhizae Radix et Rhizoma）

【来源】为唇形科植物丹参 *Salvia miltiorrhiza* Bge. 的干燥根及根茎。

【性状鉴定】根茎粗短，顶端有时残留茎基，根长圆柱形，长10～20cm，直径0.3～1cm。表面棕红色或暗棕红色，粗糙，具纵皱纹，老根外皮疏松，多显紫棕色，常呈鳞片状剥落。质硬而脆，易折断，断面疏松，有裂隙，皮部棕红色，木质部灰黄色或紫褐色，导管束黄白色，呈放射状排列。气微，味微苦涩。如图3－75所示。

以条壮、色红、无芦头、无须根者为佳。

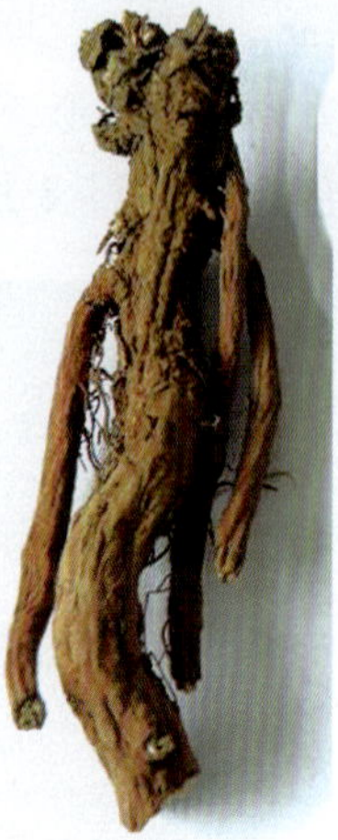

图3－75　丹参药材图

知识链接

全国第一个通过 GAP 认证的中药材——商洛丹参

商洛市位于秦岭山脉东段南麓，适宜中草药种植。商洛栽培丹参历史悠久，始载于《神农本草经》，即“陕西河东州及随州皆有之（丹参）”，古之河东州即今商洛地区。商洛丹参有效成分的含量是《中国药典》规定的两倍多，2003 年成为全国第一个 GAP 认证的中药种植品种，从此，商洛丹参享誉海内外。

【化学成分】结晶性菲醌类化合物：丹参酮Ⅰ、丹参酮$Ⅱ_A$、丹参酮$Ⅱ_B$等。水溶性酚酸类化合物：丹参酸、原儿茶醛等。

【功效】苦，微寒。活血祛瘀，通经止痛，清心除烦，凉血消痈。

市场动态

丹参为常用药材，因外皮棕红色而伪品很少。但近几年来，市场多有染色丹参出售。其识别要点为：外皮红色较重，不为自然色，断面的灰黄色皮部也常染成红色。染色的丹参已成为劣质丹参。

黄芩（Scutellariae Radix）

【来源】为唇形科植物黄芩 *Scutellaria baicalensis* Georgi 的干燥根。

【原植物鉴定】多年生草本，主根长大，略呈圆锥状，外皮褐色。茎方形，高 25 ~ 60cm。叶对生，卵状披针形或披针形，全缘，无柄或有短柄。总状花序腋生，花偏向一方；花冠唇形，紫色，表面被白色短柔毛；雄蕊 4，二强；雌蕊 1，小坚果近圆形，黑色。花期 7 ~ 8 月，果期 8 ~ 9 月。如图 3 – 76 所示。

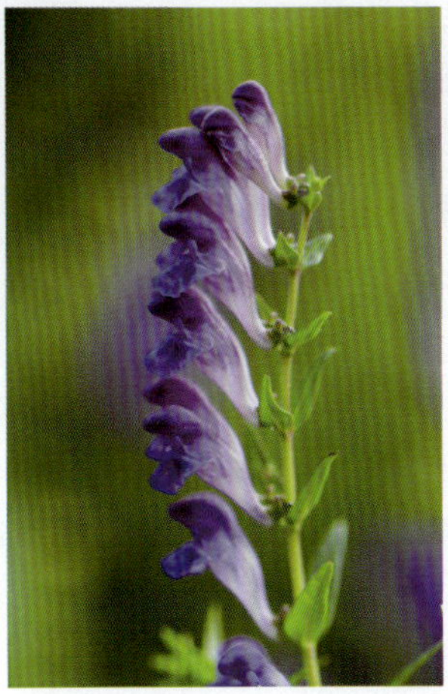

图 3 – 76 黄芩植物图

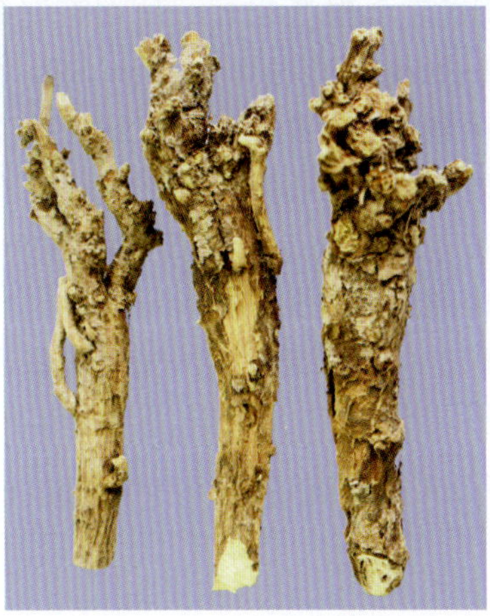

图 3 – 77 黄芩药材图

【性状鉴定】呈圆锥形，长 8～25cm，直径 1～3cm。表面棕黄色或深黄色，有扭曲的纵皱或不规则的网纹，上部较粗糙，有茎痕，下部有顺纹和细皱纹。质硬而脆，易折断，断面黄色，中央红棕色。老根中间呈暗棕色或棕黑色，枯朽状或已成空洞状，习称“枯芩”。气弱，味苦。如图 3－77 所示。

以条长、质坚实、色黄者为佳。

实例解析

实例：在黄芩药材的采购与贮藏中，常常会遇到变绿的黄芩，变绿的黄芩能否药用呢?

解析：变色是药材发生变质现象之一。黄芩的主要有效成分为黄芩苷、汉黄芩苷等。在一定的温度、湿度下，黄芩中黄芩苷酶可使有效成分黄芩苷、汉黄芩苷酶解成黄芩素和汉黄芩素，黄芩素化学性质极不稳定，容易氧化成为绿色的醌类化合物，药效随之变化。所以，变绿的黄芩不能再用于临床或制药生产中。

【显微鉴定】

粉末　黄色。韧皮纤维单个散在或数个成束，梭形，长 60～250μm，壁厚，孔沟细。石细胞类圆形、类方形或长方形，壁较厚或甚厚。网纹导管多见，直径24～72μm。木纤维多碎断，直径约 12μm，有稀疏斜纹孔。淀粉粒甚多，单粒类球形，直径 2～10μm，脐点明显，复粒由 2～3 分粒组成。木栓细胞棕黄色，多角形。如图 3－78 所示。

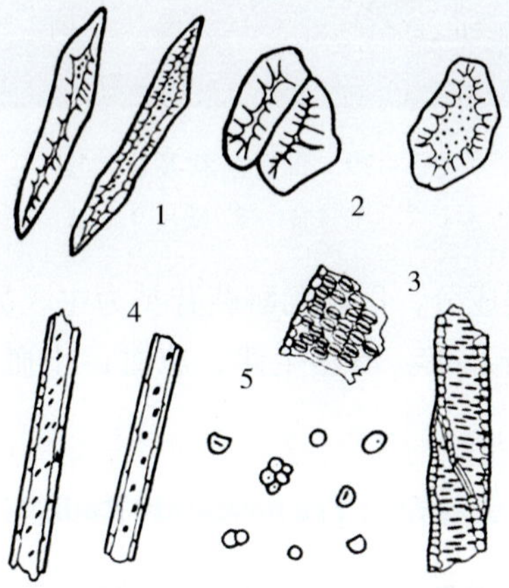

图 3－78　黄芩粉末图

1. 韧皮纤维　2 石细胞　3. 导管　4. 木纤维　5. 淀粉粒

【化学成分】黄酮类衍生物：主要为黄芩苷、汉黄芩苷、黄芩素、汉黄芩素等。

【检查】

1. 水分　不得过 12.0%。

2. 总灰分　不得过 6.0%。

【含量测定】《中国药典》规定，以高效液相色谱法测定，含黄芩苷（$C_{21}H_{18}O_{11}$）不得少于9.0%。

【功效】苦，寒。清热燥湿，泻火解毒，止血，安胎。

地黄（Rehmanniae Radix）

【来源】为玄参科植物地黄 *Rehmannia glutinosa* Libosch. 的干燥块根。

【性状鉴定】呈不规则团块状或长圆形，中间膨大，两端稍细，长6～12cm，直径3～6cm。有的细小，长条状，稍扁而扭曲。表面棕黑色或棕灰色，极皱缩，具不规则横曲纹。体重，质较软而韧，不易折断，断面棕黑色或乌黑色，有光泽，具黏性。无臭，味微甜。如图3-79所示。

以块大、体重、断面乌黑色者为佳。

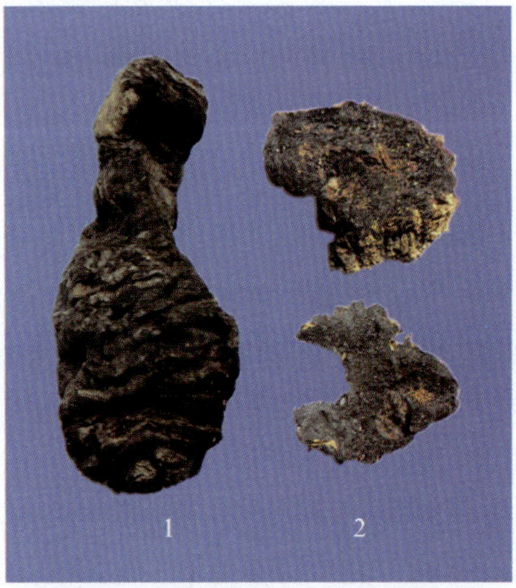

图3-79 地黄药材及饮片图

1. 药材 2. 饮片

【化学成分】含多种苷类成分，以环烯醚萜苷类为主。另含地黄素、多种氨基酸等。

【功效】鲜地黄：甘、苦，寒。清热生津，凉血，止血。生地黄：甘，寒。清热凉血，养阴生津。

天花粉（Trichosanthis Radix）

【来源】为葫芦科植物栝楼 *Trichosanthes kirilowii* Maxim. 或双边栝楼 *Trichosanthes rosthornii* Harms 的干燥根。

【性状鉴定】呈不规则圆柱形、纺锤形或瓣块状，长8～16cm，直径1.5～5.5cm。表面黄白色或淡棕黄色，有纵皱纹、细根痕及略凹陷的横长皮孔。有的有黄棕色外皮残留。质坚实，断面白色或淡黄色，富粉性，横切面可见黄色导管小孔，略呈放射状排列，纵切面可见黄色筋脉纹。无臭，味微苦。如图3-80所示。

以色白、质坚实、粉性足者为佳。

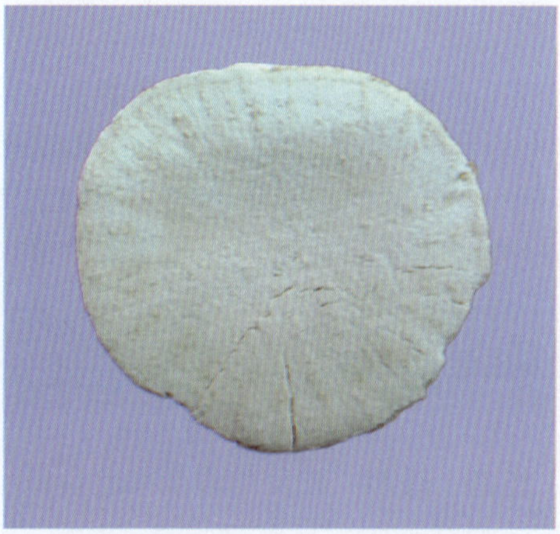

图 3－80　天花粉饮片图

【化学成分】含蛋白质及多种氨基酸。鲜品用丙酮分级沉淀法提取的天花粉蛋白，是引产及抗癌的有效成分。

【功效】甘、微苦，微寒。清热泻火，生津止渴，消肿排脓。

市场动态

勿将“加重”当“家种”

在药材市场，不法商贩常将天花粉、山药、白芷等白色的药材拌以滑石粉，以增加药材重量及其品相，常自称为“加重”药材，经验不足的采购员常误听为“家种”药材，而将劣质药材购进。因而购买药材时，勿将“加重”当“家种”。

党参（Codonopsis Radix）

【来源】为桔梗科植物党参 *Codonopsis pilosula*（Franch.）Nannf.、素花党参 *Codonopsis pilosula* Nannf. var. *modesta*（Nannf.）L. T. Shen 或川党参 *Codonopsis tangshen* Oliv. 的干燥根。

【原植物鉴定】党参为多年生草本。茎缠绕，断面有白色乳汁，长而多分枝，下部有短糙毛，上部光滑。叶互生或近对生，有柄，叶片卵形或广卵形，基部截形或浅心形，全缘或微波状。花单生于分枝顶端，花冠钟形，黄绿色带红色斑点，先端 5 裂，雄蕊 5。蒴果圆锥形。花期 8～9 月，果期 9～10 月。如图 3－81 所示。

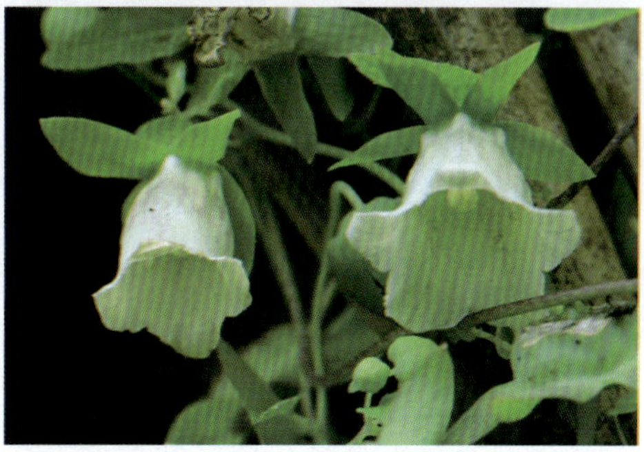

图 3－81　党参植物图

经验鉴别

一看、二掐、三闻识党参

自然界的植物常有绚丽多彩的花朵，而党参的花朵却很平常，呈黄绿色，绿色的花朵在自然界很少见，因而成为党参的一个识别要点。党参为桔梗科植物，具有桔梗科植物的共有特征，其茎、叶、根掐断时有白色乳汁。党参在生长时，会散发出一种强烈而特异臭气，有经验的采药人员，常常能在十几米、几十米以外就知道党参的存在。

【产地】主产于甘肃、山西、陕西、四川等省及东北各地。

【采收加工】秋季采挖，晒至半干，反复揉搓 3 ~ 4 次，晒至七八成干时，捆成小把，晒干。

【性状鉴定】

党参　呈长圆柱形，稍弯曲，长 10 ~ 35cm，直径 0.4 ~ 2cm。根头部有多数疣状突起的茎痕及芽，习称"狮子盘头"。表面黄棕色至灰棕色，中上部有横向的环纹，向下渐稀，全体有纵皱纹及散在的皮孔样突起，支根断落处常有黑褐色胶状物。质稍硬或略带韧性，易折断，断面稍平坦，皮部淡黄白色至淡棕色，木质部淡黄色，有放射状纹理或裂隙，呈"菊花心"状，有特殊香气，味微甜。如图 3－82、图 3－83 所示。

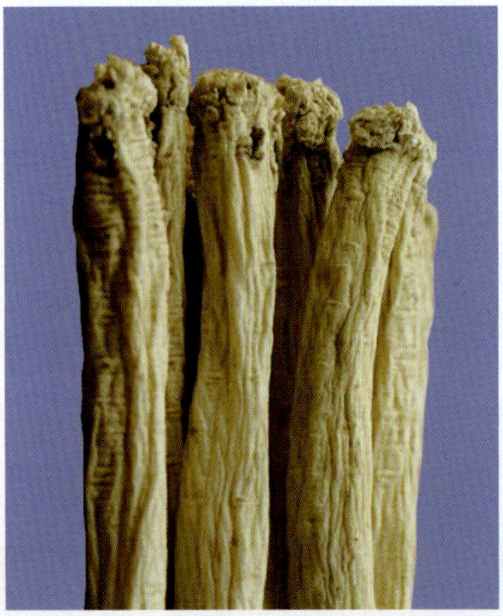

图 3－82　党参（栽培品）药材图

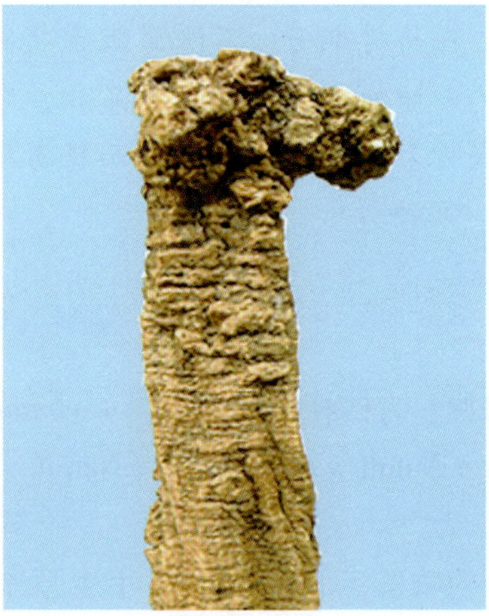

图 3－83　党参（野生品）药材图

素花党参（西党参）　长 10 ~ 35cm，直径 0.5 ~ 2.5cm。表面黄白色至灰黄色，根头下致密的环状横纹达全长的一半以上。断面裂隙较多，皮部灰白色至淡棕色，木质部淡黄色。

川党参　长 10 ~ 45cm，直径 0.5 ~ 2cm。表面灰黄色至黄棕色，有明显不规则的纵沟。顶端有较稀的横纹，质较软而结实，断面裂隙较少，皮部黄白色，木质部淡黄色。

均以条粗壮、质柔润、气味浓、嚼之无渣者为佳。

知识链接

党参产地广 商品名称多

党参栽培历史悠久，地域广泛，商品名称较多。主产于甘肃、陕西及四川西北部的党参，商品名“西党”，又称为纹党、晶党。产于山西的党参，商品名“潞党”，而山西五台山所产者，商品名又为“台党”。主产于东北者，商品名“东党”。产于四川阿坝藏族自治州者当地自称为“南党”。产于四川、陕西、湖北三省交汇地带的党参，商品名“条党”，又称为排党、庙党等。产于贵州、云南的党参，商品名“白党”，又称“徐党”。

【化学成分】含皂苷类化合物，菊糖，植物甾醇，微量生物碱，三萜类化合物（如蒲公英萜醇，蒲公英萜醇乙酸酯）等。另含 17 种氨基酸及 14 种无机元素。

【检查】

1. 水分 不得过 16.0%。

2. 总灰分 不得过 5.0%。

【含量测定】本品醇溶性浸出物（热浸法，用 45% 乙醇作溶剂）不得少于 55.0%。

【功效】甘，平。健脾益肺，养血生津。

南沙参（Adenophorae Radix）

【来源】为桔梗科植物轮叶沙参 *Adenophora tetraphylla*（Thunb.）Fisch. 或沙参 *Adenophora stricta* Miq. 的干燥根。

【性状鉴定】呈圆锥形，略弯曲，长 7～27cm，直径 0.8～3cm。顶端具 1 个或 2 个根茎（芦头）。除去栓皮后表面黄白色或淡棕黄色，凹陷处常有残留粗皮，上部多有深陷横纹，呈断续的环状，下部有纵纹及纵沟。体轻，质松泡，易折断，断面多裂隙。无臭，味微甘。

以色白、根粗细均匀、肥壮、味甘淡者为佳。

【功效】甘，微寒。养阴清肺，益胃生津，化痰，益气。

木香（Aucklandiae Radix）

【来源】为菊科植物木香 *Aucklandia lappa* Decne. 的干燥根。

【性状鉴定】呈圆柱形、枯骨形，或为纵剖片，长 5～10cm，直径 0.5～5cm。表面黄棕色至灰褐色，栓皮多已除去，可见不规则菱形网纹，有显著纵沟及侧根痕。体重，质坚实，不易折断，断面略平坦，灰褐色至暗褐色，周边灰黄色或浅棕黄色，形成层环棕色，有放射状纹理，有散在的褐色点状油室，习称“朱砂点”。老根中心常呈朽木状。气香特异，味微苦。

以质坚实、香气浓、油性大者为佳。

知识链接

青木香不是木香

青木香为马兜铃科植物马兜铃 *Aristolochia debilis* Sieb. et Zucc. 的干燥根。由于含有马兜铃酸，具有肾毒性，现行《中国药典》已删除。

【化学成分】内酯类：木香内酯、去氢木香内酯、二氢木香内酯等（主要存在于挥发油中）。另含木香碱及菊糖等。

【功效】辛、苦，温。行气止痛，健脾消食。

白术（Atractylodis Macrocephalae Rhizoma）

【来源】为菊科植物白术 *Atractylodes macrocephala* Koidz. 的干燥根茎。

【性状鉴定】呈不规则的肥厚团块或拳形团块，长 3～13cm，直径 1.5～7cm。表面灰黄色或灰棕色，有瘤状突起、须根痕、断续的纵皱纹和沟纹，顶端有残留茎基和芽痕。质坚硬，不易折断，生晒术断面皮部黄白色，木质部淡黄色或淡棕色，略显菊花纹及散在的棕黄色油点，微显油性；烘术断面色较深，角质样，有裂隙。气清香，味甘，微辛，嚼之略带黏性。如图 3－84、图 3－85 所示。

以个大、质坚实、断面黄色、香气浓者为佳。

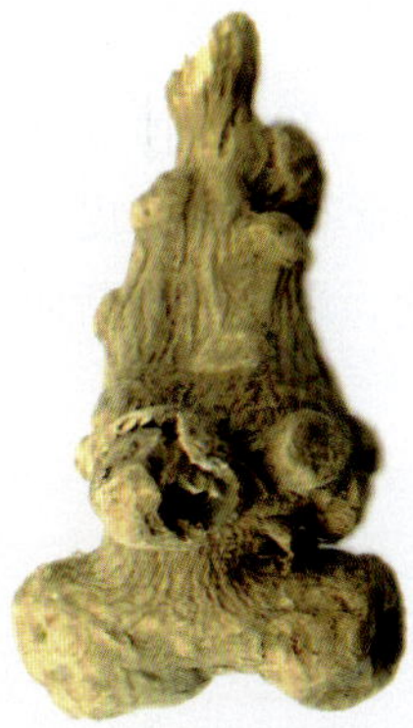

图 3－84　白术药材图

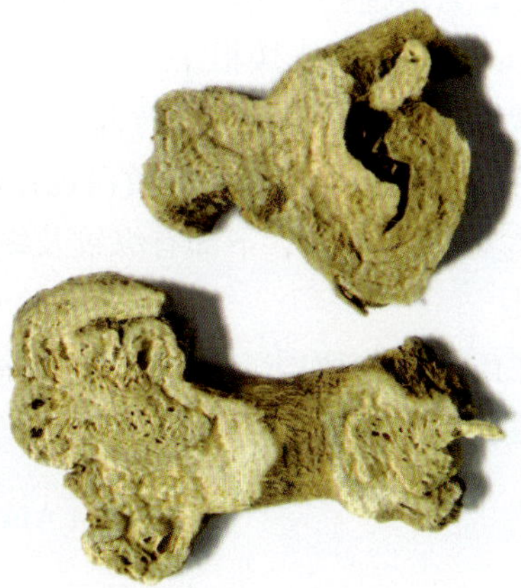

图 3－85　白术饮片图

【化学成分】含挥发油 1.4% 左右，油中主要成分为苍术酮、白术内酯、3－β－乙酰氧基苍术酮等多种成分。

【功效】苦、甘，温。健脾益气，燥湿利水，止汗，安胎。

苍术（Atractylodis Rhizoma）

【来源】为菊科植物茅苍术 *Atractylodes lancea*（Thunb.）DC. 或北苍术 *Atractylodes chinensis*（DC.）Koidz. 的干燥根茎。

【性状鉴定】

茅苍术　呈不规则连珠状或结节状圆柱形，略弯曲，偶有分枝，长 3～10cm，直径 1～2cm。表面灰棕色，有皱纹、横曲纹及残留须根，顶端具茎痕或残留茎基。质坚实，断面黄白色或灰白色，散有多数橙黄色或棕红色油室，暴露稍久，可析出白色细针状结晶，称“起霜”。气香特异，味微甘、辛、苦。如图 3－86 所示。

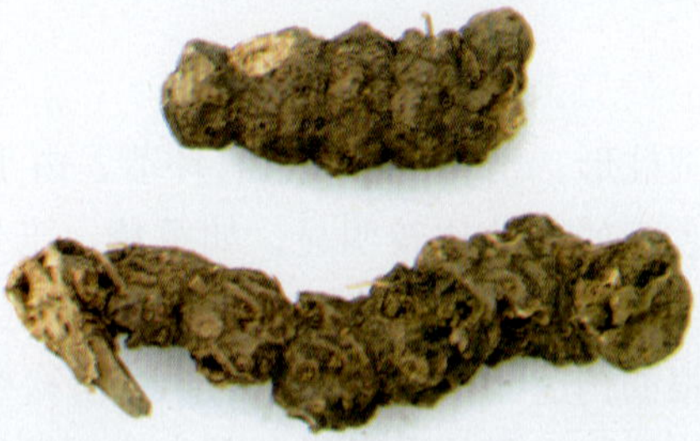

图 3－86　茅苍术药材图

北苍术　呈疙瘩状或结节状圆柱形，长 4～9cm，直径 1～4cm。表面黑棕色。质较疏松，断面散有黄棕色点状油室。香气较淡，味辛、苦。如图 3－87 所示。

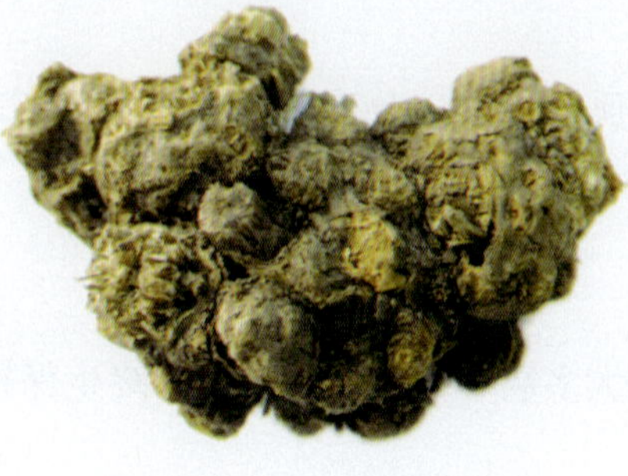

图 3－87　北苍术药材图

以个大、质坚实、断面朱砂点多、香气浓者为佳。

【化学成分】苍术含挥发油 5%～9%，油中主要成分为苍术素、茅术醇、β－桉油醇、榄香醇、苍术醇、苍术酮。

【功效】辛、苦，温。燥湿健脾，祛风散寒，明目。

第三节　单子叶植物根及根茎类中药

单子叶植物多为草本，分布较广，因其种子的胚只有一枚子叶，叶片上的叶脉平行，多为须根系，外形独特，被单列为一类，是被子植物的两大类群之一。

单子叶植物与我们的生活关系最为密切，常见的小麦、水稻、玉米、高粱、甘蔗及常用中药材川贝母、黄精、百合等就属于单子叶植物。

一、单子叶植物根及根茎类中药概述

单子叶植物的根系为须根系，主根不明显。由于须根纤细，有效成分的含量相对较底，药用者较少，商品中药材多用根茎（如黄精、玉竹）、块茎（如天南星、半夏）、块根（如麦冬、天冬）或鳞茎（如贝母、百合）入药。

（一）性状鉴定

单子叶植物根茎多为圆柱形，稍扁，表面具有环节，由于单子叶植物终生不产生形成层，其表面光滑，根茎表面的环节比较明显，如黄精、玉竹。块根为膨大了的须根，多呈纺锤形。

单子叶植物根茎、块根的构造比较特殊，与双子叶植物不同，两者断面均不具有放射状结构。但块根断面的中柱与皮层的界限明显（内皮层环明显），皮层宽厚，中柱较小，常占横断面的1/2以下，维管束辐射状，中心有明显的髓部，如郁金、麦冬等；根茎的内皮层环明显，环圈内外均有散在的筋脉小点（维管束），髓部常不明显，如黄精、玉竹等。

单子叶植物块茎多为膨大而不规则的地下茎，有些呈圆柱形，有些呈类球形。圆柱形者表面环节明显，类球形者其顶端常有凹陷的茎痕，周围有麻点状的根痕。块茎的内皮层环不明显。

鳞茎大多呈类圆形而顶端较尖，分离的的鳞叶则为肉质厚片，一面凹入，一面凸出。

（二）显微鉴定

1. 单子叶植物根　绝大多数单子叶植物的根，终生保持初生构造，横切面观察由外至内为：

（1）*表皮*　由一列薄壁细胞组成，位于根的最外方。

（2）*皮层*　较宽广，占根的大部分，由薄壁细胞组成，排列相对疏松。最内一列细胞称为内皮层，凯氏带加厚明显可见。

（3）*中柱*　包括中柱鞘、初生韧皮部、初生木质部和发达的髓部，占横断面的1/2以下。单子叶植物根中的韧皮部束与木质部束相间排列成环，呈辐射型。

（4）*髓部*　髓部明显，主要由薄壁细胞组成。

辐射型的维管束是识别单子叶植物根的重要依据。

2. 单子叶植物根茎　一般均为初生构造，横切面观察由外至内可见：

（1）*表皮*　最外层为表皮细胞或木栓化的皮层细胞组成，位于根的最外方。无次生构造，通常不产生周皮。

（2）*皮层*　较宽广，占大部分，由薄壁细胞组成，常有叶迹维管束散在。

（3）内皮层　大多内皮层明显，具凯氏带，可将皮层与维管组织区域明显分开。

（4）维管柱（中柱）　中柱的维管束数目较多，常分散存在，为有限外韧型或周木型维管束。

（5）髓部　不明显。

明显的内皮层环及散在的维管束常作为识别单子叶植物根茎的重要特征。

二、单子叶植物根及根茎类中药的鉴定

天南星（Arisaematis Rhizoma）

【来源】为天南星科植物天南星 *Arisaema erubescens*（Wall.）Schott、东北天南星 *Arisaema amurense* Maxim. 或异叶天南星 *Arisaema heterophyllum* Bl. 的干燥块茎。

【性状鉴定】呈扁球形，有的块茎周边具球状侧芽，高 1 ~ 2cm，直径 1.5 ~ 6.5cm。类白色或淡棕色。顶端有凹陷的茎痕，周围有麻点状根痕。质坚硬，不易破碎。断面不平坦，白色，粉性。气微辛，味麻辣。

以体大、色白、粉性足者为佳。

【化学成分】含 β - 谷甾醇及其葡萄糖苷、氨基酸等。

【功效】苦、辛，温；有毒。散结消肿。外用治痈肿，蛇虫咬伤。

半夏（Pinelliae Rhizoma）

【来源】为天南星科植物半夏 *Pinellia ternata*（Thunb.）Breit. 的干燥块茎。

【原植物鉴定】多年生草本，高 15 ~ 30cm。块茎近球形。叶柄下部内侧生一白色珠芽；一年生者叶为单叶，卵状心形；2 ~ 3 年后，叶为三出复叶。肉穗花序顶生，佛焰苞绿色，雌雄同株，花序中轴先端附属物延伸呈鼠尾状，伸出在佛焰苞外。浆果卵状圆形，成熟时红色。花期 5 ~ 7 月，果期 8 ~ 9 月。如图 3 - 88 所示。

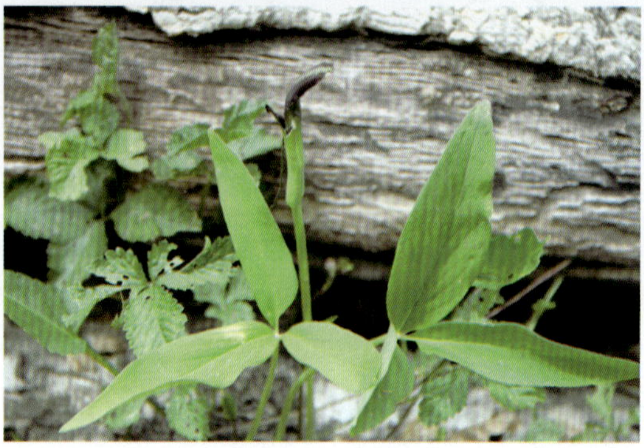

图 3 - 88　半夏植物图

【产地】主产于四川、湖北、河南等省。

【采收加工】夏、秋两季均可采挖，洗净泥土，除去外皮及须根，晒干。

【性状鉴定】呈类球形，有的稍偏斜，直径 1～1.5cm。表面白色或浅黄色，顶端有凹陷的茎痕，周围密布麻点状根痕，下面钝圆，较光滑。质坚实，断面洁白，富粉性。无臭，味辛辣，麻舌而刺喉。如图 3－89 所示。

以色白、质坚实、粉性足者为佳。

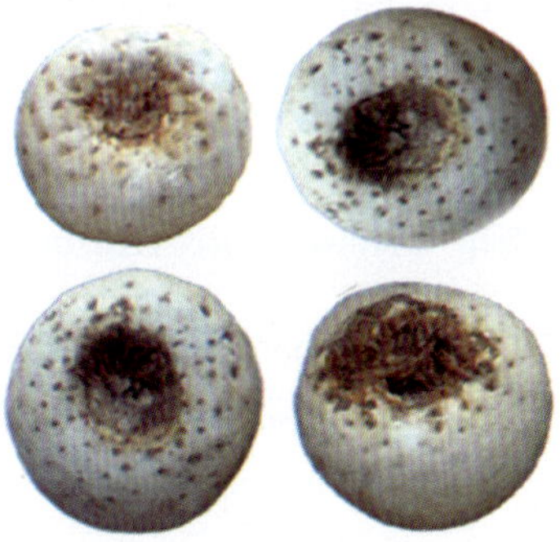

图 3－89 半夏药材图

【显微鉴定】粉末 类白色。淀粉粒甚多，单粒类圆形、半圆形或圆多角形，直径 2～20μm，脐点裂缝状、人字状或星状；复粒由 2～6 分粒组成。草酸钙针晶束存在于椭圆形黏液细胞中，或随处散在，针晶长 20～144μm。螺纹导管直径 10～24μm。如图 3－90 所示。

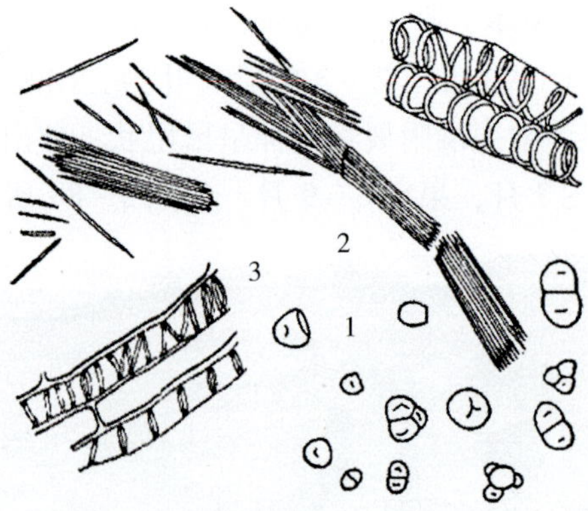

图 3－90 半夏粉末图

1. 淀粉粒 2. 草酸钙针晶 3. 导管

【化学成分】含多种氨基酸，多糖类，微量挥发油，原儿茶醛等。

【功效】辛，温；有毒。燥湿化痰，降逆止呕，消痞散结。

市场动态

在中药市场，不法商贩常将“整容”了的水半夏作为半夏出售。水半夏来源于天南星科植物鞭檐犁头尖 *Typhonium flagelliforme*（Lodd.）Blume 的干燥块茎，与半夏外形相似，但下端较尖，不法商贩常将下端切掉伪充半夏。仔细观察，顶端的茎痕较小，周围麻点状的根痕不甚明显，底部较尖，或有刀削痕。如图 3-91 所示。

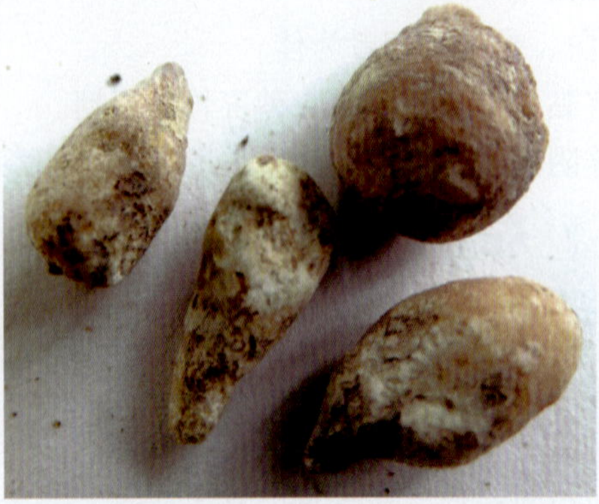

图 3-91　半夏伪品——水半夏图

黄精（Polygonati Rhizoma）

【来源】为百合科植物黄精 *Polygonatum sibiricum* Red.、多花黄精 *Polygonatum cyrtonema* Hua 或滇黄精 *Polygonatum kingianum* Coll. et Hemsl. 的干燥根茎。接药材形状不同，习称“鸡头黄精”“姜形黄精”“大黄精”。

【性状鉴定】

鸡头黄精　呈结节状弯柱形，长 3～10cm，直径 0.5～1.5cm。结节长 2～4cm，略呈圆锥形，常有分枝，形似鸡头。表面黄白色或灰黄色，半透明，有细皱纹，具稍隆起的波状环节及圆盘状茎痕，质硬而韧，断面淡黄棕色至淡棕色，稍带角质，有多数黄白色筋脉点（维管束），气微，味甜，有黏性。如图 3-92 所示。

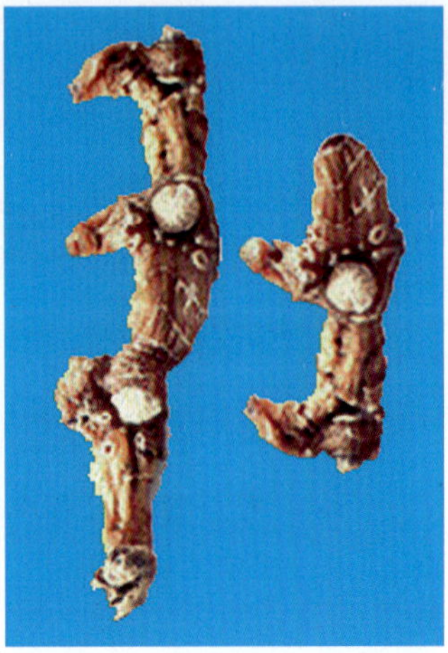

图 3-92　鸡头黄精药材图

姜形黄精　呈长条结节状，形似姜，长短不一，结节上侧有突出的圆盘状茎痕，常数个块状结节相连，表面较粗糙。

大黄精　呈肥厚肉质的结节状，结节长达 10cm 以上，宽 3～6cm，厚 2～3cm。

以块大、肥润、色黄、断面透明者为佳。

【化学成分】主要含有甾体皂苷，另含黄精多糖等。

【功效】甘，平。补气养阴，健脾，润肺，益肾。

玉竹（Polygonati Odorati Rhizoma）

【来源】为百合科植物玉竹 *Polygonatum odoratum*（Mill.）Druce 的干燥根茎。

【性状鉴定】呈长圆柱形，略扁，粗细均匀，长 4～18cm，直径 0.3～1.6cm。表面黄白色或淡黄棕色，半透明，具纵皱纹及微隆起的环节，节上残留白色圆点状的须根痕，偶有圆盘状的地上茎痕。干时质硬而脆，受潮后变韧，易折断，断面角质样或显颗粒性。气微，味甘而有黏性。

以条长、肉肥、色黄白、光泽柔润者为佳。

【化学成分】主要含有黏多糖，还含有 4 种玉竹果聚糖。

【功效】甘，微寒。养阴润燥，生津止渴。

重楼（Paridis Rhizoma）

【来源】为百合科植物云南重楼 *Paris polyphylla* Smith var. *yunnanensis*（Franch.）Hand. – Mazz. 或七叶一枝花 *Paris polyphylla* Smith var. *chinensis*（Franch.）Hara 的干燥根茎。

【性状鉴定】呈结节状扁圆柱形，略弯曲，长 5～12cm，直径 1.0～4.5cm。表面黄棕色或灰棕色，外皮脱落处呈白色；密生层状突起的粗环纹，上面有数个椭圆形凹陷的茎痕；下面散有须根或须根痕；顶端具鳞叶或芽痕。质坚实，断面白色至浅棕色，有粉性。气微，味微苦、麻。如图 3－93 所示。

以个大、质坚实、断面粉性足者为佳。

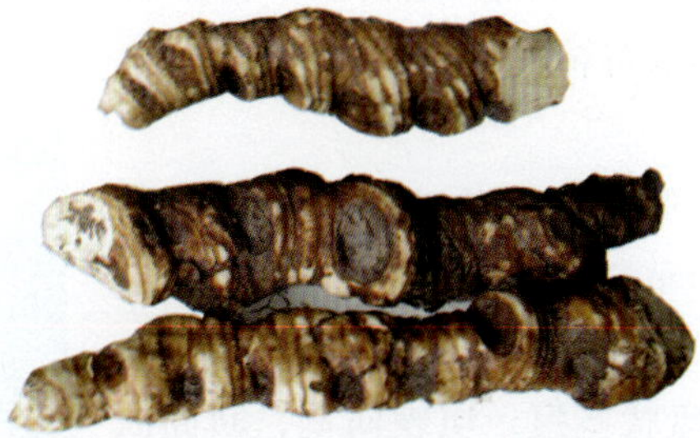

图 3－93　重楼药材图

【化学成分】主要含有皂苷，其皂苷元为薯蓣皂苷元。

【功效】苦，微寒；有小毒。清热解毒，消肿止痛，凉肝定惊。

川贝母（Fritillariae Cirrhosae Bulbus）

【来源】为百合科植物川贝母 *Fritillaria cirrhosa* D. Don、暗紫贝母 *Fritillaria unibracteata* Hsiao et K. C. Hsia、甘肃贝母 *Fritillaria przewalskii* Maxim.、梭砂贝母 *Fritillaria delavayi* Franch.、太白贝母 *Fritillaria taipaiensis* P. Y. Li 或瓦布贝母 *Fritillaria unibracteata*

Hsiao et K. C. Hsia var. *wabuensis* （S. Y. Tang et S. C. Yue） Z. D. Liu，S. Wang et S. C. Chen 的干燥鳞茎。按药材性状不同分别称为“松贝”“青贝”“炉贝”及“栽培品”。

【原植物鉴定】

川贝母　为多年生草本，茎直立，高15～40cm。单叶2～3对，常对生，少数中部间有散生或轮生；叶片披针形，无柄，上部叶先端常卷曲。花单生茎顶，钟状，下垂，每花具叶状苞片3枚，先端多少弯曲成钩状；花被片6，常紫色，较少黄绿色，有浅绿色小方格斑纹和紫色斑点。雄蕊6，雌蕊1枚。蒴果具6纵翅，花期5～7月。果期8～10月。

暗紫贝母　花被深紫色，略有黄色小方格。叶状苞片1枚。

甘肃贝母　花1～2朵顶生，浅黄色，有黑紫色斑点，叶状苞片1枚。

梭砂贝母　单花顶生，浅黄色，具红褐色斑点，叶状苞片1枚。叶片狭卵状至卵状椭圆形。

太白贝母　花单朵顶生，绿黄色，无方格斑，在花被片先端近两侧边缘有紫色斑带。叶状苞片3枚。

瓦布贝母　花初开黄绿色，内面有或无黑紫色斑点，继后外面出现紫色或橙色浸染。叶状苞1～4。花被片倒卵形至矩圆状倒卵形。如图3－94所示。

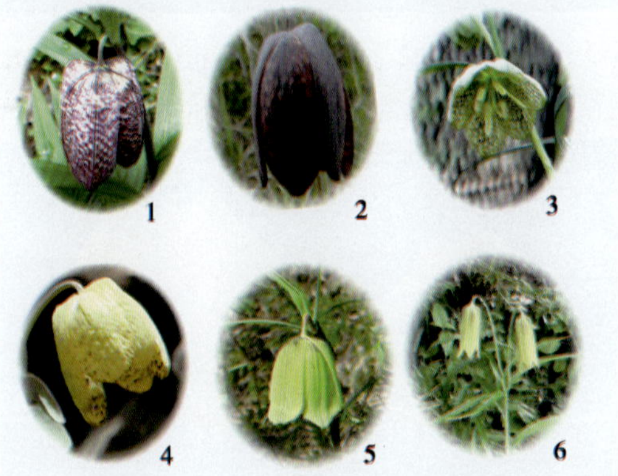

图3－94　川贝母原植物图

1. 川贝母　2. 暗紫贝母　3. 甘肃贝母　4. 梭砂贝母　5. 太白贝母　6. 瓦布贝母

【产地】川贝母主产于四川、西藏、云南等省区。暗紫贝母主产于四川阿坝藏族自治州及青海等省。甘肃贝母主产于甘肃、青海、四川等省。梭砂贝母主产于四川、云南、青海、西藏等省区。

【采收加工】采挖季节因地而异，西北山区多在雪融化后采挖，其他地区多在夏、秋两季采挖。采挖后，除去须根、粗皮及泥沙，用矾水擦去外皮，晒干或低温干燥。

【性状鉴定】

松贝　呈类圆锥形或近球形，高0.3～0.8cm，直径0.3～0.9cm。表面类白色。外层鳞叶2瓣，大小悬殊，大瓣紧抱小瓣，未抱部分呈新月形，习称“怀中抱月”；顶部闭合，内有类圆柱形的心芽和小鳞叶1～2枚；先端钝圆或稍尖，底部平，微凹入，坐立平稳，习称“观音坐莲”。质硬而脆，断面白色，富粉性。气微，味微苦。如图3－95所示。

青贝　呈扁球形，高 0.4～1.4cm，直径 0.4～1.6cm。外层鳞叶 2 瓣，大小相近，相对抱合，顶端开口，内有心芽和小鳞叶 2～3 枚及细圆柱形的残茎。如图 3－96 所示。

炉贝　呈长圆锥形，高 0.7～2.5cm，直径 0.5～2.5cm。表面类白色或浅棕黄色，有的具棕色斑点，习称“虎皮斑”。外层鳞叶 2 瓣，大小相近，顶部开口而略尖，露出内部细小的鳞叶及心芽，基部多锥形。如图 3－97 所示。

栽培品　呈类扁球形或短圆柱形，高 0.5～2cm，直径 1～2.5cm。表面类白色或浅棕黄色，有的具浅黄色斑点。外层鳞叶 2 瓣，大小相近，顶部多开裂而较平。

以质坚实、粉性足、色白者为佳。

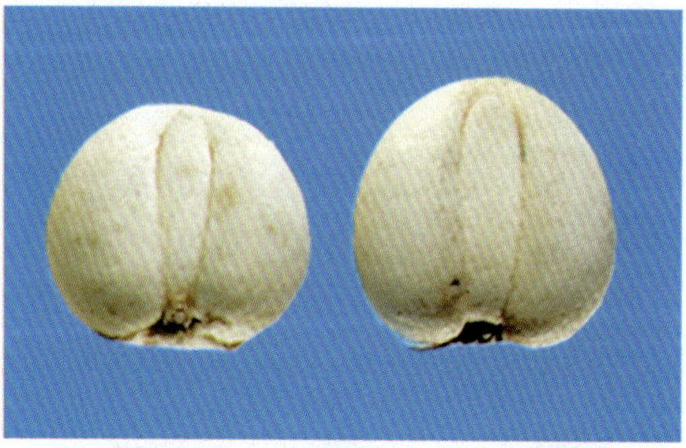

图 3－95　川贝母——松贝药材图

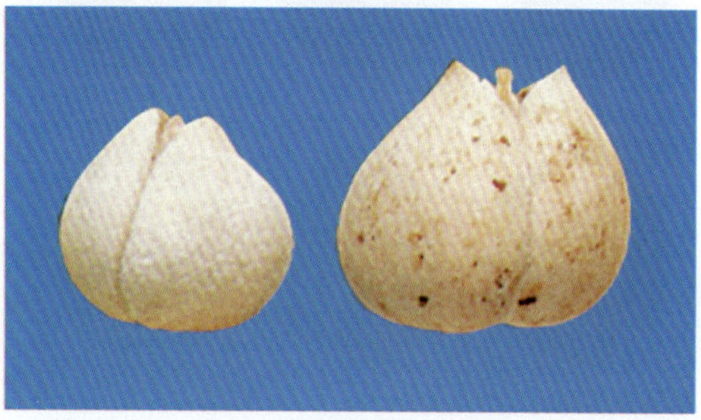

图 3－96　川贝母——青贝药材图

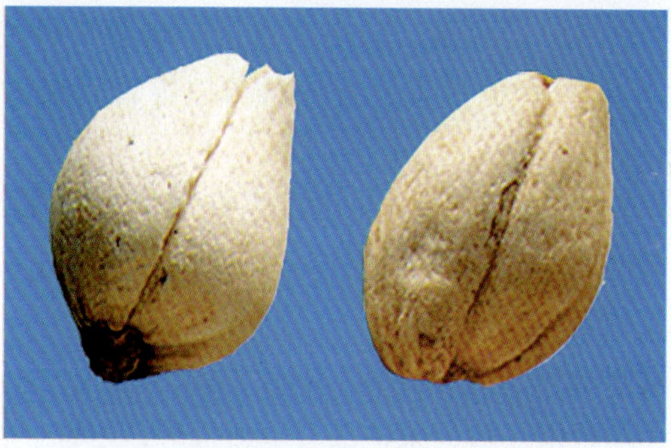

图 3－97　川贝母——炉贝药材图

【显微鉴定】松贝粉末 类白色。淀粉粒众多，单粒三角状卵形、广卵形或不规则圆形，有的边缘不整齐或略作分枝状，直径 5 ~ 64μm，脐点点状、短缝状、人字状，位于小端，层纹隐约可见。多脐点单粒可见，脐点 2 ~ 5（~7）个；复粒少数，由 2 ~ 3 分粒组成；半复粒较多，脐点 2 ~ 5 个。表皮细胞类长方形，垂周壁微波状弯曲，偶见不定式气孔。如图 3 - 98 所示。

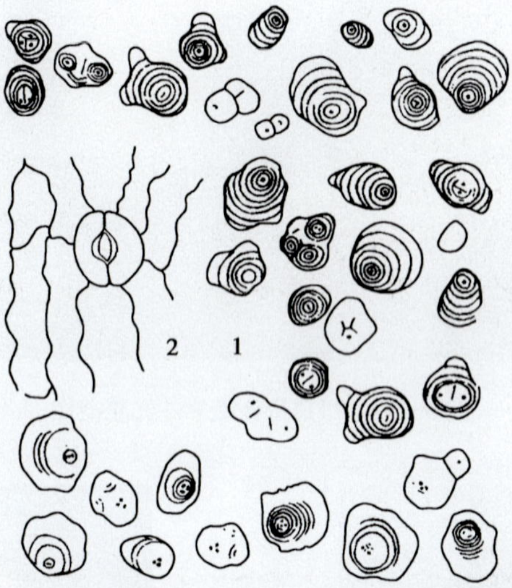

图 3 - 98 暗紫贝母粉末图

1. 淀粉粒 2. 气孔

【化学成分】含多种甾体生物碱。

【理化鉴定】薄层色谱 以本品作为供试品，以贝母辛、贝母素乙作为对照品。照《中国药典》川贝母的薄层色谱操作法试验，供试品色谱中，在与对照药材和对照品色谱相应的位置上，显相同颜色的斑点。

【检查】

1. 水分 不得过 15.0%。

2. 总灰分 不得过 5.0%。

【含量测定】本品醇溶性浸出物（热浸法，用稀乙醇作溶剂）不得少于 9.0%。

【功效】苦、甘，微寒。清热润肺，化痰止咳，散结消痈。

市场动态

川贝母为名贵药材，市场上伪品较多，尤以松贝最为多见。常见伪品有：①光慈菇（为百合科植物老鸦瓣 *Tulipa edulis* Baker 的干燥鳞茎）。②山慈菇（为百合科植物丽江山慈菇 *Iphigenia indica* Kunth. et Benth. 的干燥鳞茎），又名“草贝母”“益辟坚”，因含秋水仙碱等生物碱，毒性较大。③小浙贝母（为百合科植物浙贝母 *Fritillaria thunbergii* Miq. 较小的干燥鳞茎），又名“小东贝母”。

其识别要点为：光慈菇、山慈菇外层只有一枚鳞叶，不分瓣；小浙贝母虽有“怀中抱月”现象，但小鳞叶不达顶端，常为大鳞叶1/2或2/3，底部亦尖，不能坐立等，而区别于正品。如图3-99、图3-100、图3-101所示。

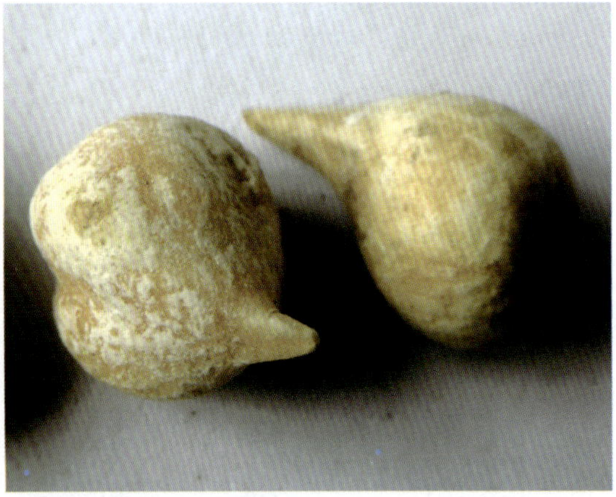

图3-99　川贝母伪品——光慈菇图

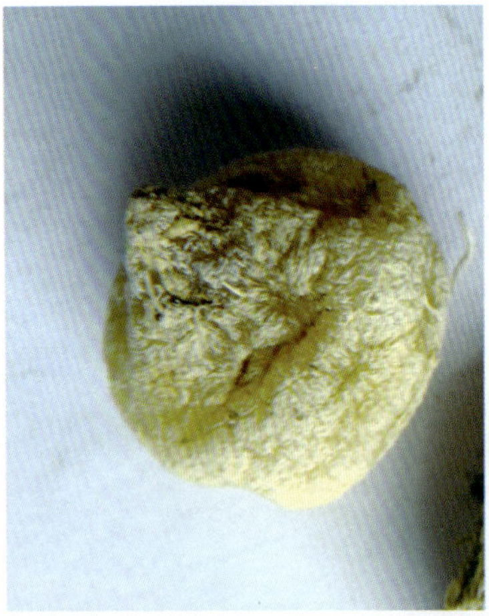

图3-100　川贝母伪品——山慈菇图

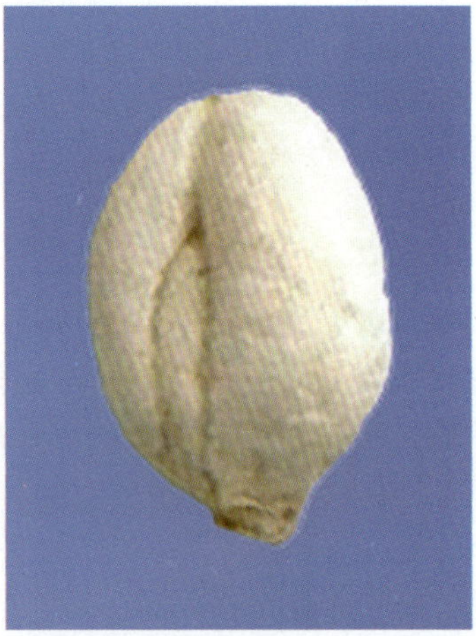

图3-101　川贝母伪品——小浙贝母图

浙贝母（Fritillariae Thunbergii Bulbus）

【来源】为百合科植物浙贝母 *Fritillaria thunbergii* Miq. 的干燥鳞茎。主产于浙江，按大小及加工方法不同，可分为“大贝”“珠贝”“浙贝片”。

【性状鉴定】

大贝　为鳞茎外层的单瓣鳞叶，略呈新月形或元宝状，一面凸出，一面凹入，肥厚，高1~2cm，直径2~3.5cm。外表面类白色至淡黄色，内表面白色或淡棕色，被有白色粉末。质硬而脆，易折断，断面白色至黄白色，富粉性。气微，味微苦。

珠贝　为完整的鳞茎，呈扁圆形，上下略平，形似算盘珠，故称“珠贝”，高1~1.5cm，直径1~2.5cm。表面类白色，外层鳞叶2瓣，大小相近，肥厚，略似肾形，相对抱合，内有小鳞叶2~3枚及干缩的残茎。

浙贝片　为鳞茎外层的单瓣鳞叶切成的片，椭圆形或类圆形，直径1~2cm，厚2~4mm。边缘表面淡黄色，切面平坦，粉白色。质脆，易折断，断面粉白色，富粉性。

以鳞叶肥厚、质坚实、粉性足、断面色白者为佳。

【化学成分】含甾醇类生物碱：主为贝母素甲（即贝母碱）、贝母素乙（即去氢贝母碱）、浙贝宁、浙贝酮、贝母辛等。

【功效】苦，寒。清热化痰止咳，解毒散结消痈。

天冬（Asparagi Radix）

【来源】为百合科植物天冬 *Asparagus cochinchinensis*（Lour.）Merr. 的干燥块根。

【性状鉴定】呈长纺锤形，略弯曲，长5~18cm，直径0.5~2cm。表面黄白色至淡黄棕色，半透明，光滑或具深浅不等的纵皱纹，偶有残存的灰棕色外皮，对光透视，可见中央有一条不透明的细木心。质硬或柔润，有黏性，断面角质样，中柱黄白色。气微，味甜、微苦。

以肥满、致密、色黄白、半透明者为佳。

【化学成分】主含甾体皂苷、糖类及多种氨基酸。其中的天冬多糖具有抑制肿瘤作用。

【功效】甘、苦，寒。养阴润燥，清肺生津。

麦冬（Ophiopogonis Radix）

【来源】为百合科植物麦冬 *Ophiopogon japonicus*（L. f）Ker－Gawl. 的干燥块根。

【原植物鉴定】多年生草本，高12~40cm。叶丛生，狭长线形，先端急尖或渐尖。花葶比叶短，总状花序穗状顶生，苞片腋内生有花1~2朵，花梗近中部有关节；花被片6枚，披针形，淡紫色或白色。雄蕊6枚，花丝很短。浆果球形，成熟时深绿色或蓝黑色。花期5~8月，果期8~10月。如图3－102所示。

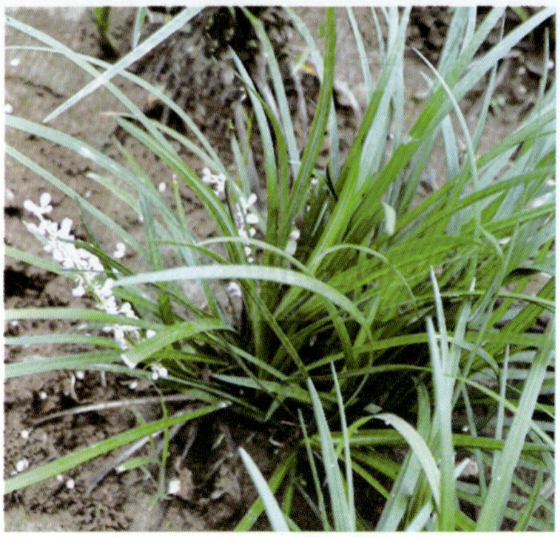

图3－102　麦冬植物图

【产地】主产于浙江、四川等省。

【采收加工】浙江栽培后第三年小满至夏至采挖。四川于栽培第二年清明至谷雨采挖，剪去块根，洗净，反复暴晒，堆放至七八成干，干燥。

【性状鉴定】呈纺锤形，两端渐细，中部充实或略收缩，长1.5～3cm，直径0.3～0.6cm。表面黄白色或淡黄色，半透明，具细纵纹。质柔韧，断面黄白色，角质样，中央有细小木心（中柱）。嚼之发黏。气微香，味甘、微苦。如图3－103所示。

以肥大、黄白色、半透明、质柔、嚼之发黏者为佳。

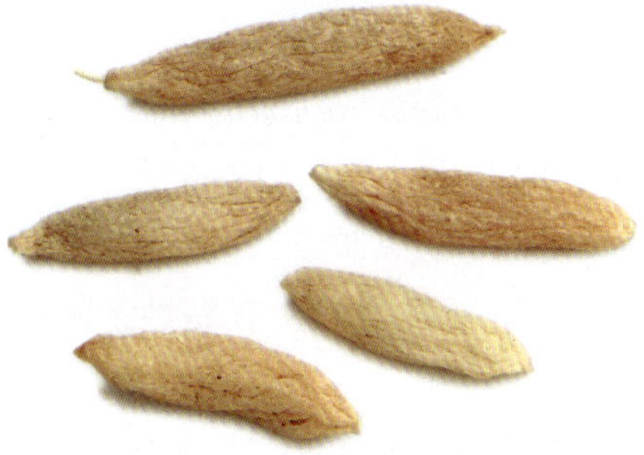

图3－103　麦冬药材图

【显微鉴定】

1. 块根膨大部分的横切面　表皮细胞1列，根被为3～5列木化细胞。皮层宽广，散有含针晶束的黏液细胞。内皮层细胞壁均匀增厚，有通道细胞。内皮层外侧为1列石细胞，其内壁及侧壁均增厚。中柱较小，韧皮部束16～22个，与木质部束相间排列。髓小。如图3－104所示。

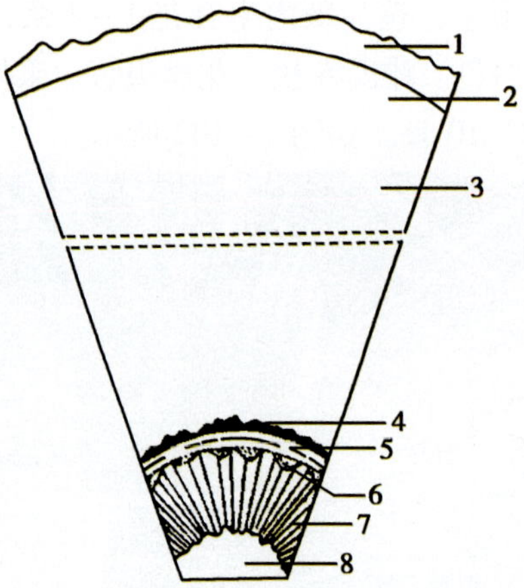

图3－104　麦冬横切面简图

1. 表皮　2. 外皮层　3. 皮层　4. 石细胞带　5. 内皮层
6. 韧皮部　7. 木质部　8. 髓部

2. 粉末　白色或黄白色。草酸钙针晶较多，散在或成束存在，长25～50μm。石细胞呈方形或长方形，有的三面较厚，一边甚薄，孔沟极明显。内皮层细胞长方形或长条形，纹孔较稀疏，孔沟较明显。导管及管胞多为单纹孔或网纹，直径 14～24μm，另有少数具缘纹孔导管。木纤维细长，末端倾斜，纹孔明显。如图 3－105 所示。

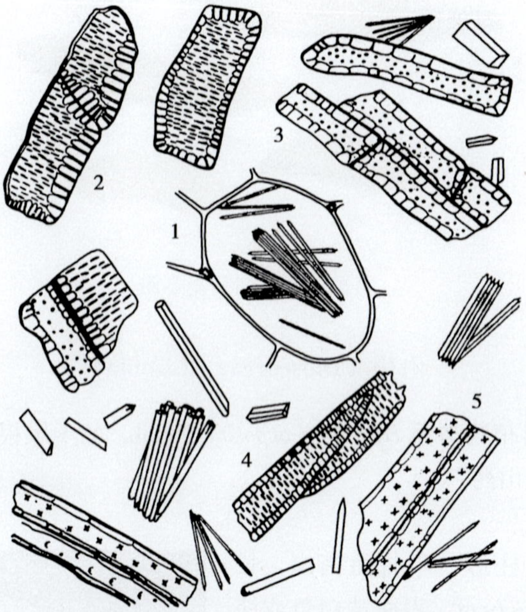

图 3－105　麦冬粉末图

1. 草酸钙针晶　2. 石细胞　3. 内皮层细胞　4. 管胞　5. 木纤维

【化学成分】皂苷类：麦冬皂苷 A、B、B′、C、C′、D、D′，其中以皂苷 A 的含量最高，约占 0.05%。黄酮类化合物：如麦冬黄酮 A、B，甲基麦冬黄酮 A、B，二氢麦冬黄酮 A、B。另含糖类成分等。

【理化鉴定】

1. 荧光试验　取麦冬薄片置于紫外光灯（365nm）下观察，显浅蓝色荧光。

2. 薄层色谱　以本品作为供试品，以麦冬药材作为对照药材，照《中国药典》薄层色谱法试验，应有相对应、同颜色的色谱斑点。

【检查】

1. 水分　不得过 18.0%。

2. 总灰分　不得过 5.0%。

【含量测定】本品水溶性浸出物（冷浸法）不得少于 60.0%。

【功效】甘、微苦，微寒。养阴生津，润肺清心。

市场动态

麦冬储存太久，会“泛油”变质。在药材市场，常有将“泛油”的劣质麦冬混杂销售。识别要点为：表面颜色变深或发红而略有油脂。如图 3－106 所示。

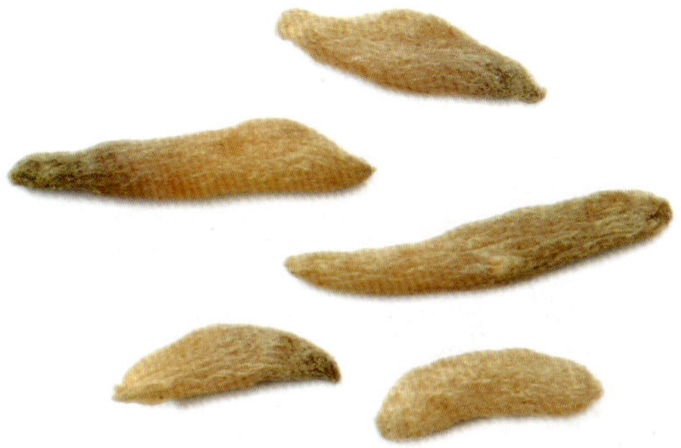

图 3-106　劣质麦冬图

山药（Dioscoreae Rhizoma）

【来源】为薯蓣科植物薯蓣 *Dioscorea opposita* Thunb. 的干燥根茎。因加工方法不同，分“毛山药”和“光山药”。

【性状鉴定】

毛山药　略呈圆柱形，弯曲而稍扁，长 15～30cm，直径 1.5～6cm。表面黄白色或淡黄色，有纵沟、纵皱纹及须根痕。体重质坚，不易折断，断面白色，颗粒状，富粉性。气微，味淡、微酸，嚼之发黏。

光山药　呈圆柱形，两端平齐，长 9～18cm，直径 1.5～3cm。表面光滑，白色或黄白色。如图 3-107 所示。

以条粗、质坚实、粉性足、色洁白者为佳。

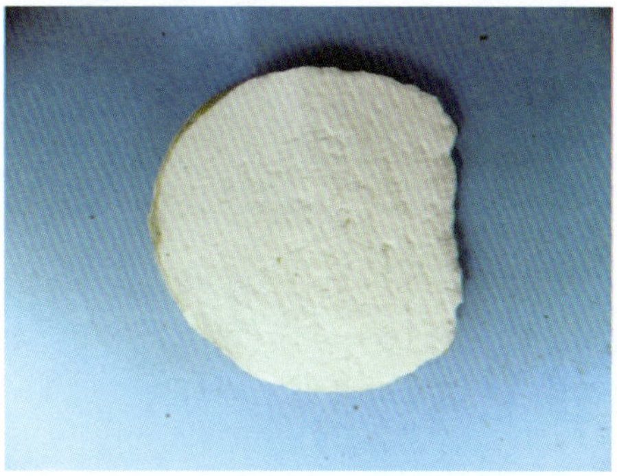

图 3-107　山药饮片图

实例解析

实例：老药工常提醒员工：要注意“有心”的山药，不知何故？

解析：木薯为山药常见伪品，其来源于大戟科植物木薯 *Manihot esculenta* Crantz 的块根，其饮片洁白、富有粉性，与山药非常相似，不法商贩常掺入山药饮片中出售，经验不足的管理员工很难发现。其识别要点为：中央有一细小木心。如图 3-108 所示。

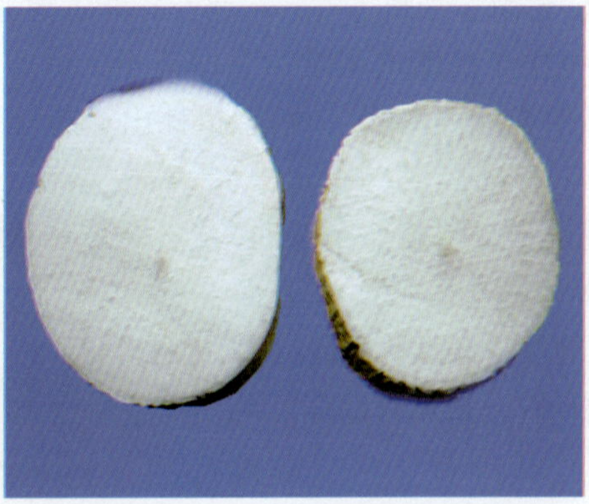

图 3－108　山药伪品——木薯图

【化学成分】黏液中含有甘露聚糖和植酸、3,4－二羟基苯乙胺、尿素、胆碱、多巴胺、山药碱，以及 10 余种氨基酸。

【功效】甘，平。补脾养胃，补脾养胃，生津益肺，补肾涩精。

天麻（Gastrodiae Rhizoma）

【来源】为兰科植物天麻 *Gastrodia elata* Bl. 的干燥块茎。

【原植物鉴定】为多年生寄生植物，高 30～150cm。茎直立单一，黄红色。叶退化成膜质鳞叶，互生，下部短鞘状抱茎。总状花序顶生，苞片呈披针形，膜质，具细脉。花黄绿色，花被片下部合生成歪壶状。蒴果长圆形，种子多数，细小，呈粉状。花期 6～7 月，果期 7～8 月。如图 3－109 所示。

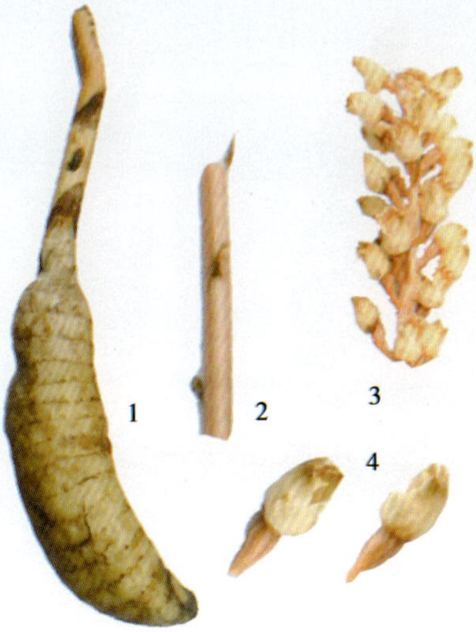

图 3－109　天麻植物图

1. 植株下部及块茎　2. 植株茎秆　3. 总状花序　4. 花

【产地】主产于四川、云南、贵州等省，东北及华北各地亦产。

【采收加工】立冬后至次年清明前采挖，立即洗净，蒸透，敞开低温（60℃以下）干燥。冬季茎叶枯萎时采挖者为“冬麻”，春季植株出芽后（习称“抽茎”）采挖者为“春麻”。

【性状鉴定】呈长椭圆形，略扁而稍弯曲，长3~15cm，宽1.5~6cm，厚0.5~2cm。表面黄白色至淡黄棕色，有纵皱纹，有点状突起（潜伏芽）排列而成的多轮横环纹，顶端有红棕色至深棕色干枯芽苞，习称“红小辫”或“鹦哥嘴”，或为残留茎基，另一端有自母麻脱落后的圆脐形疤痕，习称“肚脐疤”。质坚实，不易折断，断面较平坦，黄白色至淡棕色，半透明，角质样。气微，味甘。如图3-110所示。

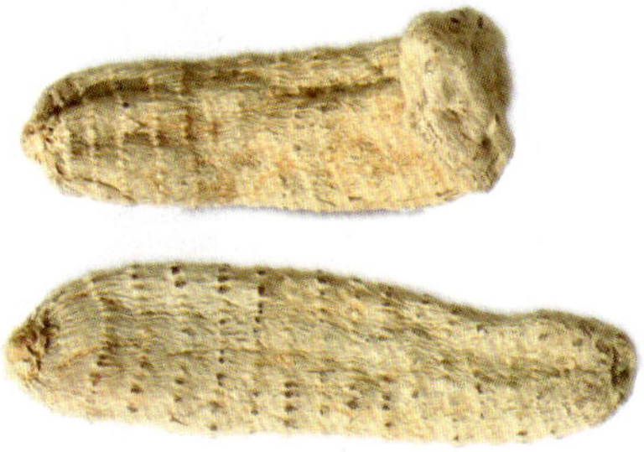

图3-110 天麻药材（栽培品）图

以质地坚实沉重、有鹦哥嘴、断面明亮、无空心者（冬麻）质佳，质地轻泡、有残留茎基、断面色暗、空心者（春麻）质次。

实例解析

实例：在医药市场，常听老师傅说：别嫌天麻长得丑！不知何故？

解析：商品天麻多为栽培品，野生者甚少。栽培品由于生长条件良好，外形饱满、圆润、个大，心实质重，常作为上等品。但野生天麻，由于环境影响，生长缓慢，外形干瘪，质地较轻，多为扭曲状态，常被误认为下等品，其实野生天麻属于优质天麻。如图3-111所示。

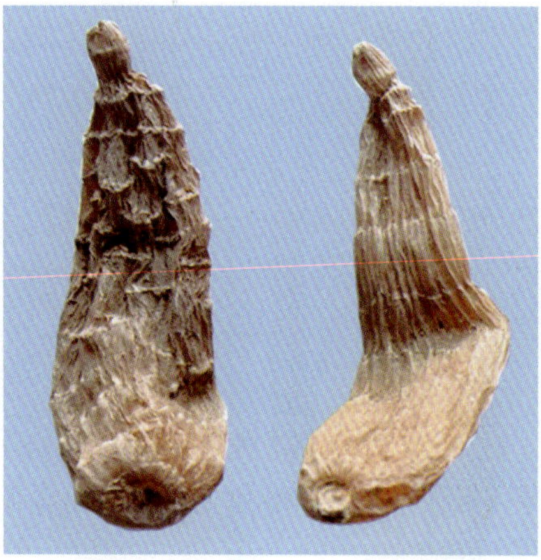

图3-111 野生天麻药材图

【显微鉴定】

1. 横切面 最外层有残留的表皮组织，下皮由2~3列切向延长的栓化细胞组成。皮层为数列多角形细胞组成，内含草酸钙针晶。中柱内维管束散在，周韧型或外韧型，每束导管2至数个，多角形。

2. 粉末　黄白色。薄壁细胞含糊化的多糖类颗粒状物质，有的黏结成块，加碘液显棕色或淡棕紫色。草酸钙针晶散在或成束，长 25 ~ 93μm。厚壁细胞椭圆形或类多角形，木化，壁孔明显。薄壁细胞近无色，纹孔明显。螺纹、网纹、环纹导管。如图 3 - 112 所示。

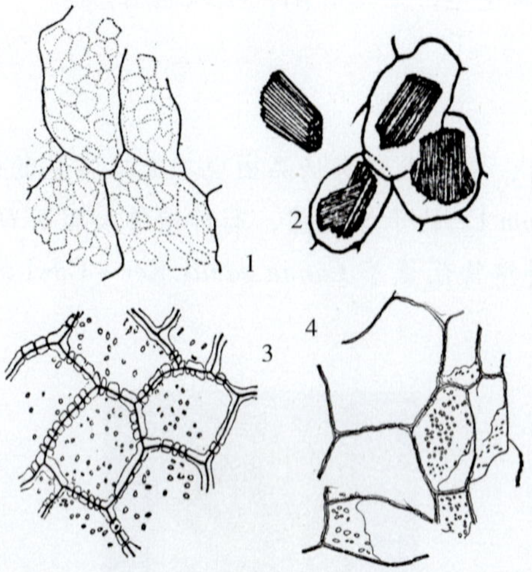

图 3 - 112　天麻粉末图

1. 含糊化的多糖类颗粒的薄壁细胞　2. 草酸钙针晶　3. 厚壁细胞　4. 薄壁细胞

【化学成分】主含天麻苷及天麻苷元，天麻苷的含量一般为 0.3% ~0.6%。另含多糖类物质。

【理化鉴定】

1. 检查多糖类物质　取粉末 1g，加水 10mL 浸渍 4 小时，时时振摇，过滤。滤液加碘试液 3 滴，显紫红色至酒红色（与淀粉区别）。

2. 检查天麻苷类　取粉末 1g，加 45% 乙醇 10mL，浸泡 4 小时，随时振摇，过滤。滤液加硝酸汞试液 0.5mL，加热，溶液显玫瑰红色，并发生黄色沉淀。

3. 薄层色谱　以本品作为供试品，以天麻药材作为对照药材，以天麻素作为对照品，照《中国药典》薄层色谱法试验，应有相对应、同颜色的斑点。

实例解析

实例：有天麻、川贝母两种白色中药粉末，怎样鉴别？

解析：将天麻、川贝母两种粉末分别制成水装片，在盖玻片边缘滴加稀碘液 1 ~2 滴，于显微镜下观察：天麻显红色，川贝母显蓝色。

天麻在生长过程中，自身不产生叶绿素，也就没有淀粉粒生成，而储有多糖类颗粒；川贝母是绿色植物，其鳞茎中含有丰富的淀粉粒。利用多糖类颗粒遇碘液显红色，淀粉粒遇碘液显蓝色而极易区别。

【检查】

1. 水分　不得超过 15%。

2. 总灰分 不得超过4.5%。

【含量测定】 以高效液相色谱法测定，本品按干燥品计算，含天麻素（$C_{13}H_{18}O_7$）不得少于0.20%。

【功效】 甘，平。息风止痉，平抑肝阳，祛风通络。

市场动态

天麻是名贵药材，市场上常有伪品出现。天麻常见的伪品有：茄科植物马铃薯 *Solanum tuberosum* L. 的干燥块茎，菊科植物大丽菊 *Dahlia pinnata* Cav. 的干燥块根，美人蕉科植物芭蕉芋 *Canna edulis* Ker－Gawl 的块茎。如图3－113所示。

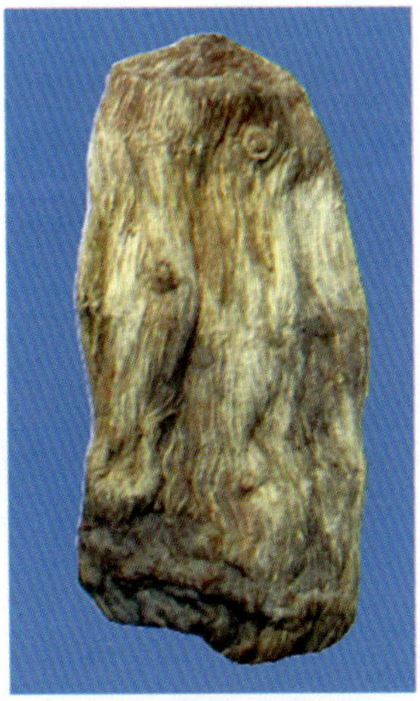

图3－113　天麻伪品——芭蕉芋图

马铃薯与天麻外形差别很大，但不法商贩将其蒸煮，经外形加工后，其断面角质状、半透明，形似天麻，但无"鹦哥嘴"，也无点状环节；大丽菊的块根呈纺锤形，有点状环节，但先端及尾部均有明显可见纤维；芭蕉芋的根茎，表面呈纤维状，并带有焦糖气而区别于正品。

将以上粉末水浸液加碘试液，只有天麻溶液呈酒红色，大丽菊溶液呈淡棕色，芭蕉芋溶液呈蓝紫色。

白及（Bletillae Rhizoma）

【来源】 为兰科植物白及 *Bletilla striata*（Thunb.）Reichb. f. 的干燥块茎。

【性状鉴定】 呈不规则扁圆形或菱形，多有2～3个爪状分枝，长1.5～5cm，厚0.5～1.5cm。表面灰白色或黄白色，有数圈同心环节和棕色点状须根痕，上面有突起的茎痕，下面有连接另一块茎的痕迹。质坚硬，不易折断，断面类白色，半透明，角质样，有散在的"筋脉点"。气微，味苦，嚼之有黏性。

以个大、饱满、色白、质坚者为佳。

【化学成分】含白及胶质，主要为白及甘露聚糖。
【功效】苦、甘、涩，微寒。收敛止血，消肿生肌。

其他根及根茎类中药

表3－1　其他根及根茎类中药简表

药名	来源	鉴别要点	功效
拳参	为蓼科植物拳参 *Polygonum bistorta* L. 的干燥根茎	呈扁圆柱形而弯曲，有的对卷弯曲。表面紫褐色或紫黑色，密具粗环纹。断面具呈环状排列黄白色小点（维管束）	清热解毒，消肿，止血
虎杖	为蓼科植物虎杖 *Polygonum cuspidatum* Sieb. et Zucc. 的干燥根茎及根	呈圆柱形或不规则厚片。外皮棕褐色，皮部较薄，易与木质部分离，木质部宽广，射线放射状。根茎中央有髓，呈空洞状	祛风利湿，散瘀定痛，止咳化痰
商陆	为商陆科植物商陆 *Phytolacca acinosa* Roxb. 或垂序商陆 *Phytolacca Americana* L. 的干燥根	不规则块片。外皮灰黄色或灰棕色，横切面木质部隆起，形成数个突起的同心性轮环（异常维管束），俗称"罗盘纹"。久嚼麻舌	逐水消肿，通利二便，解毒散结。有毒
银柴胡	为石竹科植物银柴胡 *Stellaria dichotoma* L. var. *lanceolata* Bge. 的干燥根	呈类圆柱形，表面浅棕黄色，有多数孔穴状或盘状凹陷的须根痕点，习称"砂眼"；根头部略膨大，有多数疣状突起的芽苞或茎残基，习称"珍珠盘"。质硬而脆，易折断，断面有黄白相间的放射状纹理	清虚热，除疳热
太子参	为石竹科植物孩儿参 *Pseudostellaria heterophylla*（Miq.）Pax ex Pax et Hoffm. 的干燥块根	呈细长纺锤形。表面黄白色，较光滑，凹陷处有须根痕。质硬而脆，断面平坦，淡黄白色，角质样或类白色，有粉性。味微甘	益气健脾，生津润肺
威灵仙	为毛茛科植物威灵仙 *Clematis chinensis* Osbeck、棉团铁线莲 *Clematis hexapetala* Pall. 或东北铁线莲 *Clematis manshurica* Rupr. 的干燥根和根茎	威灵仙　根茎呈柱状，下面着生多数细根。根细长圆柱形，有的皮部脱落，露出黄白色木质部。质坚脆，易折断。断面木质部淡黄色，略呈方形 棉团铁线莲　根茎呈短柱状，根细长圆柱形，表面棕褐色至棕黑色；断面木质部圆形 东北铁钱莲　根茎呈柱状，根较密集，表面棕黑色；断面木质部近圆形。味辛辣	祛风除湿，通络止痛
北豆根	为防己科植物蝙蝠葛 *Menispermum dauricum* DC. 的干燥根茎	呈细长圆柱形。表面黄棕色至暗棕色。质韧，不易折断，纤维性，木质部呈稀疏的放射状排列，状如车轮，习称"车轮纹"，中心有髓。味苦	清热解毒，祛风止痛
山豆根	为豆科植物越南槐 *Sophora tonkinensis* Gapnep. 的干燥根及根茎	根茎呈不规则结节状，其下生根数条。根呈长圆柱形，略弯曲，常有分枝，表面棕色至棕褐色，有纵皱纹及横长皮孔。质坚硬，不易折断。断面略平坦，淡黄棕色。有豆腥气，味极苦	清热解毒，消肿利咽

续表

药名	来源	鉴别要点	功效
葛根	为豆科植物野葛 *Pueraria lobata* (Willd.) Ohwi 的干燥根	呈纵切的长方形厚片或小方块。外皮淡棕色，有纵皱纹，粗糙。切面黄白色，纹理不明显。质韧，富粉性，含有大量的纤维，呈绵毛状。味微甜	解肌退热，生津，透疹，升阳止泻
粉葛	为豆科植物甘葛藤 *Pueraria thomsonii* Benth. 的干燥根	呈圆柱形或为纵切或斜切的厚片。表面黄白色或淡棕色。体重，质硬，富粉性，横切面可见由纤维形成的浅棕色同心性环纹，纵切面可见纤维形成的数条纵纹。味微甜	解肌退热，生津，透疹，升阳止泻
白蔹	为葡萄科植物白蔹 *japonica* (Thunb.) Makino 的干燥块根	纵瓣呈长圆柱形或近纺锤形，切面周边常向内卷曲。外皮红棕色或红褐色，易脱落，脱落处呈淡红棕色。体轻，质硬脆，易折断，折断时，有粉尘飞出	清热解毒，生肌止痛，消肿
远志	为远志科植物远志 *Polygala tenuifolia* Willd. 或卵叶远志 *P. sibirica* L. 的干燥根	呈圆柱形，表面灰黄色至灰棕色，有较密而深陷的横皱纹。质脆，易折断，断面皮部棕黄色，木质部黄白色，皮部易与木质部剥离。味苦、微辛，嚼之有刺喉感	安神益智，祛痰，消肿
独活	为伞形科植物重齿毛当归 *Angelica pubescens* Maxim. f. biserrata Shan et Yuan 的干燥根	呈圆柱形，根头部膨大，多横皱纹。表面灰褐色或棕褐色，质较硬，受潮则变软，断面皮部灰白色，有多数棕色油点散在，形成层环棕色，木质部黄棕色。有特异香气，味苦、辛、微麻舌	祛风除湿，通痹止痛
羌活	为伞形科植物羌活 *Notopterygium incisum* Ting ex H. T. Chang 或宽叶羌活 *Notopterygium forbesii* Boiss. 的干燥根茎及根	羌活　呈圆柱状，表面棕褐色至黑褐色，呈紧密隆起的环状，形似蚕，习称“蚕羌”；节间延长，形如竹节状，习称“竹节羌”。体轻，质脆，断面有放射状裂隙。皮部有黄色分泌腔，习称“朱砂点”，木质部射线明显，有特异香气 宽叶羌活　根茎呈类圆柱形，顶端具茎及叶鞘残基，根呈类圆锥形。表面棕褐色，近根茎处有较密的环节，习称“条羌”。质松脆。断面略平坦，皮部浅棕色，木质部黄白色。气味较淡	散寒，祛风，除湿，止痛
藁本	为伞形科植物藁本 *Ligusticum sinense* Oliv. 或辽藁本 *Ligusticum jeholense* Nakai et Kitag. 的干燥根茎及根	藁本　呈不规则结节状圆柱形。表面棕褐色，粗糙，有纵皱纹，残留数个凹陷的圆形茎基。体轻，质较硬，易折断，断面纤维状。气浓香，味辛、苦、微麻 辽藁本　较小，根茎呈不规则的团块状或柱状，有多数细长弯曲的根	祛风，散寒，除湿，止痛

续表

药名	来源	鉴别要点	功效
北沙参	为伞形科植物珊瑚菜 *Glehnia littoralis* Fr. Schmidt ex Miq. 的干燥根	呈细长圆柱形，上端常留有根茎残基，表面淡黄白色，粗糙，有细纵皱纹或纵沟、点状皮孔和须根痕，质坚硬而脆，易折断，断面皮部浅黄白色，木质部黄色。气特异，味微甜	养阴清肺，益胃生津
秦艽	为龙胆科植物秦艽 *Gentiana macrophylla* Pall.、麻花秦艽 *Gentiana straminea* Maxim.、粗茎秦艽 *Gentiana crassicaulis* Duthie ex Burk. 或小秦艽 *Gentiana dahurica* Fisch. 的干燥根	秦艽　略呈圆锥形。表面灰黄色，有纵向扭曲的纵沟。根头部有残存的茎基及纤维状叶鞘。质硬而脆，易折断。断面黄色。根茎中央髓部有时呈枯朽状 麻花秦艽　呈类圆锥形，下部多由数个小根互相交错纠聚，呈麻花状。表面粗糙，有旋转扭曲的纹理及网眼状裂隙。质松脆，易折断，断面多呈枯朽状 小秦艽　根细长，表面棕黄色，有纵向扭曲的沟纹。主根通常一个，下部多分枝，残存的茎基有纤维状叶鞘。断面黄白色	祛风湿，清湿热，止痹痛
徐长卿	为萝藦科植物徐长卿 *Cynanchum paniculatum*(Bge.)Kitag. 的干燥根及根茎	根茎呈不规则柱状，四周着生多数细长的根。根圆柱形，表面淡黄白色或淡棕黄色，有纵皱纹，并有纤细的须根。质脆易折断，断面皮部粉性，黄白色，木部黄棕色，细小。具特异香气，味辛，有麻舌感	祛风化湿，止痛止痒
紫草	为紫草科植物新疆紫草 *Arnebia euchroma*（Royle）Johnst. 或内蒙紫草 *Arnebia guttata* Bunge 的干燥根。依次称为“软紫草”“内蒙紫草”	软紫草　呈不规则的长圆柱形，多扭曲，表面紫红色或紫褐色。皮部疏松，呈条形片状，易剥落。体轻，质松软，易折断。断面呈同心环层，中心木质部较小，黄白色或黄色 内蒙紫草　呈圆锥形或圆柱形，扭曲。根头部略粗大，顶端有残茎1个或多个，被短硬毛。表面紫红色或暗紫色，皮部略薄，常数层相叠，易剥离。质硬而脆，易折断，断面较整齐，皮部紫红色，木质部较小，黄白色	凉血活血，解毒透疹
胡黄连	为玄参科植物胡黄连 *Picrorhiza scrophulariiflora* Pennell 的干燥根茎	呈圆柱形，略弯曲，表面粗糙，有较密的环节。体轻，质硬而脆，易折断。断面略平坦，淡棕色或暗棕色，有4～10个类白色点状维管束排列成环，中央髓部灰黑色。气微，味极苦	清湿热，除骨蒸，消疳热
巴戟天	为茜草科植物巴戟天 *Morinda officinalis* How 的干燥根	呈扁圆柱形，略弯曲，表面灰黄色至暗灰色。粗糙，具深陷横纹，外皮多横向断裂而露出木质部，形似连珠。质坚韧。皮部易与木质部剥离，木质部黄棕色或黄白色，齿状	补肾阳，强筋骨，祛风湿

续表

药名	来源	鉴别要点	功效
茜草	为茜草科植物茜草 *Rubia cordifolia* L. 的干燥根及根茎	根茎呈结节状，下部着生数条根。根表面红棕色或棕色，皮部易脱落，露出黄红色木质部。质脆，易折断，断面皮部狭窄，紫红色，木质部宽广，浅黄红色，可见多数导管小孔	凉血，止血，祛瘀，通经
续断	为川续断科植物川续断 *Dipsacus asperoides* C. Y. Cheng et T. M. Ai 的干燥根	呈长圆柱形，表面灰褐色，有扭曲的纵皱纹。质软，久置干燥后变硬易折断，断面皮部外缘呈褐色，内呈黑绿色或棕色，木质部黄色，呈放射状花纹	补肝肾，强筋骨，续折伤，止崩漏
紫菀	为菊科植物紫菀 *Aster tataricus* L. f. 的干燥根及根茎	根茎呈不规则块状，顶端有茎基及叶柄残基。细根多数，簇生，多编成辫状。表面紫红色或灰红色。质较柔韧，断面灰白色，有紫边	润肺下气，消痰止咳
三棱	为黑三棱科植物黑三棱 *Sparganium stoloniferum* Buch. – Ham. 削去外皮的干燥块茎。商品称荆三棱	呈圆锥形，略扁。表面黄白色或灰黄色，有刀痕；小点状须根痕略呈横向环状排列。体重，质坚实，极难折断。断面黄白色。无臭，味淡，嚼之有麻辣感	破血行气，消积止痛
泽泻	为泽泻科植物泽泻 *Alisma orientalis*（Sam）Juzep. 的干燥块茎	建泽泻　呈椭圆形、卵圆形或类球形。表面黄白色，有多条横向凸起的环纹，习称“岗纹”，岗纹之间形成浅沟，全体密布细小突起的点状须根痕。质坚实，断面黄白色，有多数细孔及散在的筋脉点 川泽泻　形状与建泽泻相似，但个较小；皮较粗糙，岗纹不明显，四周多有数个大小疙瘩状突起	清湿热，利小便，降血脂
香附	为莎草科植物莎草 *Cyperus rotundus* L. 的干燥根茎	多呈纺锤形，表面棕褐色，有 6～10 个隆起的环节，在节上有棕色毛须及残留的须根痕，习称“毛香附”；“光香附”环节不明显，质硬，生晒者断面内皮层环纹明显，并可见散在的点状维管束。气芳香，味微苦	理气解郁，调经止痛
石菖蒲	为天南星科植物石菖蒲 *Acorus tatarinowii* Schott. 的干燥根茎	呈扁圆柱形，表面棕褐色或灰棕色，有疏密不均的环节，叶痕三角形，左右交互排列，有的其上有毛鳞状的叶基残余。质硬。断面内皮层环明显，可见多数维管束小点及棕色的油点。气芳香，味苦、微辛	化湿开胃，开窍豁痰，醒神益智

续表

药名	来源	鉴别要点	功效
百部	为百部科植物直立百部 *Stemona sessilifolia*(Miq.)Miq.、蔓生百部 *Stemona japonica* (Bl.) Miq. 或对叶百部 *Stemona tuberose* Lour. 的干燥块根	直立百部　块根纺锤形，表面黄白色或淡棕黄色，有不规则深纵沟。质脆，受潮后软韧。断面平坦，角质样，淡黄棕色或黄白色，皮部较宽，中柱扁缩 蔓生百部　块根两端稍狭细，表面淡灰白色，多具不规则皱褶及横皱纹 对叶百部　块根纺锤形或长条形。表面淡黄棕色至灰棕色，具浅皱纹或不规则纵槽。断面中柱较大，髓部类白色	润肺止咳，杀虫
知母	为百合科植物知母 *Anemarrhena asphodeloides* Bge. 的干燥根茎	呈长条状，一端有浅黄色的茎叶残痕，习称"金包头"。表面黄棕色至棕色，具紧密排列的环状节，节上密生黄棕色的残存叶基，由两侧向根茎上方生长，下面隆起具点状根痕。质硬，易折断，断面黄白色，有多数散在的筋脉小点。嚼之带黏性	清热泻火，生津润燥
射干	为鸢尾科植物射干 *Belamcanda chinensis* (L.) DC. 的干燥根茎	呈不规则结节状，表面多黄褐色，有较密环纹。上面有数个圆盘状凹陷的茎痕，偶有茎基残存；下面有残留的细根及根痕。质地硬。断面黄色，颗粒性	清热解毒，消痰，利咽
莪术	为姜科植物蓬莪术 *Curcuma phaeocaulis* Val.、广西莪术 *Curcuma kwangsiensis* S. G. Lee et C. F. Liang 及温郁金 *Curcuma wenyujin* Y. H. Chen et C. Ling 的干燥根茎。后者习称"温莪术"	蓬莪术　呈卵圆形或长纺锤形，表面灰黄色至灰棕色，上部环节凸起，有圆形微凹的须根痕或有残留的须根。体重，质坚实，断面灰褐色至蓝褐色，蜡样，皮层与中柱易分离，内皮层环纹棕褐色。气微香，味微苦而辛 广西莪术　环节稍凸起，断面黄棕色至棕色，常附有淡黄色粉末，内皮层环纹黄白色 温莪术　断面黄棕色至棕褐色，常附有淡黄色至黄棕色粉末。气香或微香	行气破血，消积止痛
姜黄	为姜科植物姜黄 *Curcuma longa* L. 的干燥根茎	呈卵圆形、圆柱形或纺锤形，有的叉状分枝，表面深黄色，有明显的环节。质坚实，断面棕黄色至金黄色，角质状，有蜡样光泽，内皮层环明显，维管束呈点状散在。气香特异，味苦、辛	破血行气，通经止痛

续表

药名	来源	鉴别要点	功效
郁金	为姜科植物温郁金 *Curcuma wenyujin* Y. H. Chen et C. ling、姜黄 *C. longa* L.、广西莪术 *C. kwangsiensis* S. G. Lee et C. F. Liang 或蓬莪术 *C. phaeocaulis* Val. 的干燥块根。前两者称“温郁金”和“黄丝郁金”。其余按其性状不同习称“桂郁金”或“绿丝郁金”	温郁金　呈长圆形或卵圆形稍扁，两端渐尖。表面灰褐色或灰棕色，具不规则的纵皱纹。质坚实，断面灰棕色，角质样；内皮层环明显。气微香，味微苦 黄丝郁金　呈纺锤形，有的一端细长，表面棕灰色或灰黄色，具细皱纹，断面橙黄色，外周棕黄色至棕红色。气芳香，味辛辣 桂郁金　呈长圆锥形或长圆形，表面具疏浅纵纹或较粗糙网状皱纹。气微，味微辛苦 绿丝郁金　呈长椭圆形，较粗壮，气微，味淡	行气化瘀，清心解郁，利胆退黄

目标检测

一、单选题

1. 蕨类植物的重要特征是（　　）
   A. 花　　B. 果实　　C. 叶型　　D. 根茎
   E. 孢子囊的分布及形态
2. 鉴定蕨类植物品种的重要依据是（　　）
   A. 药材外形　　B. 表面鳞片
   C. 分体中柱的数目　　D. 分体中柱的形状、数目和排列方式
   E. 厚壁组织的有无
3. 狗脊表面比较特殊，其表面（　　）
   A. 光滑　　B. 被光亮的金黄色茸毛　　C. 被硬毛
   D. 有皮孔　　E. 皱纹
4. 生狗脊片近外皮 1～4mm 处有条突起的棕黄色环纹，该环纹是（　　）
   A. 木质部　　B. 韧皮部　　C. 形成层　　D. 皮层　　E. 栓内层
5. 绵马贯众与紫萁贯众的主要区别为（　　）
   A. 根茎的大小　　B. 叶柄的长短
   C. 质地　　D. 叶柄的颜色
   E. 叶柄断面维管束
6. 双子叶植物根的重要特征为（　　）
   A. 放射状结构　　B. 异型维管束
   C. 后生皮层　　D. 射线
   E. 维管束

7. “星点”是大黄的识别要点，其存在的部位是（　　）

A. 表面　B. 韧皮部　C. 木质部　D. 髓部　E. 皮层

8. 真伪大黄的鉴定常用荧光试验法，正品大黄为（　　）

A. 黄色荧光　B. 持久的亮紫色荧光

C. 棕色至棕红色荧光　D. 橙黄色荧光

E. 蓝色

9. 何首乌断面的“云锦纹”比较特殊，其存在部位是（　　）

A. 髓部　B. 皮部　C. 韧皮部　D. 木质部　E. 形成层

10. 断面角质样，中央木心明显，其外围散有多数“筋脉点”，排列成 2 ~ 4 轮，该药材是（　　）

A. 何首乌　B. 赤芍　C. 牛膝　D. 川牛膝　E. 白芍

11. 附子的来源是（　　）

A. 毛茛科植物乌头子根的加工品

B. 毛茛科植物北乌头侧根的加工品

C. 毛茛科植物乌头的主根

D. 毛茛科植物北乌头的主根

E. 毛茛科植物松潘乌头的主根

12. 盐附子横断面可见（　　）

A. 内皮层环明显　B. 形成层环圆形

C. 形成层环棕色　D. 木质部放射状

E. 形成层环多角形

13. 味连的性状特征为（　　）

A. 多单枝，较粗壮，“过桥”长

B. 多单枝，较细小，弯曲

C. 多分枝，聚成簇，形如鸡爪

D. 长圆柱形，表面环节明显，味淡

E. 长圆锥形，弯曲

14. 在中药理化鉴定中，黄连粉末加 95% 乙醇及 30% 硝酸各一滴，加盖玻片镜检应有（　　）

A. 羽状结晶　B. 黄色、无晶体

C. 棱晶　D. 黄色针晶或针簇状结晶

E. 方晶

15. 其粉末加水合氯醛透化后，镜检，可见晶鞘纤维的中药是（　　）

A. 黄芪　B. 甘草　C. 地黄　D. 黄连　E. 何首乌

16. 黄芪药材的气味为（　　）

A. 气微，味微苦　B. 气微，味淡

C. 气芳香，味先苦后甜　D. 气微，味先甜后苦

E. 气微，味微甜，嚼之微有豆腥气

17. 在中药粉末显微鉴定中，草酸钙簇晶直径 20 ~ 68μm，棱角锐尖，该药材为（　　）

A. 甘草　B. 麦冬　C. 人参　D. 大黄　E. 半夏

18. 人参的粉末显微特征为（　　）

A. 草酸钙簇晶、树脂道　B. 草酸钙方晶、树脂道

C. 草酸钙簇晶、油管　D. 草酸钙针晶、油室

E. 草酸钙棱晶、树脂道

19. “铜皮铁骨”是下列哪种中药的性状特征（　　）

A. 附子　B. 大黄　C. 三七　D. 黄芪　E. 龙胆

20. 其断面散有多数红色油点，久置表面析出白色针状结晶，该药材为（　　）

A. 北苍术　B. 茅苍术　C. 黄芩　D. 木香　E. 白术

21. 单子叶植物根茎的横断面有一圈环纹，它是（　　）

A. 形成层　B. 木质部　C. 韧皮部　D. 内皮层环　E. 栓内层

22. “怀中抱月”属于下列哪种药材的特征（　　）

A. 松贝　B. 珠贝　C. 浙贝母　D. 炉贝　E. 青贝

23. 在显微鉴定中，石细胞三面较厚、一面较薄的药材为（　　）

A. 附子　B. 半夏　C. 黄连　D. 大黄　E. 麦冬

24. “鹦哥嘴”“红小辫”或“肚脐疤”是哪种药材的性状鉴定特征（　　）

A. 知母　B. 天麻　C. 防风　D. 天南星　E. 白及

25. 在中药理化鉴定中，其水浸液加碘试液 2 滴，显紫红色至酒红色，该药材是（　　）

A. 黄精　B. 白及　C. 莪术　D. 附子　E. 天麻

二、多选题

1. 黄连来源于下列哪几种植物的根茎（　　）

A. 黄连　B. 雅连　C. 三角叶黄连　D. 太白黄连　E. 云连

2. 党参的性状特征为（　　）

A. 圆柱形，根头部有多数突起的茎痕及芽痕，称为“狮子盘头”

B. 中上部有横向的环纹，并有纵皱纹

C. 支根断落处常有黑褐色胶状物

D. 断面皮部淡黄白色至淡棕色，木质部淡黄色

E. 有特殊香气，味微甜

3. 人参（生晒参）的性状鉴定特征有（　　）

A. 有“芦头”“芦碗 ”　B. 中央有木心

C. 上部有横纹　D. 味淡

E. 断面形成环棕黄色

4. 麦冬的性状特征（　　）

A. 表面黄白色，有皱纹
B. 木质部放射状
C. 断面粉性
D. 中央有细小木心（中柱）
E. 质柔韧

5. 天麻的性状鉴定特征是（　　）

A. 呈长条形或椭圆形，稍扁而弯曲
B. 表面黄白色，具环节，有点状突起排列而成的多轮横环纹
C. 一端有红棕色干枯芽苞
D. 另一端有自母麻脱落后的圆脐形疤痕
E. 断面纤维状，半透明

三、简答题

1. 简述大黄的性状鉴定特征。
2. 简述人参的性状鉴定特征。
3. 怎样区分人参饮片和西洋参饮片？
4. 简述松贝与青贝的区别。
5. 简述天麻的性状鉴定特征。

第四章　茎木类中药

药用部位为木本植物的茎或仅用其木材部分，少数为草本植物茎，这类中药称为茎木类中药，又可分为茎类中药和木类中药。

第一节　茎木类中药概述

茎类中药：主要指木本植物的茎，以及少数草本植物的茎。包括茎藤，如鸡血藤、川木通；茎枝，如桂枝、桑枝；茎刺，如钩藤、皂角刺；茎髓，如通草、灯心草。

木类中药：指木本植物形成层以内的部分，通称木材。包括心材和边材。心材形成较早，蓄积树脂、树胶和挥发油等物质较多，颜色较深，质地较致密。边材形成较晚，含水分较多，颜色较浅。木类中药主要采用心材，如沉香、降香、苏木。

一、性状鉴定

一般应注意其形状、大小、表面、颜色、质地、断面及气味等。如是带叶的茎枝，其叶另按叶类中药的要求进行观察。

木质茎藤和茎枝类中药多呈圆柱形或扁圆柱形，有的扭曲不直，粗细不一。表面多呈棕黄色或灰褐色，少数显特殊的颜色。表面粗糙，可见裂纹和气孔，节多膨大，具叶痕和枝痕。质地多坚实。断面纤维性或裂片状，木质部占大部分，有放射状射线，习称“车轮纹”。有的可见导管小孔，如木通。有的可见特殊环纹，如鸡血藤。中央有较小的髓部。气味各异，有助鉴定，如沉香、降香有香气，海风藤味苦，有辛辣感。

草质茎藤多为细长圆柱形，常可见数条纵向隆起的棱线。表面多呈淡黄绿色，有明显的节和叶痕。质脆，易折断。断面黄白色，髓部发达，有的呈空洞状。

木类中药多呈不规则块状、厚片状或长条状，表面颜色不一，有的具有棕褐色树脂状条纹或斑块，有的断面具有明显的年轮。

二、显微鉴定

1. 茎类中药的组织构造　由外向内多由周皮或表皮、皮层、韧皮部、形成层、木质部、髓部等部分构成。显微鉴定时应注意观察各部分的组织特征，还应注意草酸钙结晶、碳酸钙结晶和淀粉粒的有无及类型。

2. 木类中药的组织构造　应分别作三方向的切面：横切面，可见射线呈辐射状，可以观察到木质部、形成层、韧皮部、皮层、周皮；径向纵切面可见射线呈窄带状横向排列，可以观察到导管和射线；切向纵切面可见射线呈双凸透镜纵向排列，可以观察到射线。亦可制作解离组织片或粉末片。注意观察导管、木纤维、木薄壁细胞、木射线的组织特征。

第二节　茎木类中药的鉴定

木通（Akebiae Caulis）

【来源】为木通科植物木通 *Akebia quinata*（Thunb.）Decne.、三叶木通 *Akebia trifoliata*（Thunb.）Koidz. 或白木通 *Akebia trifoliata*（Thunb.）Koidz. var. *australis*（Diels）Rehd. 的干燥藤茎。

【原植物鉴定】

木通　为落叶木质藤本。三出复叶；小叶卵圆形、宽卵圆形或长卵形，先端钝圆、微凹或具短尖，边缘浅裂或波状。总状花序，腋生，花单性；雄花生于上部。果实肉质，长卵形，成熟后沿腹缝线开裂。种子多数，卵形，黑色。如图 4－1 所示。

三叶木通　三出复叶，小叶卵圆形或长卵形，长宽变化很大，边缘浅裂呈波状。

白木通　三叶木通的变种，但小叶全缘，质地较厚。

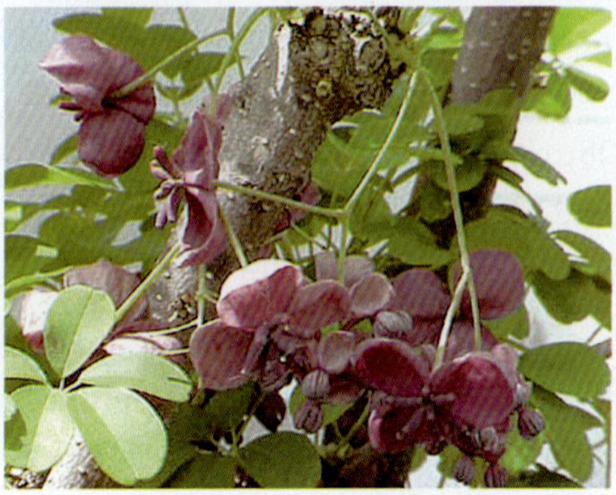

图 4－1　木通植物图

【产地】木通主产于江苏、浙江、安徽、江西等省。三叶木通主产于浙江省。白木通主产于四川省。

【采收加工】秋季采收，截取茎部，除去细枝，阴干。

【性状鉴定】呈圆柱形，常稍扭曲，长 30～70cm，直径 0.5～2cm。表面灰棕色至灰褐色，外皮粗糙而有许多不规则的裂纹或纵沟纹，具突起的皮孔。节部膨大或不明显，具侧枝断痕。体轻，质坚实，不易折断，断面不整齐，皮部较厚，黄棕色，可见淡黄色颗粒状小点，木质部黄白色，射线呈放射状排列，髓小或有时中空，黄白色或黄棕色。气微，味微苦而涩。如图 4－2 所示。

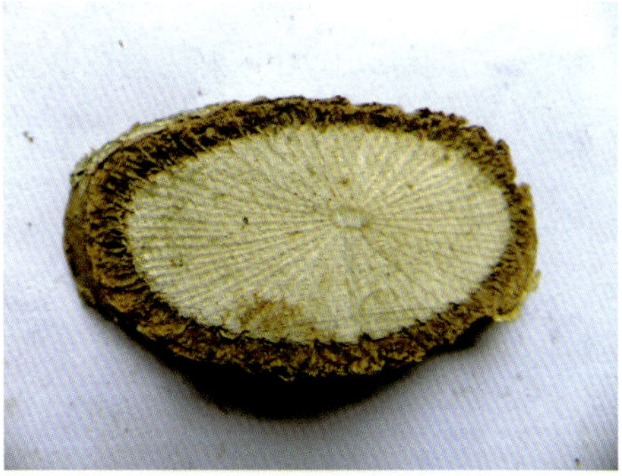

图4-2 木通饮片图

【显微鉴定】

1. 茎横切面构造

(1) 木通 木栓细胞数列，常含有褐色内含物；栓内层细胞含草酸钙小棱晶，含晶细胞壁不规则加厚，微木化。皮层细胞6~10列，有的也含数个小棱晶；中柱鞘部位含晶纤维束与含晶石细胞群交替排列成连续的浅波浪形环带，维管束16~26个；髓部细胞明显。

(2) 三叶木通 与木通极相似，主要区别为木栓细胞无褐色内含物。

(3) 白木通 主要区别为含晶石细胞群仅存在于射线外侧，维管束13个。

2. 粉末 浅棕色或棕色。含晶石细胞方形或长方形，胞腔内含1至数个棱晶。中柱鞘纤维细长梭形，直径10~40μm，胞腔内含密集的小棱晶，周围常可见含晶石细胞。木纤维长梭形，直径8~28μm，壁增厚，具裂隙状单纹孔或小的具缘纹孔。具缘纹孔导管直径20~110（220）μm，纹孔椭圆形、卵圆形或六边形。

【化学成分】苷类化合物，如木通苯乙醇苷B，木通皂苷；含齐墩果酸、常春藤皂苷元等。

【理化鉴定】检查皂苷 取本品粗粉1g，加水10mL，煮沸2~3分钟，趁热滤过，取滤液置试管中，用力振摇，产生持久性泡沫，加热后泡沫不消失。

【检查】

1. 水分 不得过10.0%。

2. 总灰分 不得过6.5%。

【含量测定】《中国药典》规定，以高效液相色谱法测定，按干燥品计算，含木通苯乙醇苷B（$C_{23}H_{26}O_{11}$）不得少于0.15%。

【功效】苦，寒。利尿通淋，清心除烦，通经下乳。

市场动态

目前医药市场仍然有将关木通作为木通出售的情况。关木通是马兜铃科植物东北马兜铃 *Aristolochia manshuriensis* Kom. 的干燥藤茎。其识别要点为：表面栓皮灰黄色或棕黄色；断面小孔状导管排成同心环层；摩擦残余粗皮，有樟脑样臭气。如图4－3、图4－4所示。

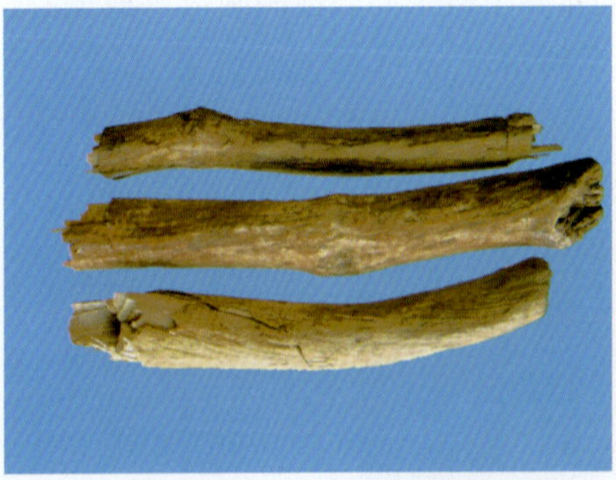

图4－3　关木通药材图

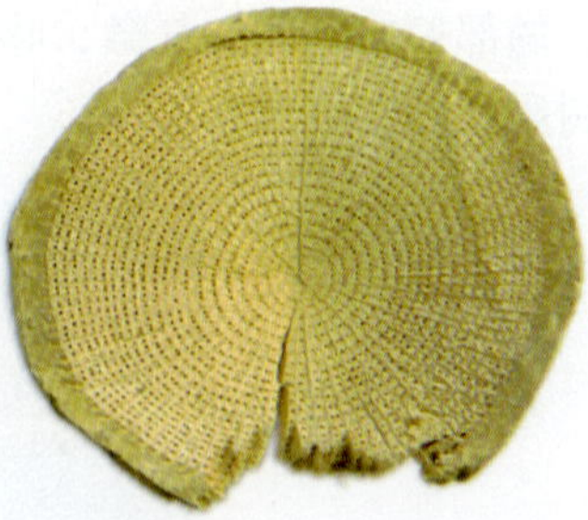

图4－4　关木通饮片图

川木通（Clematidis Armandii Caulis）

【来源】为毛茛科植物小木通 *Clematis armandii* Franch. 或绣球藤 *Clematis Montana* Buch. －Ham. 的干燥藤茎。

【性状鉴定】呈长圆柱形，略扭曲，长50～100cm，直径2～3.5cm。表面黄棕色或黄褐色，有纵向凹沟及棱线。节处多膨大，有叶痕及侧枝痕。残余皮部易撕裂。质坚硬，不易折断。切片厚2～4mm，边缘不整齐，残存皮部黄棕色，木质部浅黄棕色或浅黄色，有黄白色放射状纹理及裂隙，其间布满导管孔，髓部较小，黄白色或黄棕色，偶有空腔。气微，味淡。如图4－5、图4－6所示。

以粗细均匀，断面黄白色、无黑心者为佳。

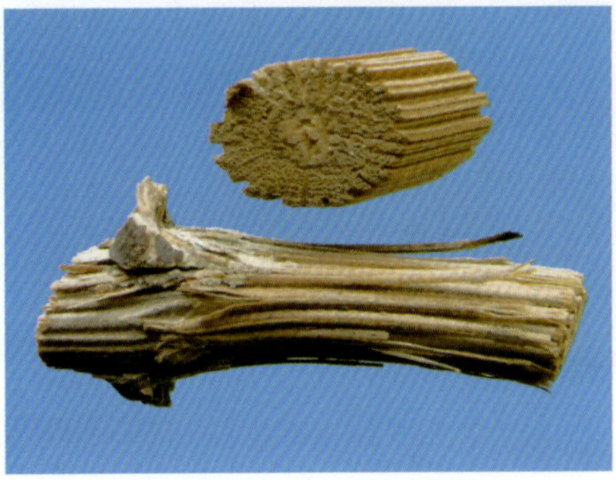

图4－5　川木通药材图

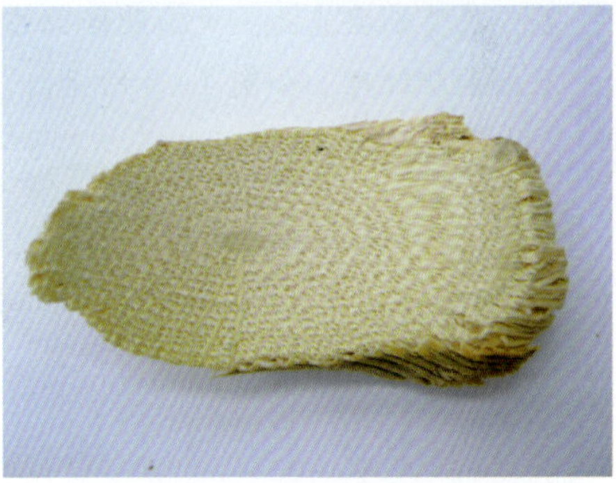

图4－6　川木通饮片图

【化学成分】主含齐墩果酸、皂苷、甾醇、香豆素、内酯类等。

【功效】苦，寒。利尿通淋，清心除烦，通经下乳。

鸡血藤（Spatholobi Caulis）

【来源】为豆科植物密花豆 *Spatholobus suberectus* Dunn 的干燥藤茎。

【性状鉴定】呈椭圆形、长矩圆形或不规则的斜切片。栓皮灰棕色，有的可见灰白色斑，栓皮脱落处显红棕色。质坚硬。切面木质部红棕色或棕色，导管孔多数；韧皮部有红棕色至黑棕色树脂状分泌物，与木质部相间排列呈数个同心性椭圆形环或偏心性半圆形环；髓部偏向一侧。气微，味涩。如图 4 – 7 所示。

以树脂状分泌物多着为佳。

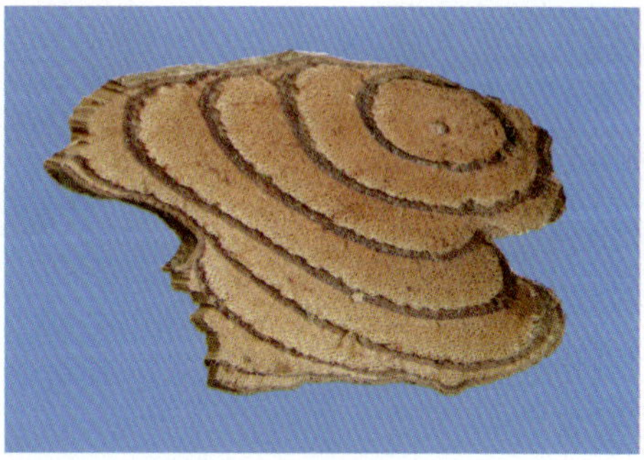

图 4 – 7　鸡血藤饮片图

【化学成分】含多种异黄酮、二氢黄酮、查耳酮，拟雌内酯类，三萜类，甾醇类，鞣质等成分。

【功效】苦、甘，温。活血补血，调经止痛，舒筋活络。

实例解析

实例：大血藤与鸡血藤均为藤茎，两者皮部皆呈棕红色，名称也相近，如何区别？

解析：二者为功效不同的两种中药。大血藤为木通科植物大血藤的干燥藤茎，其鉴别要点为：大血藤断面皮部红棕色，有数处向内嵌入木质部，木质部呈放射状纹理。如图 4 – 8 所示。

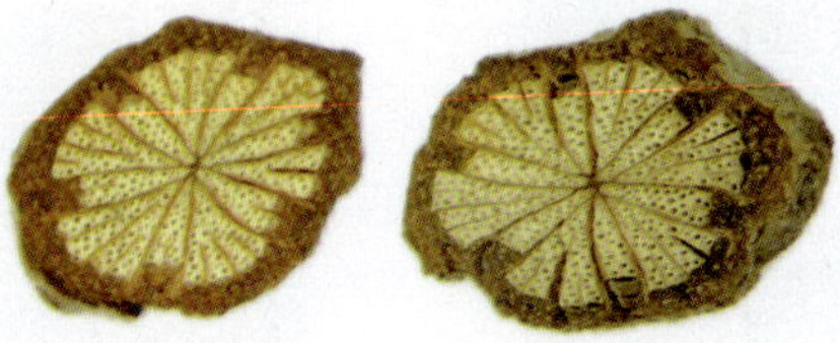

图 4 – 8　大血藤饮片图

苏木（Sappan Lignum）

【来源】为豆科植物苏木 *Caesalpinia sappan* L. 的干燥心材。

【原植物鉴定】落叶小乔木或灌木，高 5 ~ 10m，皮孔凸出圆形。叶互生，二回偶数羽状复叶，有锥刺状托叶，羽片 9 ~ 12 对，小叶 10 ~ 15 对，小叶片长圆形，全缘，有腺点，无柄。圆锥花序顶生或腋生。花黄色，花瓣 5，雄蕊 10 枚，分离。荚果，红棕色。花期5～10月，果期7月至翌年3月。

【产地】主产于台湾、广东、广西、云南、四川等省区。

【采收加工】多于秋季采伐，除去白色边材，干燥。

【性状鉴定】呈长圆柱形或半圆柱形。表面黄红色至棕红色，具刀削痕，常见纵向裂缝。质坚硬。断面略具光泽，年轮明显，有的可见暗棕色、质松、带亮星的髓部。气微，味微涩。如图4－9、图4－10所示。

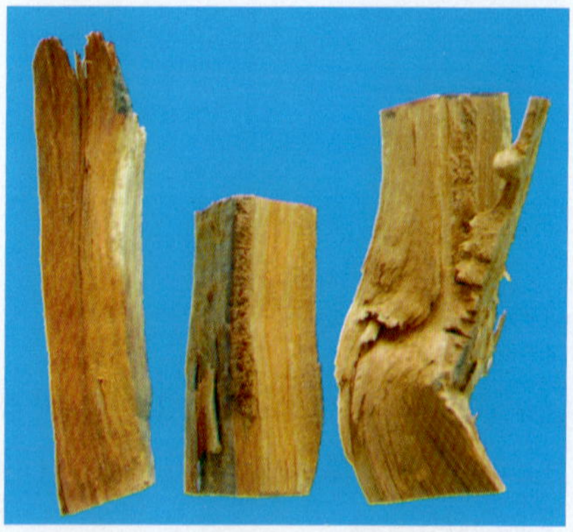

图4－9　苏木药材图

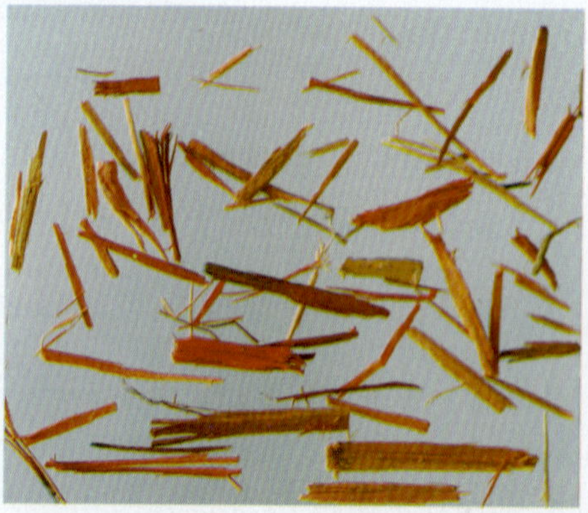

图4－10　苏木饮片图

【显微鉴定】横切面　射线宽1～2列细胞。导管直径约至160μm，常含黄棕色或红棕色物。木纤维多角形，壁极厚。木薄壁细胞壁厚，木化，有的含草酸钙方晶。髓部薄壁细胞不规则多角形，大小不一，壁微木化，具纹孔。

【化学成分】心材主含巴西苏木素，在空气中易氧化成巴西苏木色素，为苏木的红色色素成分，即苏木素B。另含黄酮类化合物、挥发油等。

【理化鉴定】

1. 取本品碎片投入热水中，水染成红色，加酸变为黄色，再加碱液，又变为红色。
2. 取本品一小块，滴加氢氧化钙试液显深红色。

【检查】水分　不得过12.0%

【含量测定】《中国药典》规定，以高效液相色谱法测定，按干燥品计算，含巴西苏木素（$C_{16}H_{14}O_5$）不得少于0.50%，（±）原苏木素B（$C_{16}H_{16}O_5$）不得少于0.50%。

【功效】甘、咸，平。活血祛瘀，消肿止痛。

降香（Dalbergiae Odoriferae Lignum）

【来源】为豆科植物降香檀 *Dalbergia Odorifera* T. Chen 树干和根的干燥心材。

【性状鉴定】呈类圆柱形或不规则块状。表面紫红色或红褐色，切面有致密的纹理。质硬，有油性。入水下沉。火烧有黑烟及油冒出，残留白色灰烬。气微香，味微苦。如图4－11所示。

以质地坚硬、色紫红、油性足、香气浓而持久者为佳。

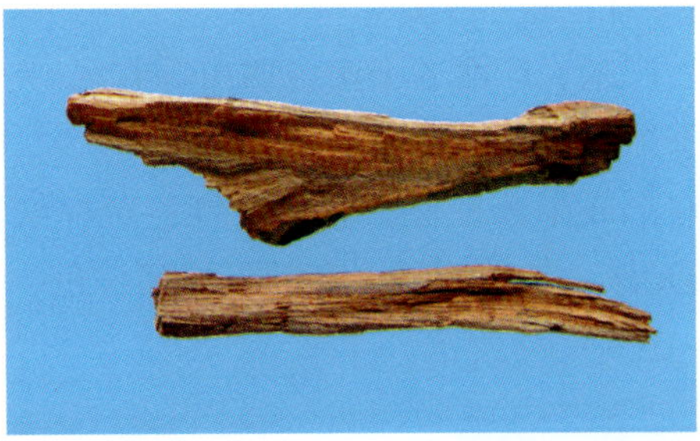

图 4－11　降香药材图

【化学成分】含挥发油及黄酮类成分。

【性能】辛，温。化瘀止血，理气止痛。

钩藤（Uncariae Ramulus Cumuncis）

【来源】为茜草科植物钩藤 *Uncaria rhynchophylla*（Miq.）Miq. ex Havil.、大叶钩藤 *Uncaria macrophylla* Wall.、毛钩藤 *Uncaria hirsuta* Havil.、华钩藤 *Uncaria sinensis*（Oliv.）Havil. 或无柄果钩藤 *Uncaria sessilifructus* Roxb. 的干燥带钩茎枝。

【原植物鉴定】钩藤　常绿攀援状灌木，长可达 10m，小枝圆柱形或四棱形，光滑无毛。叶腋处着生钩状向下弯曲的不育花序梗，钩对生或单生，淡褐色至褐色，光滑。单叶对生，叶片卵状披针形或椭圆形，全缘，上面光滑无毛，下面叶腋处有短毛；托叶一对。头状花序。花冠黄色。蒴果倒卵状椭圆形，具宿萼。花期 5～7 月，果期 10～11 月。

【产地】主产于广西、广东、湖北、湖南等省区。

【采收加工】秋、冬两季采收有钩的嫩枝，剪成短段，晒干或蒸后晒干。

【性状鉴定】茎枝呈圆柱形或类方柱形。表面红棕色至紫红色者具细纵纹，光滑无毛；黄绿色至灰褐色者有的可见白色点状皮孔，被黄褐色柔毛。多数枝节上对生两个向下弯曲的钩（不育花序梗），或仅一侧有钩，另一侧为突起的疤痕；钩略扁或稍圆，先端细尖，基部较阔；钩基部的枝上可见叶柄脱落后的窝点状痕迹和环状的托叶痕。质坚韧，断面黄棕色，皮部纤维性，髓部黄白色或中空。气微，味淡。如图 4－12 所示。

以双钩、钩结实、茎细、光滑、色紫红、无枯枝者为佳。

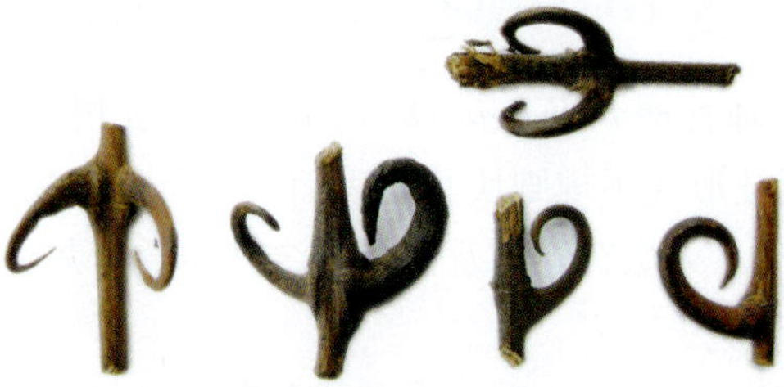

图 4－12　钩藤药材图

【显微鉴定】

1. 茎枝横切面　表皮细胞外侧角质增厚。皮层细胞内含棕色物质及少量淀粉粒。皮层内方纤维连成间断的环层。韧皮部韧皮纤维有厚壁性细胞及薄壁性细胞，常单个或2~3个成束，薄壁细胞含草酸钙砂晶，韧皮射线细胞宽1列。形成层明显。木质部导管类圆形，多单个散在，偶有2~4个并列。髓部宽广，约占切面直径的一半。

2. 粉末　淡红棕色。韧皮纤维大多成束，非木化或微木化，孔沟不明显。韧型纤维大多成束，甚长，壁稍厚，木化，具明显的单斜孔。导管为螺纹、网纹、梯纹及具缘纹孔。韧皮薄壁细胞中含草酸钙砂晶。微木化的薄壁细胞碎片众多，细胞呈类方形、类圆形、不规则形或长方形。表皮细胞棕黄色，类方形、多角形或稍延长，细胞内有油滴状物。纤维状管胞少见，大多与韧型纤维成束存在，有具缘纹孔。如图4-13所示。

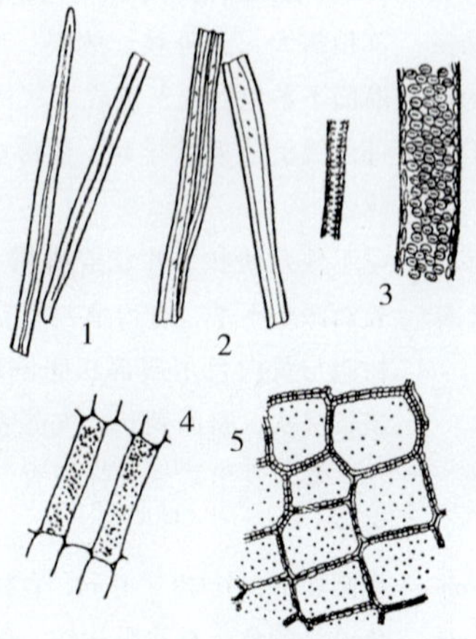

图4-13　钩藤粉末图

1. 韧皮纤维　2. 韧型纤维　3. 导管　4. 砂晶　5. 木化薄壁细胞

【化学成分】主含生物碱成分，有钩藤碱、异钩藤碱等。

【理化鉴定】检查生物碱　取本品粉末1g，加浓氨试液湿润，加氯仿30mL振摇提取，滤过，滤液蒸干。残渣加浓盐酸5mL使溶解，滤过，取滤液适量加入三支试管，分别进行下列实验。

1. 加碘化铋钾试液1~2滴，即生成黄色沉淀。
2. 加碘化汞钾试液1~2滴，即生成白色沉淀。
3. 加硅钨酸试液1~2滴，即生成白色沉淀。

【检查】

1. 水分　不得过10.0%。

2. 总灰分　不得过3.0%。

【功效】甘，凉。息风定惊，清热平肝。

其他茎木类中药

表4-1 其他茎木类中药简表

药名	来源	鉴别要点	功效
海风藤	为胡椒科植物风藤 *piper kadsura*（Choisy）Ohwi 的干燥藤茎	呈扁圆柱形，表面灰褐色或褐色，有纵向棱状纹理及明显的节，节间长3~12cm，节部膨大，上生不定根。体轻，质脆，易折断，断面不整齐，皮部窄，木质部宽广，灰黄色，导管孔多数，皮部与木质部交界处常有裂隙，中心有灰褐色髓。气香似胡椒，味微苦、辛	祛风湿，通经络，止痹痛
青风藤	为防己科植物青藤 *Sinomenium acutum*（Thunb.）Rehd. et Wils 及毛青藤 *Sinomenium acutum*（Thunb.）Rehd. et Wils. var. *cinereum* Rehd. et Wils. 的干燥藤茎	呈长圆柱形，微弯曲，长20~70cm，直径0.5~2cm。表面绿褐色至棕褐色，有细纵纹及皮孔。节部稍膨大，有分枝。体轻，质硬而脆，易折断，断面不平坦，灰黄色或淡灰棕色，皮部窄，木质部射线呈放射状排列，髓部淡黄白色或黄棕色。味苦	祛风湿，通经络，利小便
沉香	为瑞香科植物白木香 *Aquilaria sinensis*（Lour.）Gilg 含有树脂的木材	呈不规则块状、片状或盔帽状，有的为小碎块。表面凹凸不平，有刀痕，偶有孔洞，可见黑褐色树脂与黄白色木质部相间的斑纹，多呈朽木状。质较坚实，断面刺状。气芳香，味苦。多不沉于水。燃之发出浓烟及强烈香气，并有黑色油状物渗出	行气止痛，温中止呕，纳气平喘
通草	为五加科植物通脱木 *Tetrapanax papyrifer*（Hook.）K. Koch 的干燥茎髓	呈圆柱形，长20~40cm，直径1~2.5cm。表面白色或淡黄色，有浅纵沟纹。体轻，质松软，稍有弹性，易折断，断面平坦，显银白色光泽，中部有直径为0.3~1.5cm的空心或半透明的薄膜，纵剖面呈梯状排列，实心者少见。气微，味淡	清热利尿，通气下乳
小通草	为旌节花科植物喜马山旌节花 *Stachyurus himalaicus* Hook. f. et Thoms.、中国旌节花 *Stachyurus chinensis* Franch. 或山茱萸科植物青荚叶 *Helwingia japonica*（Thunb.）Dietr. 的干燥茎髓	呈圆柱形，表面白色或淡黄色，无纹理。体轻，质松软，捏之能变形，有弹性，易折断。断面平坦，无空心，显银白色光泽。水浸后有黏滑感。青荚叶的茎髓表面有浅纵条纹。质较硬，捏之不易变形。水浸后无黏滑感	清热，利尿、下乳

目标检测

一、单选题

1. 鸡血藤来源于哪一科植物（　　）

A. 豆科　B. 马兜铃科　C. 毛茛科　D. 防己科　E. 木通科

2. 鸡血藤的性状鉴定特征不包括（　　）

A. 扁圆柱形
B. 表面灰棕色，有纵沟
C. 质坚硬
D. 断面红褐色的皮部与淡红色木质部排列成数轮半圆形环
E. 气香特异

3. 钩藤来源于哪一科植物（ ）
A. 唇形科 B. 茜草科 C. 桔梗科 D. 菊科 E. 藤黄科

4. 大血藤的断面特征为（ ）
A. 髓部偏向一侧
B. 皮部厚，有棕色油点
C. 红棕色皮部与黄白色木质部交互排列成 3 ~ 8 轮半圆形环
D. 形成层环呈多角形
E. 皮部红棕色，有数处向内嵌入木质部

5. 某药材碎片投于热水中，水被染成红色；加酸变成黄色，再加碱液，仍变成红色（ ）
A. 降香 B. 苏木 C. 大血藤 D. 鸡血藤 E. 桂枝

6. 通草的药用部位为（ ）
A. 心材 B. 茎 C. 全草 D. 茎髓 E. 叶

7. 横切面皮部有红褐色或黑棕色树脂状分泌物，与木质部相间排列成数个偏心性半圆形的环的药材是（ ）
A. 苏木 B. 降香 C. 沉香 D. 大血藤 E. 鸡血藤

8. 燃烧冒浓烟，有强烈香气，并有黑色油状物渗出的药材为（ ）
A. 川木通 B. 降香 C. 钩藤 D. 沉香 E. 大血藤

9. 有异型维管束的茎木类药材是（ ）
A. 川木通 B. 大血藤 C. 鸡血藤 D. 钩藤 E. 肉桂

10. 沉香药用部位为瑞香科植物白木香的（ ）
A. 边材 B. 茎髓 C. 含树脂的木材 D. 腐烂的心材
E. 茎藤

二、多选题

1. 心材应具有的特征是（ ）
A. 形成较早 B. 位于木质部内方
C. 含水分较多，颜色较浅 D. 蓄积了较多的树脂、树胶和挥发油等物质
E. 质地致密而重

2. 以干燥带叶茎枝入药的药材有（ ）
A. 桑寄生 B. 槲寄生 C. 桂枝 D. 鸡血藤 E. 川木通

3. 川木通饮片的性状特征为（ ）

A. 摩擦残余粗皮，有樟脑样臭　B. 木质部密布导管小孔
C. 众多小孔呈同心环排列　D. 具黄白色放射状纹理及裂隙
E. 髓部扁缩成条状

4. 具有偏心性髓部的茎木类中药是（　　）
A. 大血藤　B. 钩藤　C. 鸡血藤　D. 槲寄生　E. 关木通

5. 来源于豆科的中药材有（　　）
A. 鸡血藤　B. 大血藤　C. 苏木　D. 钩藤　E. 降香

三、简答题

1. 简述桑寄生与槲寄生的性状区别。
2. 简述苏木与降香的性状区别。

第五章 皮类中药

皮类中药通常是以裸子植物或被子植物（多为木本双子叶植物）的茎干、枝或根的形成层以外部分入药的药材。它由外向内依次分为周皮、皮层、初生和次生韧皮部等部分。

第一节 皮类中药概述

一、性状鉴定

鉴定皮类药材时应仔细观察其形状、外表面、内表面、质地、折断面、气味等。

1. 形状 干皮多粗大而厚，呈长条状或板片状。枝皮则呈细条状或卷筒状。根皮多呈短片状或短小筒状。一般描述为：

平坦：皮类药材呈板片状，较平整。如杜仲、黄柏等。

弯曲：皮类药材横向向内弯曲。

反曲：皮类药材向外表面略弯曲，皮的外层呈凹陷状。

槽状：皮类药材向内弯曲成半圆形。

筒状：皮类药材向内弯曲至两侧相接近成筒状，这类形状常见于用抽心法加工抽去木质部的皮类中药，如牡丹皮。

单卷状：皮类药材自一边卷曲至两边重叠，如肉桂。

双卷筒状：皮类药材两侧各自向内卷成筒状，如厚朴。

复卷筒状：几个单卷或双卷的皮重叠在一起呈筒状。

2. 外表面 未去栓皮者，多为灰黑色、灰褐色或棕黄色等，粗糙，具纵横裂纹、皱纹或皮孔。皮孔多横向延长，边缘常略隆起而中央凹下，其形状、颜色、排列方式、分布密度等对皮类药材的鉴定有重要意义。如牡丹皮的皮孔呈灰褐色，横长略凹陷。合欢皮的皮孔呈红棕色，椭圆形。杜仲的皮孔呈斜方形。少数药材有刺毛，如红毛五加皮。或有钉状物，如海桐皮等。

3. 内表面 一般较外表面色浅，较平滑或具粗细不等的纵向皱纹，有的显网状纹理，含油的皮类中药，经刻划可出现油痕，如肉桂、厚朴。

4. 折断面 皮类中药横向折断面的特征与其组织构造和排列方式有密切关系，因此是皮类中药的重要鉴定特征。折断面的特征有：

平坦状：组织中富含薄壁细胞，无纤维，折断面无显著突起物，较平坦，如牡丹皮、白鲜皮。

颗粒状：组织中富含石细胞群，折断面常呈颗粒状突起，如肉桂。

纤维状：组织中富含纤维，折断面多显细的纤维状物和刺状物突起，如桑白皮、合欢皮。

层状：组织中纤维束与薄壁组织呈环带状间隔排列，形成与表面平行排列的薄层，折断时形成明显的层片状，如苦楝皮、黄柏。

5. 气味 有的皮类中药外形相似，但其气味却完全不同。如香加皮和地骨皮，前者有特殊香气，味苦而有麻舌感，后者气味较微弱。肉桂与桂皮外形亦较相似，但肉桂味甜辣，桂皮味辛而凉。

二、显微鉴定

皮类中药的组织构造比较简单，一般可分为周皮、皮层、韧皮部三部分，观察时应注意各部分组织的界限及厚度。在对粉末进行显微观察时，应注意各种细胞的形状、大小，细胞壁的性质及厚度，纹孔及纹孔沟的存在形式和排列情况，以及细胞内含物的有无及形态等。皮类中药粉末中一般不应含有木质部组织，如导管、管胞。

第二节 皮类中药的鉴定

桑白皮（Mori Cortex）

【来源】为桑科植物桑 *Morus alba* L. 的干燥根皮。

【性状鉴定】呈扭曲的卷筒状、槽状或板片状。外表面白色或淡黄白色，平坦，偶有残留未除净的橙黄色或棕黄色鳞片状粗皮。内表面黄白色或灰黄色，有细纵纹。体轻，质韧，纤维性强，难折断，易纵向撕裂，撕裂时有白色粉尘飞扬。气微，味微甘。如图5-1所示。

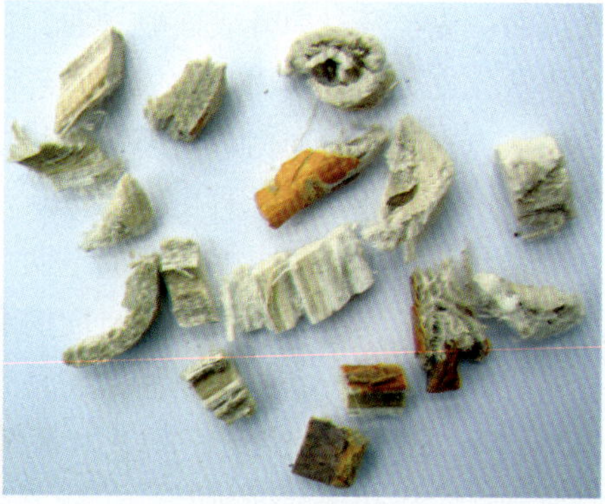

图5-1 桑白皮饮片图

以色白、皮厚、粉性足者为佳。

【化学成分】黄酮类衍生物如桑皮素、桑皮色烯素、环桑皮素等；香豆精类化合物，如东莨菪素及伞形花内酯；另含挥发油、谷甾醇等。

【功效】甘，寒。泻肺平喘，利水消肿。

牡丹皮（Moutan Cortex）

【来源】为毛茛科植物牡丹 *Paeonia suffruticosa* Andr. 的干燥根皮。

【原植物鉴定】落叶小灌木。茎高达2m；主根粗而长，外皮灰褐色或棕色，有香气。茎分枝，短而粗壮。叶通常为二回三出复叶，小叶卵形或广卵形；3裂至中部，表面绿色无毛，背面具白粉。花单生枝顶；苞片5；萼片5，宿存；花瓣5，或为重瓣；心皮5。花期5～7月，果期7～8月，蓇葖果。如图5－2所示。

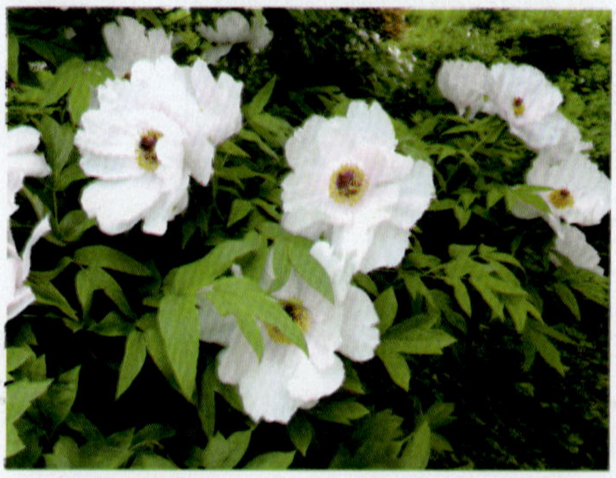

图5－2 牡丹植物图

【产地】主产于安徽、四川、河南及山东等省。主要为栽培品。

【采收加工】秋季采挖根部，除去细根和泥沙，剥取根皮，晒干，称为“连丹皮”或“原丹皮”；或刮去粗皮，除去木心，晒干，称为“刮丹皮”。

【性状鉴定】

连丹皮 呈筒状或半筒状，有纵剖开的裂缝，略向内卷曲或张开。外表面灰褐色或黄褐色，有多数横长皮孔样突起及细根痕，栓皮脱落处粉红色。内表面淡灰黄色或浅棕色，有明显的细纵纹，常见发亮的结晶。质硬而脆，易折断，断面较平坦，淡粉红色，粉性。气芳香，味微苦而涩。如图5－3、图5－4所示。

刮丹皮 外表粉红色或淡棕色，其余同连丹皮。

以条粗长、皮厚、无木心、断面白色、粉性足、香气浓郁者为佳。

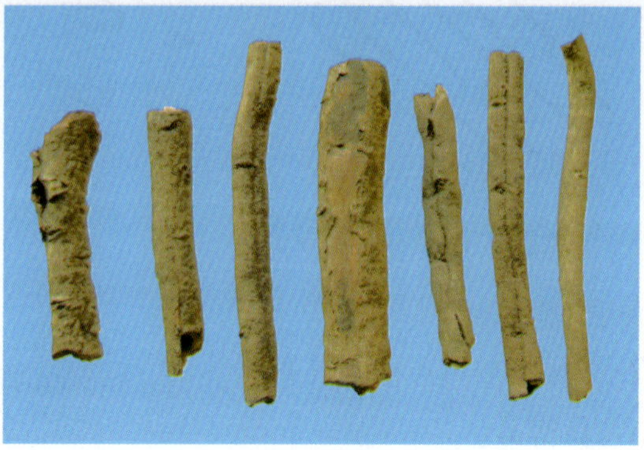

图5－3 牡丹皮药材图

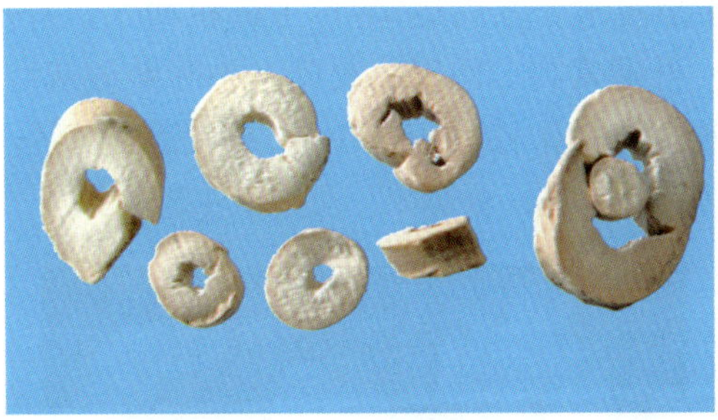

图 5－4　牡丹皮饮片图

【显微鉴定】

1. 横切面　木栓层由多列细胞组成，壁浅红色。皮层菲薄，为数列切向延长的薄壁细胞。韧皮部占大部分。射线宽 1～2 列细胞。韧皮部、皮层薄壁细胞以及细胞间隙中含草酸钙簇晶。

2. 粉末　淡红棕色。淀粉粒众多，单粒类圆形或多角形。复粒由 2～6 分粒组成。草酸钙簇晶甚多，有时含晶薄壁细胞排列成行，有时多个簇晶充塞于一个薄壁细胞中。木栓细胞长方形，壁稍厚，浅红色。含有草酸钙方晶等。如图 5－5 所示。

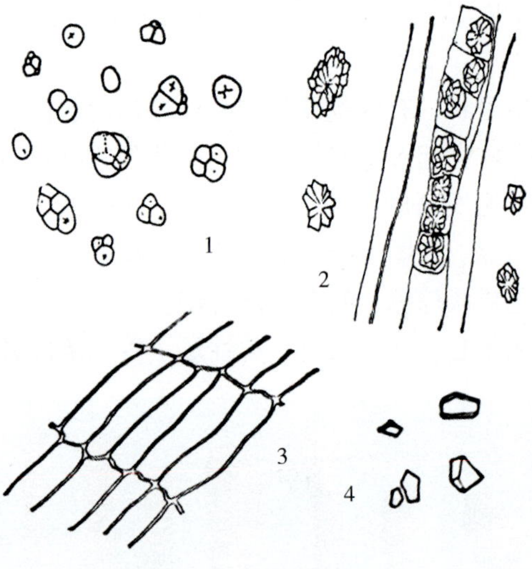

图 5－5　牡丹皮粉末图

1. 淀粉粒　2. 草酸钙簇晶　3. 木栓细胞　4. 草酸钙方晶

【化学成分】酚类化合物：如丹皮酚、牡丹酚苷等。萜类化合物：如芍药苷等。另含挥发油、苯甲酸及植物甾醇等。

【理化鉴定】

1. 检查丹皮酚　取本品粉末进行微量升华，升华物在显微镜下呈长柱形、针状、羽状结晶，于结晶上滴加三氯化铁醇溶液，则结晶溶解显暗紫红色。

2. 取本品粉末 2g，加乙醚 20mL，振摇 2 分钟，滤过，取滤液 5mL，置水浴上蒸干，放冷，残渣中加硝酸数滴，先显棕黄色，后变鲜绿色。

【检查】

1. 水分　不得过13.0%。

2. 总灰分　不得过5.0%。

【含量测定】《中国药典》规定，以高效液相色谱法测定，按干燥品计算，含丹皮酚（$C_9H_{10}O_3$）不得少于1.2%。

【功效】苦、辛，微寒。清热凉血，活血化瘀。

厚朴（Magnoliae officinalis Cortex）

【来源】为木兰科植物厚朴 *Magnolia officinalis* Rehd. et Wils. 或凹叶厚朴 *Magnolia officinalis* Rehd. et Wils. var. *biloba* Rehd. et Wils. 的干燥干皮、根皮及枝皮。

【原植物鉴定】落叶乔木，高达15m；树皮厚，褐色，不开裂。叶大，长圆状倒卵形，革质，叶柄粗壮。花白色，花梗粗短，被长柔毛，外轮3片淡绿色，长圆状倒卵形，盛开时常向外反卷，内两轮白色，倒卵状匙形，基部具爪。雄蕊多数，雌蕊群椭圆状卵圆形。聚合蓇葖果。花期5~6月，果期8~10月。如图5-6所示。

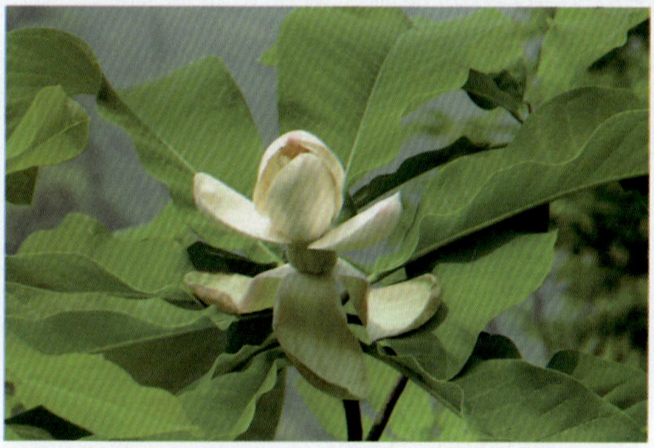

图5-6　厚朴植物图

【产地】主产于四川、湖北、浙江、福建等省。

【采收加工】4~6月份剥取生长15~20年的树干皮，在沸水中烫至厚朴皮变软时取出，堆放土坑里，上盖青草使之“发汗”，待内部水分渗出后，取出晒干或烘干，再蒸软卷成筒状。根皮和枝皮可直接阴干。

【性状鉴定】

干皮　呈卷筒状或双卷筒状，习称“筒朴”。近根部的干皮一端展开如喇叭口，习称“靴筒朴”。外表面灰棕色或灰褐色，粗糙，有时呈鳞片状，较易剥落，有明显椭圆形皮孔和纵皱纹，刮去粗皮者显黄棕色。内表面紫棕色或深紫褐色，较平滑，有细密纵纹，划之显油痕。质坚硬，不易折断。断面外层灰棕色，颗粒性，内层紫褐色或棕色，纤维性，有油性，有的可见多数小亮星。气香，味辛辣、微苦。如图5-7、图5-8所示。

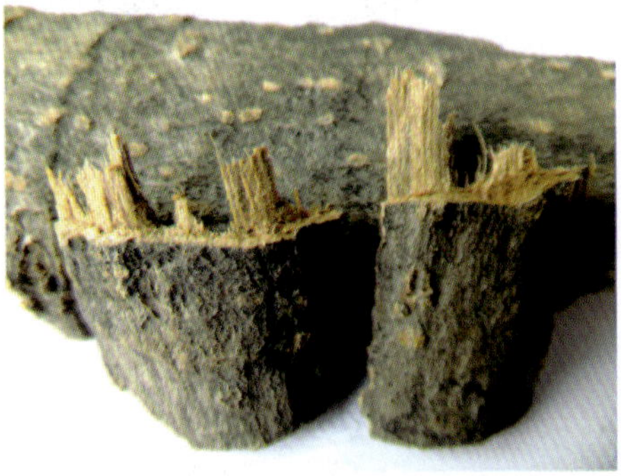

图 5-7 厚朴药材图

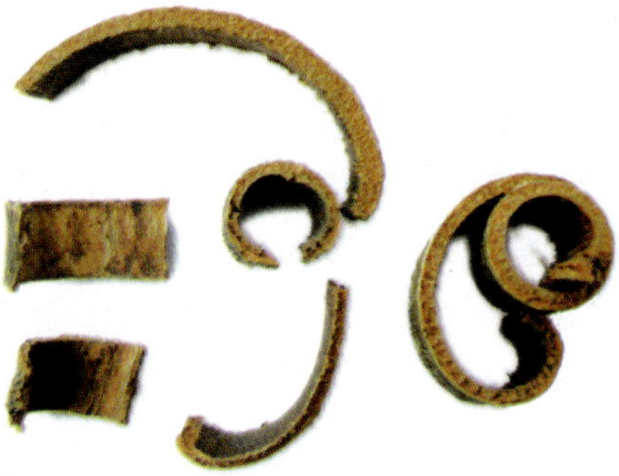

图 5-8 厚朴饮片图

根皮（根朴） 呈单筒状或不规则块片，有的弯曲似鸡肠，习称“鸡肠朴”。质硬，较易折断，断面纤维性。

枝皮（枝朴） 呈单筒状，质脆，易折断，断面纤维性。

以皮厚、肉细、油性足、内表面紫棕色且有发亮结晶物、香气浓者为佳。

【显微鉴定】

1. 组织构造 木栓层为10余列细胞，有的可见落皮层。皮层外侧有石细胞环带，内侧散有油细胞及石细胞群。韧皮部射线宽1～3列细胞；纤维多数个成束；亦有油细胞散在。如图5-9所示。

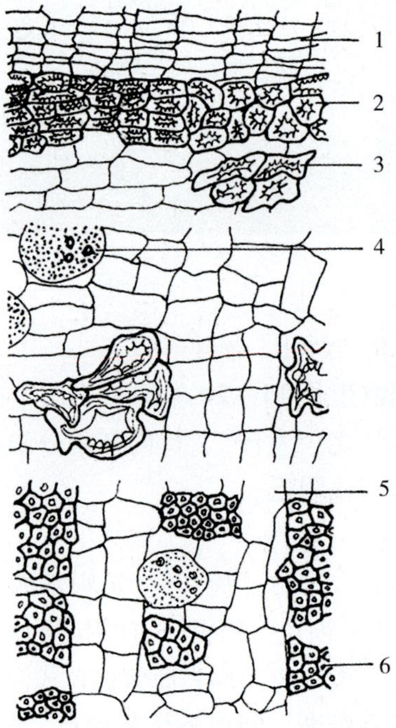

图 5-9 厚朴横切面详图

1. 木栓层 2. 石细胞 3. 分枝状石细胞 4. 油细胞 5. 韧皮射线 6. 纤维束

2. 粉末 棕色。纤维甚多，壁甚厚，有的呈波浪形或一边呈锯齿状，木化，孔沟不明显。石细胞类方形、椭圆形、卵圆形或不规则分枝状，直径 11～65μm，有时可见层纹。油细胞椭圆形或类圆形，含黄棕色油状物。此外可见木栓细胞、草酸钙方晶等。如图 5-10 所示。

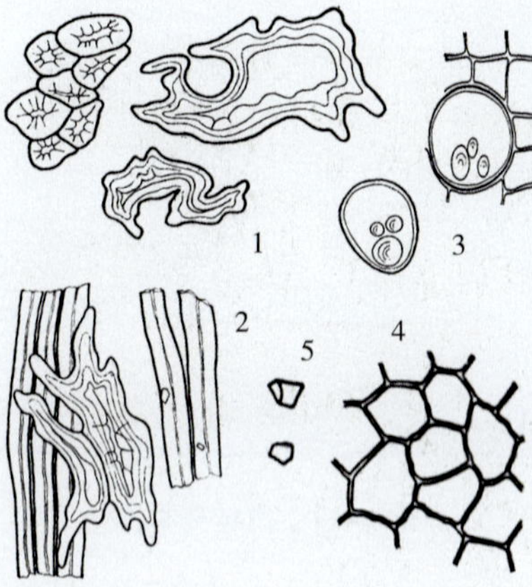

图 5-10 厚朴粉末图

1. 石细胞 2. 纤维 3. 油细胞 4. 木栓细胞 5. 草酸钙方晶

【化学成分】 含新木脂素类成分，主要为厚朴酚及其异构体和厚朴酚。挥发油约 1%，其中 β-桉油醇占 95% 以上；另含少量生物碱，如木兰箭毒碱等。

【理化鉴定】

1. 荧光试验 取本品粗粉 3g，加氯仿 30mL，回流 30 分钟，滤过。取滤液，在紫外灯（365nm）下，顶面观显紫色荧光，侧面观上层显黄绿色荧光，下层显棕色荧光。

2. 检查生物碱 本品酸性乙醇提取液，加碘化钾试剂，生成橙红色沉淀；加硅钨酸试剂，生成白色沉淀。

【检查】

1. 水分 不得过 15.0%。

2. 总灰分 不得过 7.0%。

3. 酸不溶性灰分 不得过 3.0%。

【含量测定】《中国药典》规定，以高效液相色谱法测定，含厚朴酚（$C_{18}H_{18}O_2$）与和厚朴酚（$C_{18}H_{18}O_2$）的总量不得少于 2.0%。

【功效】 苦、辛，温。燥湿消痰，下气除满。

肉桂（Cinnamomi Cortex）

【来源】 为樟科植物肉桂 *Cinnamomum cassia* Presl 的干燥树皮。

【性状鉴定】 呈槽状或卷筒状，外表面灰棕色，稍粗糙，有不规则的细皱纹及横向突起的皮孔，有的可见灰白色的斑纹。内表面红棕色，略平坦，有细纵纹，划之显油痕。质硬而脆，易折断，断面不平坦，外层棕色而较粗糙，内层红棕色而油润，内外层之间有1条黄棕色的线纹。气香浓烈，味甜、辣。如图5-11所示。

以不破碎、体重、外皮细、肉厚、断面色紫、油性大、香气浓厚、味甜辣、嚼之渣少者为佳。

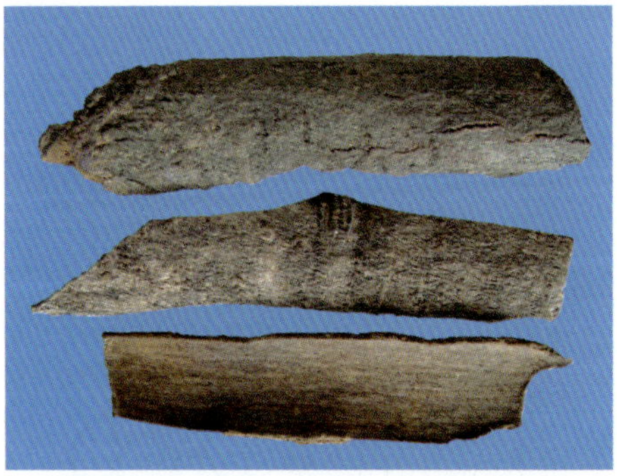

图5-11　肉桂药材图

实例解析

实例：市场上有将调味品用的桂皮做肉桂使用，桂皮是否可以代替肉桂药用？

解析：桂皮为樟科天竺桂、阴香、细叶香桂等植物的树皮。其皮薄，质硬，干燥不油润，折断面淡棕色，石细胞环带不明显，香味淡，味微甜、辛、涩，一般作香料或调味品使用。而肉桂以入药为主，气辛香而凉，有樟脑气。

【化学成分】挥发油：桂皮醛及醋酸桂皮酯，少量苯甲醛，桂皮酸等。桂皮醛是肉桂镇静、镇痛和解热作用的有效成分。另含香豆素类化合物、鞣质类。

【功效】辛、甘，大热。补火助阳，引火归原，散寒止痛，温通经脉。

杜仲（Eucommiae Cortex）

【来源】为杜仲科植物杜仲 *Eucommia ulmoides* Oliv. 的干燥树皮。

【性状鉴定】呈板片状或两边稍向内卷，大小不一，厚3~7mm。外表面淡棕色或灰褐色，有明显的皱纹或纵裂槽纹，有的树皮较薄，未去粗皮，可见明显的皮孔。内表面暗紫色，光滑。质脆，易折断，断面可拉出细密、银白色、富弹性的橡胶丝，可拉至1cm。气微，味稍苦。如图5-12所示。

以皮厚、块大、去净粗皮、内表面暗紫色、断面丝多者为佳。

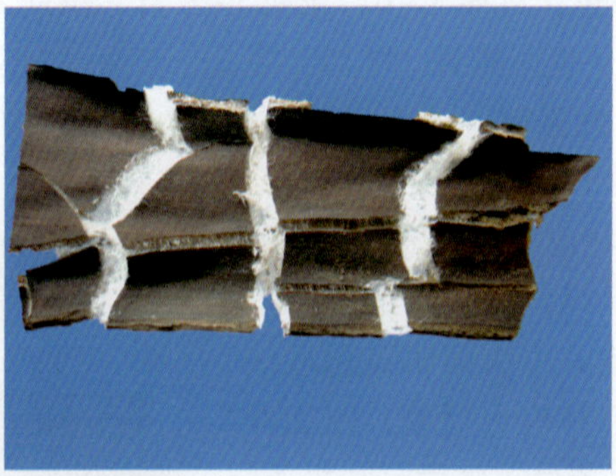

图 5－12 杜仲药材图

【化学成分】木质素类成分：如松脂醇二－β－D 葡萄糖苷松脂素等；环烯醚萜苷类：如京尼平苷、桃叶珊瑚苷等；三萜类成分：如白桦脂醇等。杜仲皮折断后可见银白色的杜仲胶，其为一种硬质橡胶。

【理化鉴定】取本品粗粉 1g，加氯仿 10mL，浸渍 2 小时，滤过，滤液蒸干，加乙醇 1mL，产生具有弹性的胶膜。

【功效】甘，温。补肝肾，强筋骨，安胎。

市场动态

杜仲伪品较多，红杜仲是常见伪品之一，其为夹竹桃科植物红杜仲藤的茎皮。识别要点为：外表面棕红色，粗糙，皮孔稀疏，质脆，断面胶丝稀少。如图 5－13 所示。

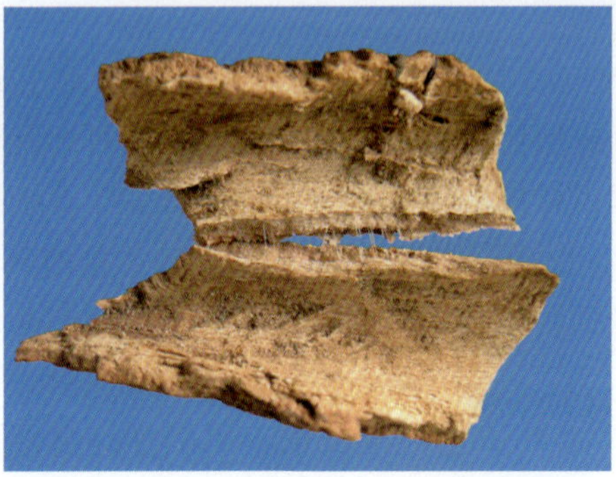

图 5－13 杜仲伪品——红杜仲图

黄柏（Phellodendri Chinensis Cortex）

【来源】为芸香科植物黄皮树 *Phellodendron chinense* Schneid. 的干燥树皮。

【原植物鉴定】落叶乔木，高 10～12m。树皮开裂，无木栓层，内层黄色。单数羽状复叶对生，矩圆状披针形至矩圆状卵形。花单性，雌雄异株，排成顶生圆锥花序。浆果状核果球形，密集，黑色，有核5~6，花期5~6月，果期10月。

【产地】主产于四川、贵州等省，陕西、湖北、云南、湖南等省亦产。

【采收加工】3~6月间采收，选10年左右的树，剥取树皮，晒至半干，压平，刮净粗皮至显黄色，刷净晒干。

【性状鉴定】呈板片状或浅槽状。外表皮黄褐色或黄棕色，平坦或具纵沟纹，有的可见皮孔痕及残存的灰褐色粗皮。内表面暗黄色或淡棕色，具细密的纵棱纹。体轻，质硬，断面纤维性，呈裂片状分层，深黄色。气微，味极苦，嚼之有黏性，唾液染成黄色。如图5-14、图5-15、图5-16所示。

以皮厚、断面色黄者为佳。

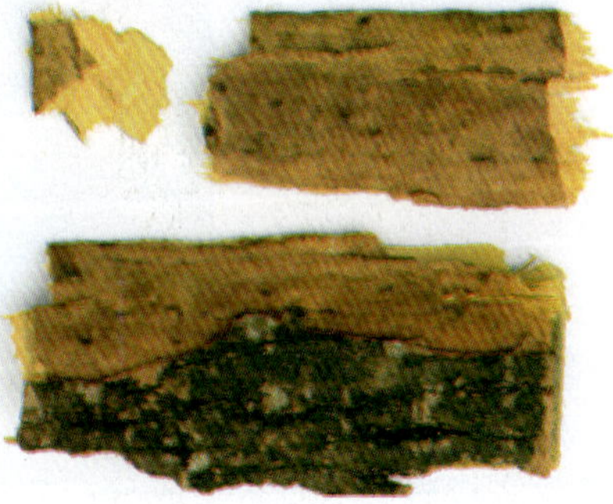

图5-14 黄柏药材图

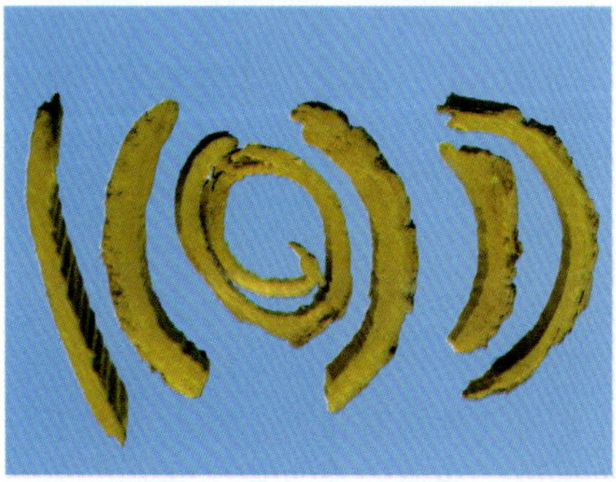

图5-15 黄柏饮片图

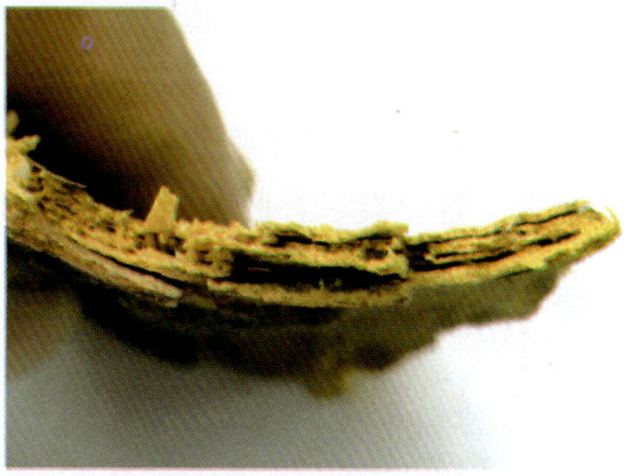

图5-16 黄柏药材断面图

【显微鉴定】

1. 横切面 未去尽外皮者，木栓层由多列长方形细胞组成，内含棕色物质，栓内层细胞中含草酸钙方晶。皮层比较狭窄，散有纤维群及石细跑群，石细胞大多分枝，壁极厚，层次明显。韧皮部占树皮的极大部分，外侧有少数石细胞，纤维束切向排列呈断续的层带（又称硬韧部），纤维束周围薄壁细胞中常含草酸钙方晶。射线宽2~4列细胞，常弯曲而细长。薄壁细胞中含细小的淀粉粒和草酸钙方晶，黏液细胞随处可见。如图5-17所示。

2. 粉末 鲜黄色。纤维鲜黄色，常成束，周围细胞含草酸钙方晶，形成晶纤维。含晶细胞壁木化增厚。石细胞鲜黄色，类圆形或纺锤形，有的呈分枝状，枝端锐尖，壁厚，层纹明显，有的可见大型纤维状石细胞，长可达900μm。草酸钙方晶众多。黏液细胞黄色，类圆形，单个散在。淀粉粒细小，单粒球形，复粒较少。如图5-18所示。

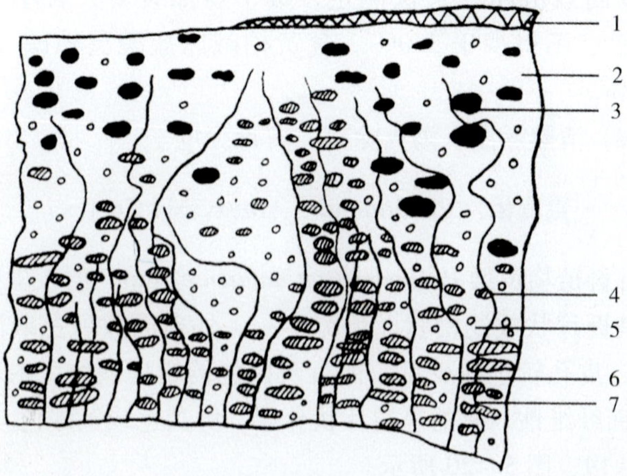

图 5-17　黄柏横切面简图

1. 木栓层　2. 皮层　3. 石细胞　4. 纤维束　5. 韧皮部　6. 黏液细胞　7. 射线

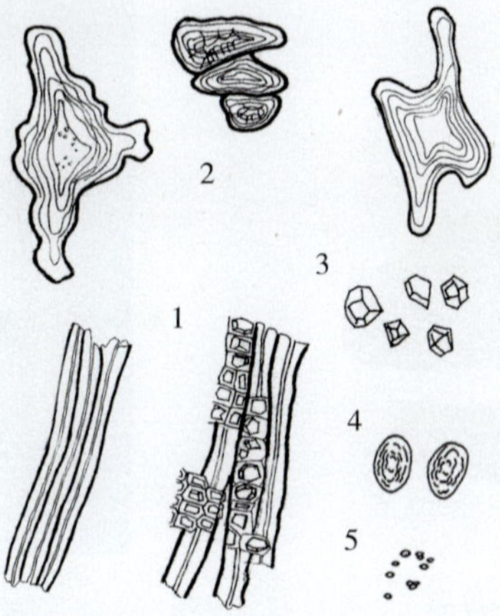

图 5-18　黄柏粉末图

1. 纤维及晶纤维　2. 石细胞　3. 草酸钙方晶　4. 黏液细胞　5. 淀粉粒

【化学成分】 含小檗碱（1.4% ~ 5.8%）、黄柏碱、木兰碱、掌叶防己碱等生物碱。

【理化鉴定】

1. 荧光试验　置紫外光灯下观察，断面显亮黄色荧光。

2. 显色反应　取粉末 2g，加乙醚 10mL，振摇后，滤过，滤液挥干后，残渣加冰醋酸 1mL 使溶解，再加浓硫酸 1 滴，放置，溶液呈紫棕色。

3. 检查小檗碱　取本品粉末 0.1g，加乙醇 10mL，振摇数分钟，滤过，滤液加硫酸 1mL，沿管壁滴加氯仿试液 1mL，在两液接界处显红色环。

【检查】

1. 水分　不得过 12.0%。

2. 总灰分　不得过 8.0%。

【含量测定】以高效液相色谱法测定，按干燥品计算，含小檗碱以盐酸小檗碱（$C_{20}H_{17}NO_4 \cdot HCl$）计，不得少于3.0%。含黄柏碱以盐酸黄柏碱（$C_{20}H_{23}NO_4 \cdot HCl$）计，不得少于0.34%。

【功效】苦，寒。清热燥湿，泻火除蒸，解毒疗疮。

关黄柏（Phellodendri Amurensis Cortex）

【来源】为芸香科植物黄檗 *Phellodendron amurense* Rupr. 的干燥树皮。

【性状鉴定】呈板片状或浅槽状，长宽不一。外表面黄绿色或淡棕黄色，较平坦，有不规则的纵裂纹，皮孔较小而少见，偶有灰白色的粗皮残留。内表面黄色或黄棕色。体轻，质较硬，断面纤维性，有的呈裂片状分层，鲜黄色或黄绿色。气微，味极苦，嚼之有黏性。如图5-19、图5-20所示。

以皮厚、断面色黄者为佳。

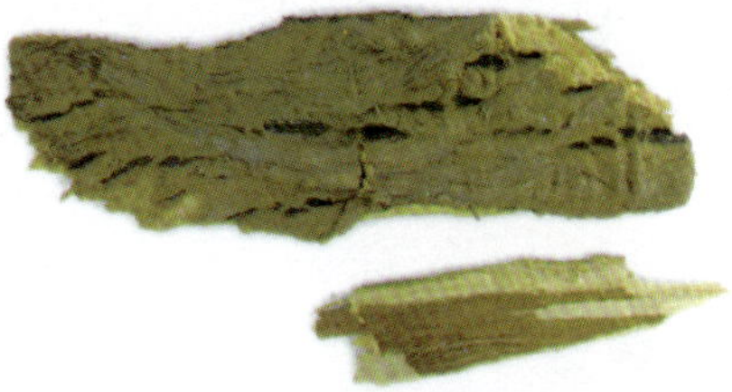

图5-19　关黄柏药材图

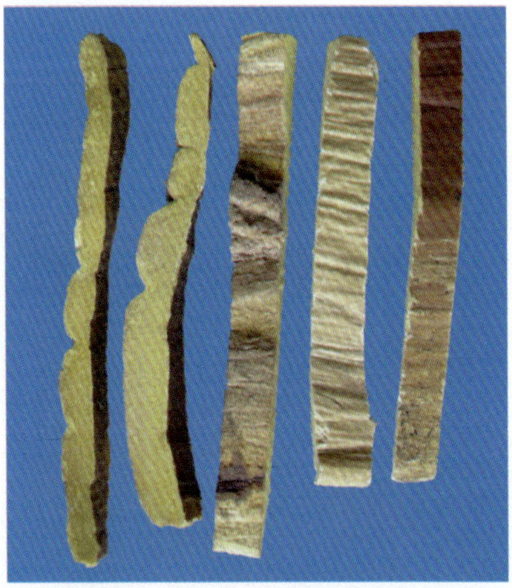

图5-20　关黄柏饮片图

【化学成分】含小檗碱（0.6%~2.5%）、黄柏碱、木兰碱、掌叶防己碱（即棕榈碱）等生物碱类化合物。

【功效】苦，寒。清热燥湿，泻火除蒸，解毒疗疮。

香加皮（Periplocae Cortex）

【来源】为萝藦科植物杠柳 *Periploca sepium* Bge. 的干燥根皮。

【性状鉴定】呈卷筒状或槽状，少数呈不规则的块片状。外表面灰棕色或黄棕色，栓皮松软常呈鳞片状，易剥落。体轻，质脆，易折断，断面不整齐，黄白色。有特异香气，味苦。如图5-21、图5-22所示。

以块大、皮厚、香气浓、无木心者为佳。

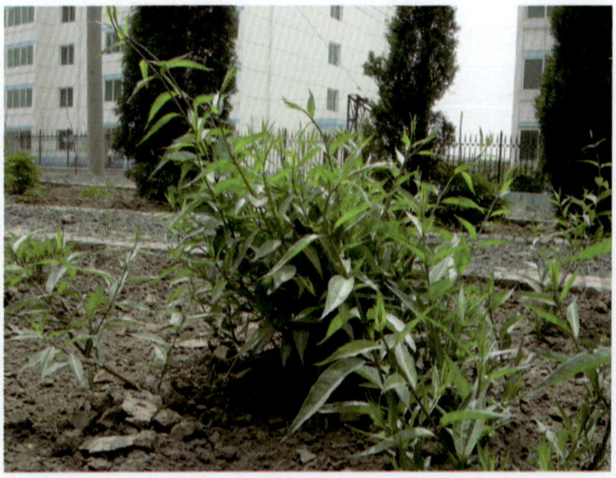

图 5-21　杠柳植物图

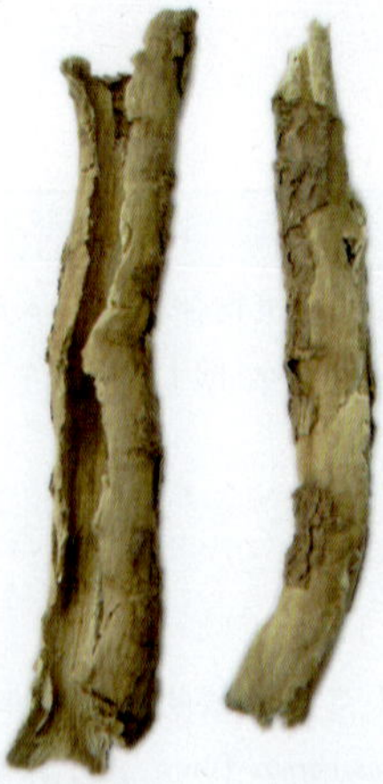

图 5-22 香加皮药材图

【化学成分】含强心苷类成分，如杠柳毒苷 G 等，香气成分为 4-甲氧基水杨醛等。

【功效】辛、苦，温；有毒。利水消肿，祛风湿，强筋骨。

地骨皮（Lycii Cortex）

【来源】为茄科植物枸杞 *Lycium chinense* Mill. 或宁夏枸杞 *Lycium barbarum* L. 的干燥根皮。

【性状鉴定】呈筒状或槽状，外表面灰黄色至棕黄色，粗糙，有不规则纵裂纹，易成鳞片状剥落，习称“糟皮”。内表面黄白色至灰黄色，较平坦，有细纵纹。体轻，质脆，易折断，断面不平坦，外层黄棕色，内层灰白色，习称“白里”。气微，味微甘而后苦。如图 5-23 所示。

以块大、皮厚、无木心者为佳。

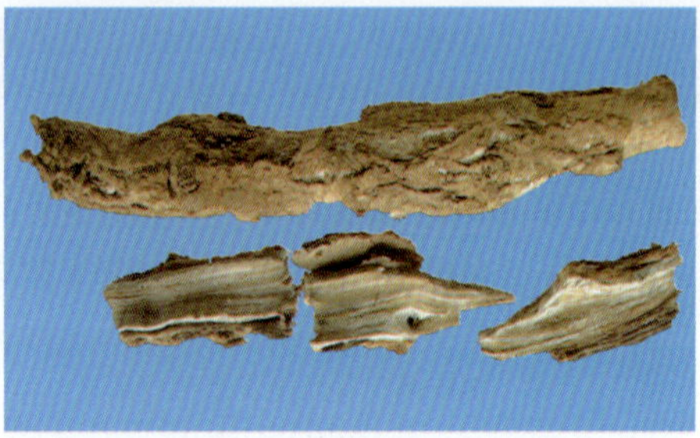

图 5-23　地骨皮药材图

【化学成分】含生物碱，如甜菜碱等；有机酸，如亚油酸、亚麻酸等；枸杞酰胺等。尚含桂皮酸和多量酚性物质、β-谷甾醇、维生素 B 等。

【功效】甘，寒。凉血除蒸，清肺降火。

其他皮类中药

表 5-1 其他皮类中药简表

药名	来源	鉴别要点	功效
合欢皮	为豆科植物合欢 *Albizia julibrissin* Durazz. 的干燥树皮	呈卷筒状或半筒状，外表面灰棕色至灰褐色，稍有纵皱纹，密生明显的椭圆形皮孔，内表面淡黄棕色或黄白色，平滑，有细密纵纹。质硬而脆，易折断，断面呈纤维性片状。气微香，味淡、微涩、稍刺舌，而后喉头有不适感	解郁安神，活血消肿
白鲜皮	为芸香科植物白鲜 *Dictamnus dasycarpus* Turcz. 的干燥根皮	呈卷筒状。外表面灰白色或淡灰黄色，具细纵皱纹及细根痕，内表面类白色。质脆，折断时有粉尘飞扬，断面不平坦，呈层片状，剥去外层，迎光可见闪烁的小亮点。有羊膻气，味微苦	清热燥湿，祛风解毒
苦楝皮	为楝科植物川楝 *Melia toosendan* Sieb. et Zucc. 或楝 *Melia azedarach* L. 的干燥树皮及根皮	呈不规则板片状，槽状或半卷状。外表面灰棕色或灰褐色，粗糙，有交织的纵皱纹及灰棕色点状皮孔，除去粗皮者呈淡黄色；内表面黄白色或淡黄色。质韧，不易折断，断面纤维性。气微，味苦	有毒。杀虫，疗癣
五加皮	为五加科植物细柱五加 *Acanthopanax gracilistylus* W. W. smith 的干燥根皮	呈不规则卷筒状。外表面灰褐色，有稍扭曲的纵皱纹及横长皮孔样斑痕。内表面淡黄色或灰黄色，有细纵纹。体轻，质脆，易折断，断面不整齐，灰白色。气微香，味微辣而苦	祛风除湿，补益肝肾，强筋壮骨，利水消肿
秦皮	为木犀科植物苦枥白蜡树 *Fraxinus rhynchophylla* Hance、白蜡树 *Fraxinus Chinensis* Roxb.、尖叶白蜡树 *Fraxinus szaboana* Lingelsh. 或宿柱白蜡树 *Fraxinus stylosa* Lingelsh. 的干燥枝皮或干皮	枝皮 呈卷筒状或槽状。外表面灰白色、灰棕色至黑棕色或相间呈斑状，并有灰白色圆点状皮孔或细斜皱纹，内表面黄白色或棕色，平滑。质硬而脆，断面纤维性，黄白色。气微，微苦 干皮 为长条块片。外表面灰棕色，具龟裂状沟纹及红棕色圆形或横长的皮孔。质坚硬，断面纤维性较强 水浸液在日光下显碧蓝色荧光	清热燥湿，收涩止痢，止带，明目
海桐皮	为豆科植物刺桐 *Erythrina variegate* L. var. *orientalis* (L.) Merr. 或乔木刺桐 *Erythrina arborescens* Roxb. 的干燥树皮	呈板片状，外表面淡棕色，常有宽窄不等的纵凹纹，并散布钉刺，钉刺长圆锥形；内表面黄棕色，较平坦，有细密网纹。质硬而韧，断面裂片状。切面纤维性。气微香，味微苦	祛风除湿，通络止痛

目标检测

一、单选题

1. 皮类药材的形状不包括（　　）
   A. 平坦状　　B. 纺锤状
   C. 弯曲或反曲　　D. 槽状或筒状
   E. 单卷状或双卷状
2. 属于桑白皮性状特征的是（　）
   A. 双卷筒状　　B. 外表面有灰白色地衣斑
   C. 内表面划之显油痕　　D. 纤维性强，易纵向撕裂，撕裂时有粉尘飞出
   E. 气微，味微苦
3. 肉桂断面特征不包括（　　）
   A. 颗粒状　　B. 外侧呈棕色而粗糙
   C. 内侧红棕色而油润　　D. 中间有一条黄棕色线纹
   E. 纤维性强
4. 黄柏断面置紫外灯光下观察显（　　）
   A. 棕红色荧光　　B. 亮黄色荧光
   C. 黄绿色荧光　　D. 碧蓝色荧光
   E. 蓝紫色荧光
5. 不含石细胞的药材是（　　）
   A. 厚朴　　B. 肉桂　　C. 黄柏　　D. 牡丹皮　　E. 杜仲
6. 厚朴来源于（　　）
   A. 芸香科植物　　B. 樟科植物
   C. 木犀科植物　　D. 桑科植物
   E. 木兰科植物
7. 水浸液在日光下显碧蓝色荧光的药材是（　　）
   A. 秦皮　　B. 西红花　　C. 桑白皮　　D. 厚朴　　E. 牡丹皮
8. 地骨皮来源于（　　）
   A. 桑科桑的根皮　　B. 五加科细柱五加的根皮
   C. 萝藦科杠柳的根皮　　D. 茄科枸杞的根皮
   E. 木犀科白蜡树的根皮
9. 以皮厚、肉细、油性足、内表面色紫棕而有发亮结晶状物、香气浓、渣少者为佳的药材是（　　）
   A. 牡丹皮　　B. 肉桂　　C. 香加皮　　D. 秦皮　　E. 厚朴
10. 折断时有细密银白色富弹性胶丝的药材是（　　）

A. 肉桂　B. 杜仲　C. 厚朴　D. 桑白皮　E. 秦皮

二、多选题

1. 牡丹皮粉末的升华结晶是（　　）
   A. 长柱形　B. 针状　C. 羽状　D. 方形　E. 颗粒状
2. 内表面可见细小发亮结晶的皮类药材是（　　）
   A. 黄柏　B. 厚朴　C. 肉桂　D. 牡丹皮　E. 秦皮
3. 地骨皮的性状特征是（　　）
   A. 筒状或槽状　B. 外表鳞片状
   C. 有特异香气　D. 体轻质脆
   E. 内层灰白色
4. 断面易成层剥离的药材是（　　）
   A. 苦楝皮　B. 五加皮　C. 黄柏　D. 厚朴　E. 秦皮
5. 黄柏的产地有（　　）
   A. 辽宁　B. 四川　C. 黑龙江　D. 贵州　E. 陕西

三、简答题

1. 简述杜仲的性状鉴定特征。
2. 简述香加皮的性状鉴定特征。
3. 简述地骨皮的性状鉴定特征。

第六章　叶类中药

叶是植物的重要营养器官，着生在茎节上，一般为绿色扁平体，具有向光性。叶的主要功能是光合作用，为植物体制造更多的营养物质或生理活性物质，许多植物的叶可供药用。我们把以完整的叶片、叶的某一部分，或少数带有嫩枝的叶而药用的中药材称为叶类中药。

第一节　叶类中药概述

叶类中药一般以完整而成熟的干燥叶入药，如紫苏叶。也有用嫩叶的，如苦竹叶。大多为单叶，如枇杷叶，少数用复叶的小叶，如番泻叶。有的用带叶的枝梢，如侧柏叶。

一、性状鉴定

叶类中药大多数质地较薄，经过采制、干燥、包装和运输等过程，常已皱缩或破碎，观察特征时，需先将药材浸泡在水中使其湿润后，再展开才能识别。观察时，一般应注意叶的形状、大小；叶端、叶缘及叶基的情况；叶片上、下表面的色泽及毛茸和腺点的有无；叶脉的类型、凹凸和分布情况；叶片的质地；叶柄的有无及形状、长短；叶翼、叶轴、叶鞘、托叶及茎枝的有无；气、味等。观察叶的表面特征时，可借助解剖镜或放大镜仔细观察，或对光透视。气的鉴别，可直接闻，亦可在破碎、揉搓后再闻，必要时可用热水浸润后检查。

二、显微鉴定

主要观察叶的表皮、叶肉及中脉三个部分的特征。通常除制作叶片中脉部分的横切片外，同时还应制作叶片的表面制片或粉末制片。

1. 叶横切片或表面制片　叶的横切面主要观察上、下表皮细胞特征及附属物，如角质层、蜡被、结晶体、毛茸的种类和形态、细胞内含物等；叶肉主要观察栅栏组织的特点，根据栅栏组织的分布位置和分化程度判断其为等面叶或异面叶；中脉是叶片的维管束，其类型、数目等是叶类中药的重要特征。表面制片主要观察上、下表皮细胞的特征及附属物。

（1）*表皮*　分上、下表皮，多为1层排列整齐的细胞，外壁稍厚，上表皮外平周壁常具角质层，常显不同的纹理，有的呈波状、放射状、点状、条状等；垂周壁顶面观时可呈波状弯曲或平直或念珠状增厚。

表皮上可见腺毛、非腺毛和气孔等。腺毛和非腺毛的形态及数目是鉴定叶类中药的重要特征。

（2）叶肉　通常分为栅栏组织和海绵组织两部分。

①栅栏组织：由1至数列长柱形细胞组成，一般分布在上表皮细胞下方，细胞内含大量叶绿体，形成异面叶，如薄荷；也有上、下表皮内方均有栅栏组织，形成等面叶，如番泻叶。栅栏组织一般不通过主脉。

②海绵组织：常占叶肉组织的大部分，位于下表皮的上方，内有侧脉维管束分布。

（3）中脉　中脉维管束通常为一外韧维管束，木质部位于上方，呈槽状、新月形至半月形；韧皮部在木质部的下方。有的叶片中脉维管束分裂成2~3个或更多个，维管束外围有时有纤维等厚壁组织包围，如蓼大青叶；有的为双韧维管束，如罗布麻叶。一般叶片的中脉上、下表皮内方大多有数层厚角组织，但亦有少数叶的中脉部分有栅栏组织通过，如番泻叶。

2. 粉末制片　主要观察以下特征：表皮细胞的形状、大小，垂周壁的弯曲程度、增厚情况，角质层厚度等；气孔的类型、大小、保卫细胞等；非腺毛的细胞数目、形状，细胞壁的厚薄及疣状突起等；腺毛头部及柄部细胞的形状、数目及排列情况等；纤维的特征；分泌组织的类型等。

第二节　叶类中药的鉴定

侧柏叶（Platycladi Cacumen）

【来源】为柏科植物侧柏 *Platycladus orientalis*（L.）Franco 的干燥枝梢及叶。

【性状鉴定】多分枝，小枝扁平。叶细小鳞片状，交互对生，贴伏于枝上，深绿色或黄绿色。质脆，易折断。气清香，味苦涩、微辛。用手捏或倒摸时滑腻而无刺手感。如图6-1所示。

以枝嫩、色深绿、无碎末者为佳。

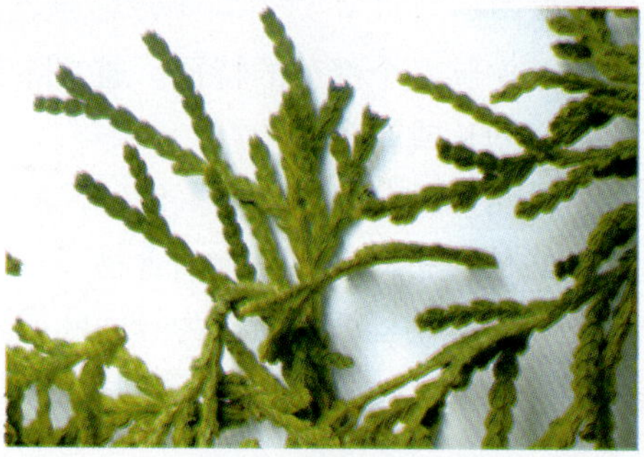

图6-1　侧柏叶药材图

【化学成分】含挥发油、黄酮类化合物及蜡质。

【功效】苦、涩，寒。凉血止血，化痰止咳，生发乌发。

大青叶（Isatidis Folium）

【来源】为十字花科植物菘蓝 *Isatis indigotica* Fort. 的干燥叶。

【性状鉴定】多皱缩卷曲，有的破碎。完整叶片展平后呈长椭圆形至长圆状倒披针形，长5～20cm，宽2～6cm；上表面暗灰绿色，有的可见色较深稍突起的小点；先端钝，全缘或微波状，基部狭窄下延至叶柄呈翼状；叶柄长4～10cm，淡棕黄色。质脆。气微，味微酸、苦、涩。如图6-2所示。

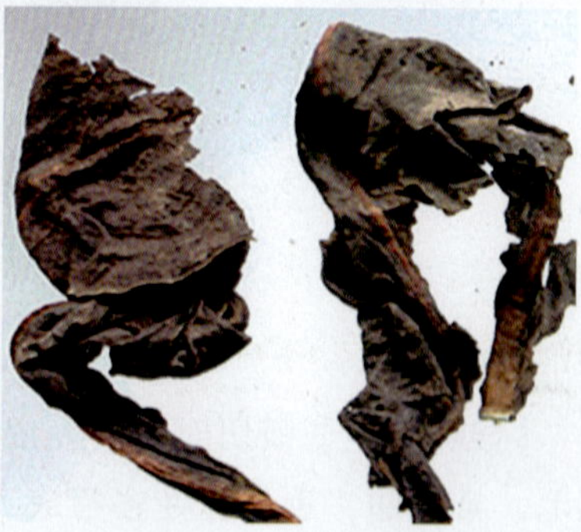

图6-2　大青叶药材图

以叶片完整、色暗灰绿者为佳。

【化学成分】含松蓝苷约1%，易水解形成靛蓝、靛玉红。

【功效】苦，寒。清热解毒，凉血消斑。

枇杷叶（Eriobotryae Folium）

【来源】为蔷薇科植物枇杷 *Eriobotrya japonica*（Thunb.）Lindl. 的干燥叶。

【原植物鉴定】常绿小乔木。小枝粗壮，密生锈色或灰棕色绒毛。叶片革质，披针形、长椭圆形或倒卵形，长12～30cm，宽4～9cm。先端急尖或渐尖，基部楔形或渐狭成叶柄，上部边缘有疏锯齿，上面光亮，下面及叶柄密生灰棕色绒毛。圆锥花序顶生，萼片5，花瓣5，白色；雄蕊2，花柱5，基部合生。梨果球形或长圆形，黄色或橘红色。种子1～5，球形或扁圆形，褐色，光亮。如图6-3所示。

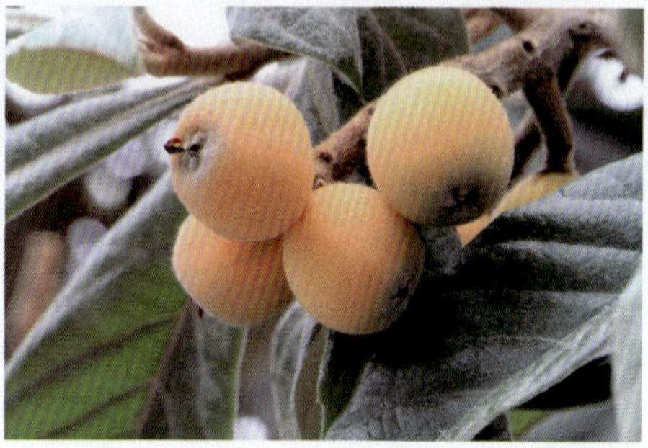

图6-3　枇杷植物图

【产地】主产于广东、广西、江苏等地。以江苏产量大，广东质量佳。

【采收加工】全年均可采收，晒至七八成干时，扎成小把，再晒干。

【性状鉴定】呈长椭圆形或倒卵形，长12～30cm，宽4～9cm。先端尖，基部楔形，上部边缘有疏锯齿，近基部全缘，上表面灰绿色、黄棕色或红棕色，较光滑；下表面密被黄色绒毛，主脉于下表面显著突起，侧脉羽状。叶柄极短，被棕黄色绒毛。革质而脆，易折断。气微，味微苦。如图6－4所示。

以叶大、不破碎、厚、叶面具光泽者为佳。

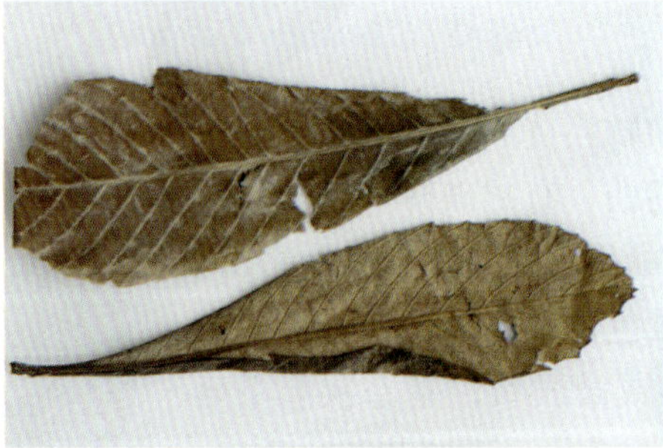

图6－4　枇杷叶药材图

【显微鉴定】横切面　上表皮细胞扁方形，外被厚角质层；下表皮有多数单细胞非腺毛，常弯曲，近主脉处多弯成人字形，气孔可见。栅栏组织为3～4列细胞，海绵组织疏松，均含草酸钙方晶及簇晶。主脉维管束外韧型，近环状；韧皮部外方纤维束排列成不连续的环，壁木化，其周围薄壁细胞含草酸钙方晶，形成晶纤维；薄壁组织中散有黏液细胞，并有草酸钙方晶。如图6－5所示。

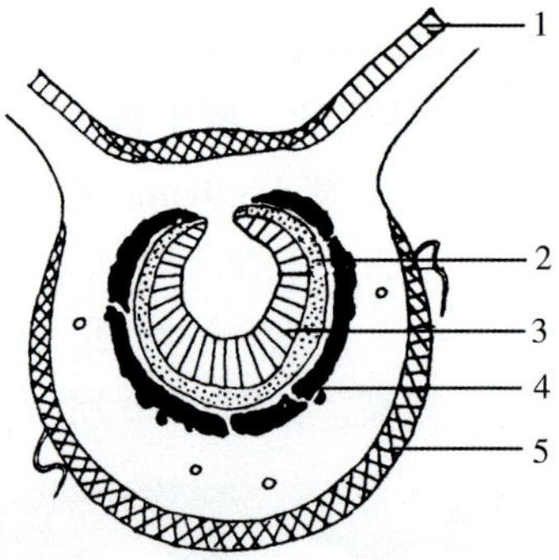

图6－5　枇杷叶横切面简图

1. 栅栏组织　2. 韧皮部　3. 木质部　4. 纤维束　5. 厚角组织

【化学成分】含皂苷、糖类、熊果酸、齐墩果酸、缩合鞣质、儿茶素、表儿茶素、逆没食子酸、槲皮素－3－葡萄糖苷和维生素B_1等。

【检查】

1. 水分　不得过13.0%。

2. 总灰分　不得过9.0%。

【含量测定】《中国药典》规定，以高效液相色谱法测定，含齐墩果酸（$C_{30}H_{48}O_3$）和熊果酸（$C_{30}H_{48}O_3$）的总量，不得少于0.70%。

【功效】苦，微寒。清肺止咳，降逆止呕。

市场动态

市场上有用木兰科植物荷花玉兰（别名为广玉兰）*Magnolia grandiflora* L. 的叶冒充枇杷叶销售的，购买及使用时应注意鉴别。

荷花玉兰（又称广玉兰）叶与枇杷叶外形相似，皆质地革质，下表面密生毛茸，容易混淆。但荷花玉兰叶片的边缘全缘，上表面光滑而有光泽，下表面密被锈色绒毛。如图 6－6 所示。

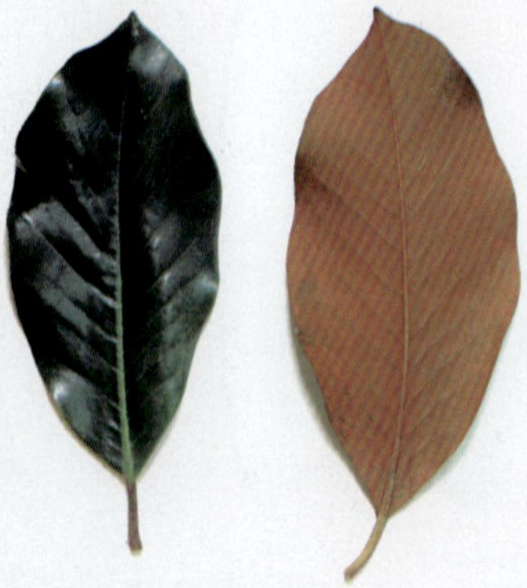

图 6－6　枇杷叶混淆品——广玉兰叶图

番泻叶（Sennae Folium）

【来源】为豆科植物狭叶番泻 *Cassia angustifolia* Vahl 或尖叶番泻 *Cassia acutifolia* Delile 的干燥小叶。

【原植物鉴定】

狭叶番泻　为矮小灌木，高 1～5m。双数羽状复叶，互生，具小叶 4～8 对，卵状披针形至线状披针形，先端急尖，基部稍不对称，有短柄。总状花序腋生或顶生，花略不整齐；萼片 5，长卵形，花瓣 5，倒卵形，黄色，下面两瓣较大；雄蕊 10，不等长；子房具柄，被疏毛。荚果扁平长方形，长 4～6cm，宽 1～1.7cm，背缝顶端有清楚的尖突。种子 8 枚。

尖叶番泻　与狭叶番泻相似，但小叶 4～5 对，多为长卵形，先端急尖或有棘尖，基部不对称。荚果宽 2～2.5cm，先端的尖突微小、不明显。种子 6～7 枚。

【产地】主产于印度、埃及。我国海南、云南已有栽培。

【采收加工】狭叶番泻叶在开花前摘下叶片，阴干，然后压紧打包。尖叶番泻叶于 9 月间果实将成熟时采收。

【性状鉴定】

狭叶番泻　呈长卵形或卵状披针形，长 1.5～5cm，宽 0.4～2cm，全缘，叶端急尖，叶基稍不对称。上表面黄绿色，下表面浅黄绿色，无毛或近无毛，叶脉稍隆起，有加压打包所致的叶脉及叶片压叠线纹。革质，不易碎，商品药材多为完整叶片。气微而特异，味微苦，稍有黏性。

尖叶番泻　呈披针形或长卵形，长 2～4cm，宽 0.7～1.2cm，边缘略反卷，叶端短尖或微突，叶基不对称。两面均有细短毛茸。无压叠线纹，质地较薄脆。如图 6－7 所示。

以干燥、叶大、完整、色绿、梗少、无黄叶、无碎叶及泥沙者为佳。

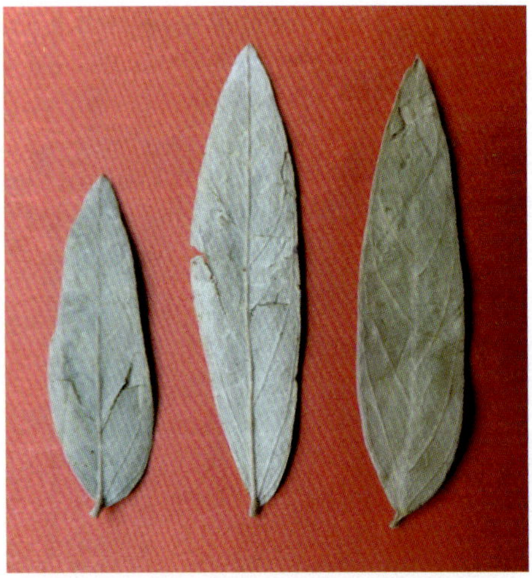

图 6－7　番泻叶药材图

【显微鉴定】

1. 叶横切面　两种叶横切面特征大致相似。上表皮细胞中含黏液质；上、下表皮均有气孔；非腺毛单细胞，壁厚，多疣状突起，基部稍弯曲。叶肉组织为等面型，上、下均有 1 列栅栏细胞，上面栅栏细胞较长，下面栅栏细胞较短。海绵组织细胞中含有草酸钙簇晶。主脉维管束外韧型，上、下两侧均有微木化的纤维束，外有含草酸钙方晶的薄壁细胞，形成晶纤维。主脉上方有栅栏组织通过。如图 6－8 所示。

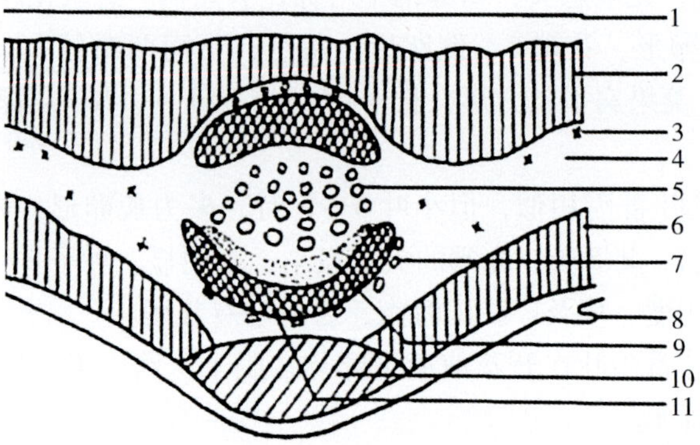

图 6－8　番泻叶横切面简图

1. 表皮　2、6. 栅栏组织　3. 草酸钙簇晶　4. 海绵组织　5. 导管　7. 草酸钙方晶　8. 非腺毛　9. 韧皮部　10. 厚角组织　11. 中柱鞘纤维

2. 粉末 淡绿色或黄绿色。上下表皮细胞表面观呈多角形，垂周壁平直；上、下表皮均有气孔，主为平轴式，副卫细胞大多为 2 个，也有 3 个的（狭叶番泻叶）。非腺毛为单细胞，壁厚，有疣状突起，基部稍弯曲。晶纤维多，草酸钙方晶直径 12 ~ 15μm。草酸钙簇晶存在于叶肉薄壁细胞中，直径 9 ~ 30μm。如图 6 – 9 所示。

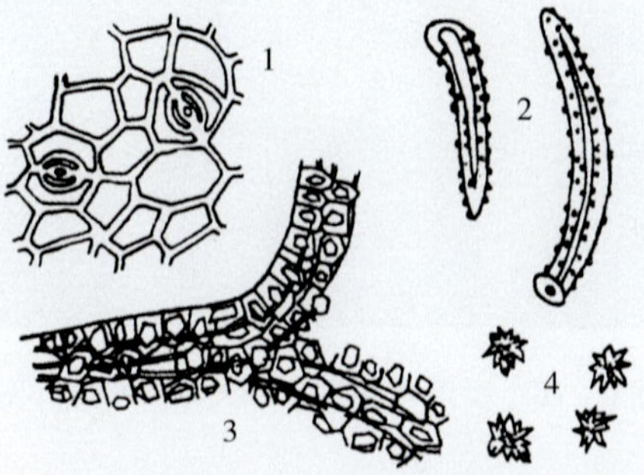

图 6 – 9 番泻叶粉末图

1. 表皮细胞及平轴式气孔 2. 非腺毛 3. 晶纤维 4. 草酸钙簇晶

【化学成分】主要成分是番泻苷 A、B、C、D，其中泻下作用最强的是番泻苷 A。此外，含有大黄酸、芦荟大黄素、大黄酚等蒽醌衍生物及其苷等。

【理化鉴定】

1. 检查游离的羟基蒽醌类衍生物 本品粉末遇碱液显红色。

2. 检查蒽醌苷类 取本品粉末 25mg，加水 50mL 及盐酸 2mL，置水浴中加热 15 分钟，放冷，加乙醚 40mL，振摇提取，分取醚层，通过无水硫酸钠层脱水，滤过，取滤液 5mL，蒸干，放冷，加氨试液 5mL，溶液显黄色或橙色，置水浴中加热 2 分钟后，变为紫红色。

3. 薄层色谱 以本品作为供试品，以番泻叶药材作为对照药材。照《中国药典》薄层色谱法试验，应有相对应、同颜色的色谱斑点。

【检查】

1. 杂质 不得过 6%。

2. 水分 不得过 10.0%.

【含量测定】《中国药典》规定，以高效液相色谱法测定，含番泻苷 A（$C_{42}H_{38}O_{20}$）和番泻苷 B（$C_{42}H_{38}O_{20}$）的总量不得少于 1.1%。

【功效】甘、苦，寒。泻热行滞，通便，利水。

市场动态

大花罗布麻叶与番泻叶外形相似，容易混淆。其识别要点为：质地较脆，基部对称，羽状脉不甚明显。如图 6 – 10 所示。

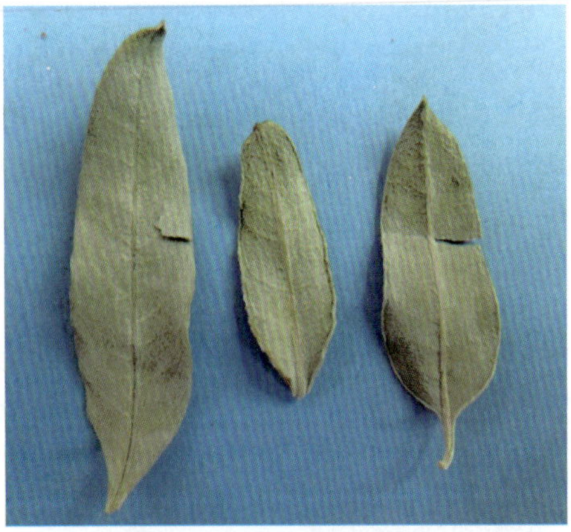

图 6-10　番泻叶伪品——大花罗布麻叶图

枸骨叶（Ilicis Cornutae Folium）

【来源】为冬青科植物枸骨 *Ilex cornuta* Lindl. ex Paxt. 的干燥叶。

【性状鉴定】呈类长方形或矩圆状长方形，偶有长卵圆形，长 3～8cm，宽 1.5～4cm。先端具 3 枚较大的硬刺齿，顶端 1 枚常反曲，基部平截或宽楔形，两侧有时各具刺齿 1～3 枚，边缘稍反卷，长卵圆形叶常无刺齿。上表面黄绿色或绿褐色，有光泽，下表面灰黄色或灰绿色。叶脉羽状，叶柄较短。革质，硬而厚。气微，味微苦。如图 6-11 所示。

以身干、色绿、无细枝、独角刺者为佳。

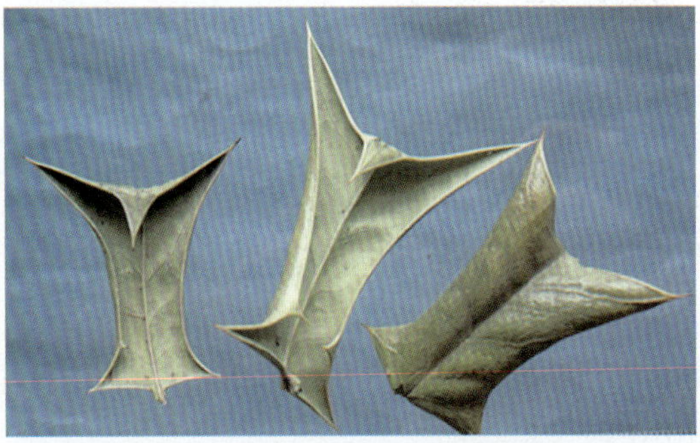

图 6-11　枸骨叶药材图

【化学成分】含冬青苷甲、乙，其苷元为坡模酸及熊果酸。

【功效】苦，凉。清热养阴，益肾，平肝。

市场动态

由于历史原因，功劳叶与枸骨叶名称互用，造成市场常有混淆情况。功劳叶来源于小檗科植物阔叶十大功劳［*Mahonia bealei*（Fort.）Carr.］或狭叶十大功劳［*M. fortunei*（Lindl.）Fedde］的叶。两者与枸骨的原植物区别为：枸骨为单叶互生，十大功劳为羽状复叶。药材区别为：枸骨叶先端具3枚较大的硬刺，1枚常反曲，而但阔叶十大功劳的小叶，每侧有刺齿2~7枚；狭叶十大功劳的小叶，每侧有刺齿6~9枚。如图6-12所示。

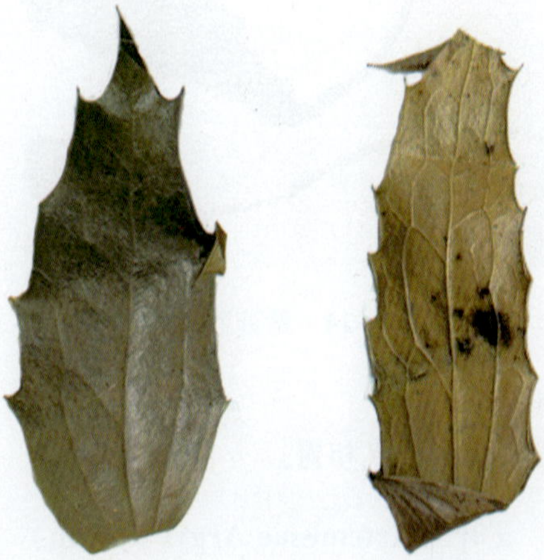

1　　2

图6-12　枸骨叶混淆品——功劳叶图

1. 阔叶十大功劳　2. 狭叶十大功劳

紫苏叶（Perillae Folium）

【来源】为唇形科植物紫苏 *Perilla frutescens*（L.）Britt. 的干燥叶（或带嫩枝）。

【性状鉴定】叶片多皱缩卷曲、破碎，完整者展平后呈卵圆形，长4~11cm，宽2.5~9cm。先端长尖或急尖，基部圆形或宽楔形，边缘具圆锯齿。两面紫色或上表面绿色，下表面紫色，疏生灰白色毛，下表面有多数凹点状的腺鳞。叶柄长2~7cm，紫色或紫绿色。质脆。带嫩枝者，枝的直径2~7mm，紫绿色，断面中部有髓。气清香，味微辛。如图6-13、图6-14所示。

以叶大、色紫、不碎、香气浓、无枝梗者为佳。

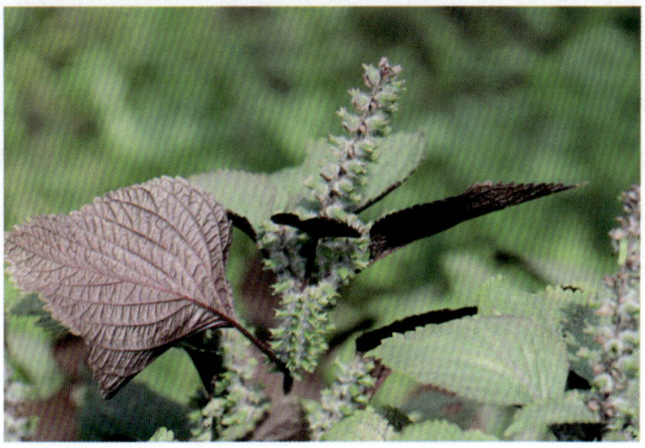

图6-13　紫苏植物图

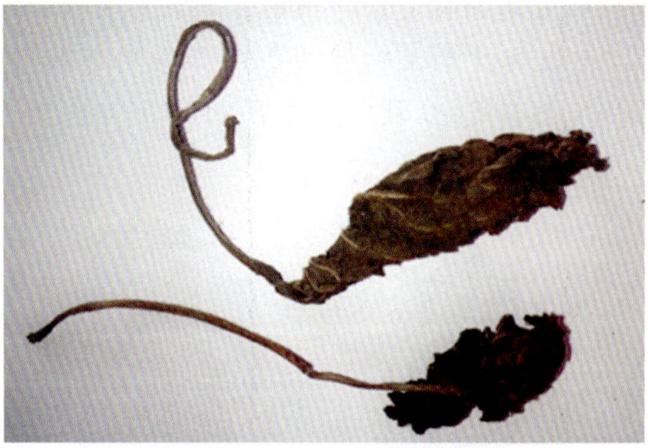

图 6－14　紫苏叶药材图

【化学成分】含挥发油。

【功效】辛，温。解表散寒，行气和胃。

艾叶（Artemisiae Argyi Folium）

【来源】为菊科植物艾 *Artemisia argyi* Levl. et Vant. 的干燥叶。

【原植物鉴定】多年生草本。茎直立，圆形，被灰白色柔毛，上部分枝。单叶，互生，叶片卵状椭圆形，羽状深裂，两侧 2 对裂片，中间常 3 裂，裂片边缘有粗锯齿，上面有腺点，下面有灰白色绒毛。头状花序排成总状，总苞苞片 4～5 层，密被绵毛。外层雌花不甚发育，内层两性花与雌花等长，花冠筒状，红色，顶端 5 裂。瘦果长卵形或长圆形。花期 7～10 月。如图6－15 所示。

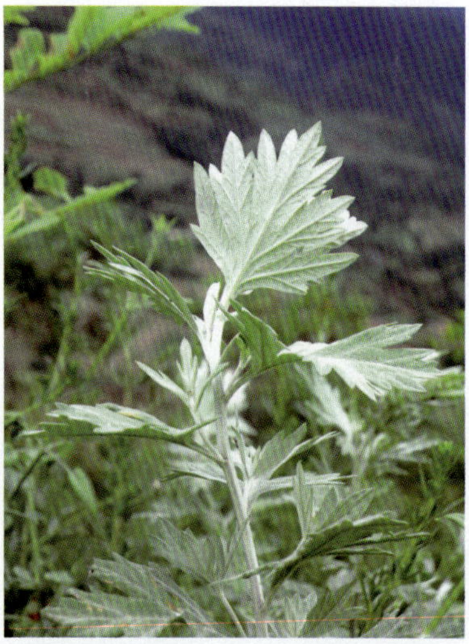

图 6－15　艾植物图

【产地】全国大部分地区均有分布，以湖北蕲春产者为佳，称“蕲艾”。

【采收加工】夏季花未开时采摘，除去杂质，晒干。

【性状鉴定】多皱缩、破碎，有短柄。完整叶片展平后呈卵状椭圆形，羽状深裂，裂片椭圆状披针形，边缘有不规则的粗锯齿。上表面灰绿色或深黄绿色，有稀疏的柔毛和腺点；下表面密生灰白色绒毛。质柔软。气清香，味苦。如图 6－16 所示。

以叶片完整、香气浓郁者为佳。

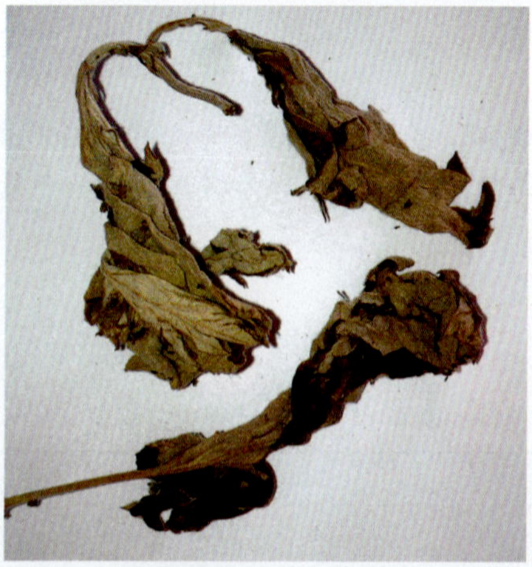

图 6－16　艾叶药材图

【显微鉴定】粉末　绿褐色。非腺毛有两种，一种为 T 形毛，顶端细胞长而弯曲，两臂不等长，柄 2～4 个细胞；另一种为单列性非腺毛，由 3～5 个细胞组成，顶端细胞特长而扭曲，常断落。腺毛表面观呈鞋底形，由 4 或 6 个细胞相对叠合而成，无柄。草酸钙簇晶，直径 3～7μm，存在于叶肉细胞中。如图 6－17 所示。

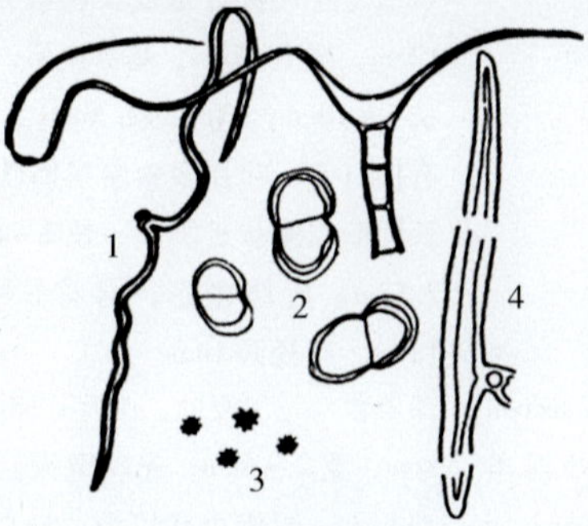

图 6－17　艾叶粉末图

1. T 形非腺毛　2. 腺毛　3. 草酸钙簇晶　4. 单列性非腺毛

【化学成分】含挥发油。尚含黄酮类物质。

【理化鉴定】薄层色谱　以本品作为供试品，以艾叶药材作为对照药材。照《中国药典》薄层色谱法试验，应有相对应、同颜色的色谱斑点。

【检查】

1. 水分　不得过 15.0%。

2. 总灰分　不得过 12.0%。

3. 酸不溶性灰分　不得过 3.0%。

【含量测定】《中国药典》规定，以气相色谱法测定，含桉油精（$C_{10}H_8O$）不得少于 0.050%。

【功效】辛、苦，温。温经止血，散寒止痛。

市场动态

野蒿子与艾非常相似，容易混淆，市场上时有将野蒿子误认为艾而采收、出售或收购。野蒿子与艾的区别为：叶片羽状深裂至全裂，叶片下表面及茎秆无白色绒毛。

其他叶类中药

表 6－1　其他叶类中药简表

药名	来源	鉴别要点	功效
石韦	为水龙骨科植物庐山石韦 *Pyrrosia sheareri*（Bak.）Ching、石韦 *Pyrrosia lingua*（Thunb.）Farwell 或有柄石韦 *Pyrrosia petiolosa*（Christ）Ching 的干燥叶。前两者习称“大叶石韦”，后者习称“小叶石韦”	庐山石韦　叶片略皱缩，展平后呈披针形，长 10～25cm，宽 3～5cm。先端渐尖，基部耳状偏斜，全缘，边缘常向内卷曲；上表面黄绿色或灰绿色，散布有黑色圆形小凹点；下表面密生红棕色星状毛，有的侧脉间布满棕色圆点状的孢子囊群。叶柄具四棱，长 10～20cm，直径 1.5～3mm，略扭曲，有纵槽。叶片革质。气微，味微苦涩 石韦　叶片披针形或长圆披针形，长 8～12cm，宽 1～3cm。基部楔形，对称。叶柄长 5～10cm，直径约 1.5mm 有柄石韦　叶片多卷曲呈筒状，展平后呈长圆形或卵状长圆形，长 3～8cm，宽 1～2.5cm。基部楔形，对称。叶柄长 3～12cm，直径约 1mm	利尿通淋，清肺止咳，凉血止血
淫羊藿	为小檗科植物淫羊藿 *Epimedium brevicornum* Maxim.、箭叶淫羊藿 *Epimedium sagittatum*（Sieb. et Zucc.）Maxim.、柔毛淫羊藿 *Epimedium pubescens* Maxim. 或朝鲜淫羊藿 *Epimedium koreanum* Nakai 的干燥叶	淫羊藿　三出复叶。小叶片卵圆形，长 3～8cm，宽 2～6cm；先端微尖，顶生小叶基部心形，两侧小叶较小，偏心形，外侧较大，呈耳状，边缘具黄色刺毛状细锯齿；上表面黄绿色，下表面灰绿色，主脉 7～9 条，基部有稀疏细长毛，细脉两面突起，网脉明显；小叶柄长 1～5cm。叶片近革质。气微，味微苦 箭叶淫羊藿　三出复叶。小叶片长卵形至卵状披针形，长 4～12cm，宽 2.5～5cm；先端渐尖，两侧小叶基部明显偏斜，外侧呈箭形。下表面疏被粗短伏毛或近无毛。叶片革质 柔毛淫羊藿　叶下表面及叶柄密被绒毛状柔毛 朝鲜淫羊藿　小叶较大，长 4～10cm，宽 3.5～7cm，先端长尖。叶片较薄	补肾阳，强筋骨，祛风湿

续表

药名	来源	鉴别要点	功效
蓼大青叶	为蓼科植物蓼蓝 *Polygonum tinctorium* Ait. 的干燥叶	叶多皱缩、破碎，完整叶片呈椭圆形，蓝绿色或黑蓝色，先端钝，基部渐狭，全缘。叶脉浅黄棕色，于下表面略突起。叶柄扁平，偶带膜质托叶鞘。质脆。气微，味微涩而稍苦	清热解毒，凉血消斑
桑叶	为桑科植物桑 *Morus alba* L. 的干燥叶	多皱缩、破碎。完整者有柄，叶片展平后呈卵形或宽卵形，长 8 ~ 15cm，宽 7 ~ 13cm。先端渐尖，基部截形、圆形或心形，边缘有锯齿或钝锯齿，有的不规则分裂，上表面黄绿色或浅黄棕色，有的有小疣状突起；下表面叶脉突出，小脉网状，脉上被疏毛，脉基具簇毛。质脆。气微，味淡、微苦涩	疏散风热，清肺润燥，清肝明目
罗布麻叶	为夹竹桃科植物罗布麻 *Apocynum venetum* L. 的干燥叶	多皱缩卷曲或破碎，完整叶片呈椭圆状披针形或卵状披针形，淡绿色或灰绿色，先端钝，有小芒尖，基部钝圆或楔形，边缘具细齿，常反卷，两面无毛，叶脉于下表面突起；叶柄细，长约 4mm。质脆易碎。气微，味淡	平肝安神，清热利水

目标检测

一、单选题

1. 大青叶的来源是（　　）
   A. 毛茛科　B. 十字花科　C. 小檗科　D. 蔷薇科　E. 菊科
2. 枇杷叶来源于（　　）
   A. 豆科　B. 十字花科　C. 小檗科　D. 蔷薇科　E. 菊科
3. 下列哪项不是番泻叶的粉末特征（　　）
   A. 晶纤维　B. 平轴式气孔
   C. 草酸钙晶体　D. 单细胞非腺毛
   E. 破碎分泌腔
4. 药材粉末遇碱液显红色的是（　　）
   A. 大青叶　B. 侧柏叶　C. 番泻叶　D. 罗布麻叶　E. 银杏叶
5. 番泻叶的来源是（　　）
   A. 耳叶番泻、尖叶番泻　B. 尖叶番泻、狭叶番泻
   C. 尖叶番泻、番泻叶　D. 狭叶番泻、番泻叶

E. 耳叶番泻、番泻叶

6. 为等面型叶的是（　　）

A. 番泻叶　B. 大青叶　C. 枇杷叶　D. 艾叶　E. 桉叶

7. 番泻叶的草酸钙簇晶位于（　　）

A. 表皮　B. 维管束　C. 海绵组织　D. 栅栏组织　E. 厚角组织

8. 下列哪项不是番泻叶的性状特征（　　）

A. 长卵形或卵状披针形　B. 基部对称

C. 叶脉稍隆起　D. 叶片革质

E. 气微而特异，味微苦，稍有黏性

9. 艾叶来源于（　　）

A. 豆科　B. 十字花科　C. 小檗科　D. 蔷薇科　E. 菊科

10. 叶柄呈翼状的药材是（　　）

A. 石韦　B. 蓼大青叶　C. 大青叶　D. 枇杷叶　E. 番泻叶

二、多选题

1. 叶类中药材包括（　　）

A. 单叶　B. 复叶的小叶

C. 带嫩枝的叶　D. 带根全草

E. 带有叶的枝梢

2. 有关大青叶的描述正确的是（　　）

A. 多皱缩卷曲，有的破碎

B. 完整叶片展平后呈长椭圆形至长圆状倒披针形

C. 上表面暗灰绿色

D. 先端钝，全缘或微波状，基部狭窄下延至叶柄呈翼状

E. 叶柄淡棕黄色

3. 有关番泻叶描述正确的是（　　）

A. 狭叶番泻叶质脆较薄

B. 尖叶番泻叶革质，有压叠线纹

C. 狭叶番泻叶革质，有压叠线纹

D. 尖叶番泻叶质脆较薄，无压叠线纹

E. 狭叶番泻叶叶基稍不对称

4. 番泻叶的粉末中可见（　　）

A. 晶纤维

B. 单细胞非腺毛，壁厚，有疣状突起

C. 表皮细胞表面观呈长方形，垂周壁连珠状增厚

D. 平轴式气孔

E. 薄壁细胞含草酸钙簇晶

5. 艾叶粉末显微特征有（　　）

A. 单列性非腺毛　　B. 石细胞　　C. T 形非腺毛

D. 草酸钙簇晶　　E. 鞋底形腺毛

三、简答题

1. 简述枇杷叶的性状鉴定特征。
2. 简述番泻叶的性状鉴定特征。
3. 简述番泻叶的粉末鉴定特征。

第七章 花类中药

花是种子植物特有的繁殖器官，通过开花、传份、受精过程形成果实和种子，繁衍后代。花的形态构造比较稳定，变异较小，是进行植物分类、原植物鉴定的主要依据，花类中药通常含有挥发油，许多植物的花可供药用。我们把药用部位为完整的花、花序或花的某一部分的这类中药称为花类中药。

第一节 花类中药概述

花类中药大部分为完整的花，常分为开放的花和未开放的花蕾两类。开放的花如洋金花、红花；未开放的花蕾如辛夷、丁香、金银花、槐米。有的以花序入药，开放者的花序有菊花、旋覆花；未开放的花序有款冬花、密蒙花等。有的仅为花的某一部分，如西红花为柱头，莲须为雄蕊，蒲黄、松花粉则为花粉粒等。

一、性状鉴定

花类中药经过采制、干燥、包装和运输等过程，常已干缩或破碎，观察特征时，常需先将药材浸泡在水中使其湿润后，再展开观察，其形状、颜色一般较新鲜时暗淡，气味也较新鲜时淡。鉴别时，以单花入药者，要注意观察花的全形、大小，花各部分的形状、颜色、数目及其着生位置，毛茸有无，气味等；以花序入药者，除观察单花的特征外，还要观察花序类别、形状、总苞片或苞片等。如果花序或花很小，肉眼不易辨认清楚，需将干燥药材先放入水中浸泡后，再行解剖并借助放大镜、解剖镜观察。

二、显微鉴定

花类中药的显微鉴定除花梗和膨大花托制作横切片外，一般只作表面制片和粉末制片。

1. 苞片和萼片 注意上、下表皮细胞的形态，有无气孔及毛茸等分布，气孔和毛茸的类型、形状及分布情况等在鉴定上具有重要的意义。此外，尚需注意有无分泌组织、草酸钙结晶。

2. 花瓣 上表皮细胞常呈乳头状或毛茸状突起，无气孔；下表皮细胞的垂周壁常呈波状弯曲，有时有毛茸及少数气孔存在。中部由数层排列疏松的大型薄壁细胞组成，有时可见分泌组织及贮藏物质。

3. 雄蕊 雄蕊包括花丝和花药两部分。花丝构造简单，有时被毛茸。花药由花粉囊及花粉粒组成。花粉囊内壁细胞的壁常不均匀的增厚，如网状、螺旋状、环状或点状，且大多木化。花粉囊内有花粉粒，花粉粒是多种多样的，花粉粒的形状、大小、表面纹理、萌发孔等，对花类中药的鉴定有重要意义。

4. 雌蕊 由子房、花柱和柱头组成。子房的表皮细胞多为薄壁细胞，有的表皮细胞则分化成多细胞束状毛。花柱表皮细胞无特殊变化，少数分化成毛状物。柱头表皮细胞常呈乳头状突起，有的分化成毛茸。

5. 花梗和花托 有些花类中药带有花梗和花托。横切面构造与茎相似。

第二节 花类中药的鉴定

辛夷（Magnoliae Flos）

【来源】为木兰科植物望春花 *Magnolia biondii* Pamp.、玉兰 *Magnolia denudata* Desr. 或武当玉兰 *Magnolia sprengeri* Pamp. 的干燥花蕾。

【性状鉴定】

望春花　呈长卵形，似毛笔头。长1.2～2.5cm，直径0.8～1.5cm。基部常具短梗，梗上有类白色点状皮孔。苞片2～3层，每层2片，两层苞片间有小鳞芽，苞片外表面密被灰白色或灰绿色茸毛，内表面类棕色，无毛。花被片9，棕色，外轮花被片3，条形，约为内两轮长的1/4，呈萼片状，内两轮花被6，每轮3，轮状排列。除去花被，有雄蕊和雌蕊多数，呈螺旋状排列。体轻，质脆。气芳香，味辛凉而稍苦。

玉兰　长1.5～3cm，直径1～1.5cm。基部枝梗较粗壮，皮孔浅棕色。苞片外表面密被灰白色或灰绿色茸毛。花被片9，内外轮同型。如图7-1、图7-2所示。

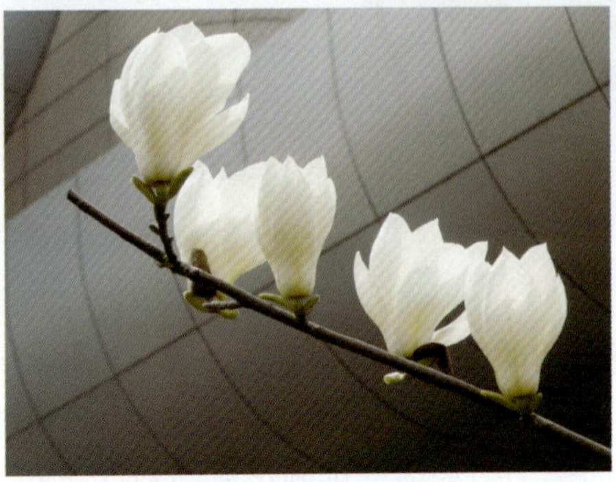

图7-1　玉兰植物图

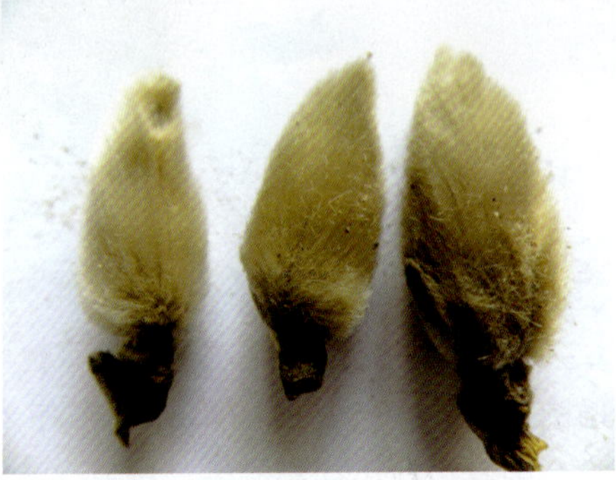

图7-2 辛夷药材图

武当玉兰　长2～4cm，直径1～2cm。基部枝梗粗壮，皮孔红棕色。苞片外表面密被淡黄色或淡黄绿色茸毛，有的最外层苞片茸毛已脱落而呈黑褐色。花被片10～12（15），内外轮无显著差异。

以花蕾未开、完整、紧实、香气浓、无枝梗者为佳。

【化学成分】含挥发油。尚含木兰脂素等。

【功效】辛，温。散风寒，通鼻窍。

丁香（Caryophylli Flos）

【来源】为桃金娘科植物丁香 *Eugenia caryophyllata* Thunb. 的干燥花蕾。

【原植物鉴定】常绿乔木，高达12m。单叶对生，革质，卵状长椭圆形至披针形，长5～12cm，宽2.5～5cm。花顶生，复聚伞花序；萼筒长1～1.5cm，先端四裂，齿状，肉质，有油腺；花瓣白色带淡紫红色，花瓣作覆瓦状排列；雄蕊多数，雌蕊1枚，子房下位。浆果椭圆形，红棕色，顶端有宿存花萼，香气强烈。

【产地】主产于坦桑尼亚的桑给巴尔岛以及马来西亚、印度尼西亚等地。现我国海南省、广东省有引种栽培。

【采收加工】当花蕾由绿转红时采摘，晒干。

【性状鉴定】略呈研棒状，长1～2cm。花冠圆球形，直径0.3～0.5cm。花瓣4，覆瓦状抱合，棕褐色至褐黄色，花瓣内为雄蕊和花柱，搓碎后可见众多黄色细粒状的花药。萼筒圆柱状，略扁，红棕色或棕褐色，上部有4枚三角状的萼片，十字状分开。质坚实，富油性。气芳香浓烈，味辛辣，有麻舌感。入水则萼筒下沉（与已去油的丁香区别）。如图7－3所示。

以体粗壮长大、红棕色、饱满、完整、油性足、气味浓烈者为佳。

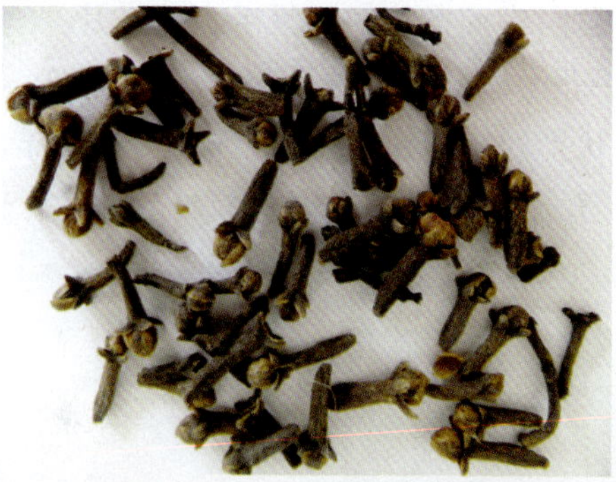

图7－3 丁香药材图

【显微鉴定】

1. 萼筒中部横切面 表皮细胞1列，有较厚角质层。皮层外侧散有2～3列径向延长的椭圆形油室，长150～200μm，其下有20～50个小型双韧维管束，断续排列成环，维管束外围有少数中柱鞘纤维，壁厚，木化。内侧为数列薄壁细胞组成的通气组织，有大型腔隙。中心轴柱薄壁组织间散有多数细小维管束，薄壁细胞含众多细小草酸钙簇晶。如图7－4所示。

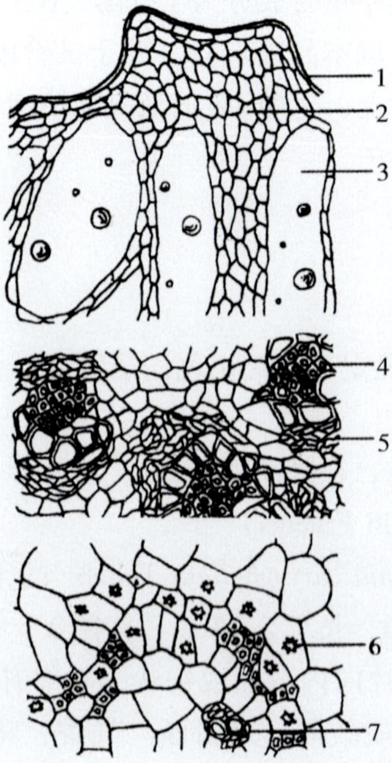

图7-4 丁香萼筒中部横切面详图

1. 表皮细胞 2. 皮层 3. 油室 4. 中柱鞘纤维 5. 双韧维管束

6. 草酸钙簇晶 7. 维管束

2. 粉末 暗红棕色。纤维梭形，顶端钝圆，壁较厚。花粉粒众多，极面观三角形，赤道表面观双凸镜形，具3副合沟。草酸钙簇晶众多，直径4~26μm，存在于较小的薄壁细胞中。油室多破碎，分泌细胞界限不清，含黄色油状物。表皮细胞呈多角形，有不定式气孔，副卫细胞6~7个。如图7-5所示。

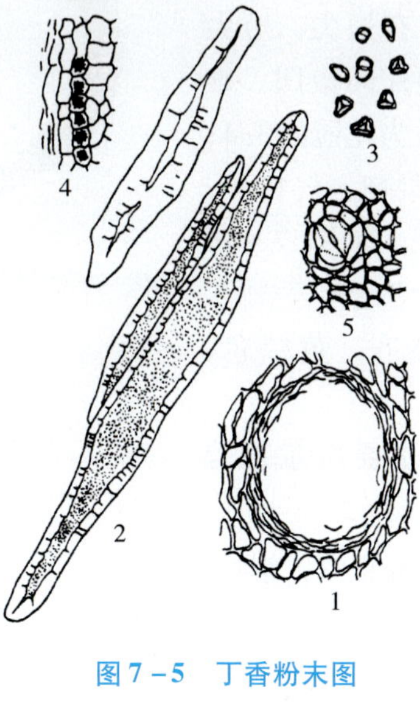

图7-5 丁香粉末图

1. 油室 2. 纤维 3. 花粉粒 4. 草酸钙簇晶 5. 气孔

【化学成分】含挥发油，油中主要成分为丁香酚、β－丁香烯、乙酰基丁香酚等。

【理化鉴定】检查丁香酚　取本品粉末1g，置于试管中，加氯仿3mL，浸渍5分钟，吸取氯仿浸液2～3滴于载玻片上，速加3%的氢氧化钠饱和液1滴，加盖玻片，片刻即有簇状细针晶（丁香酚钠）形成。

【检查】

1. 杂质　不得过4%。

2. 水分　不得过12.0%。

【含量测定】《中国药典》规定，以气相色谱法测定，含丁香酚（$C_{10}H_{12}O_2$）不得少于11.0%。

【功效】辛，温。温中降逆，补肾助阳。

【附注】母丁香（Caryophylli Fructus）

为桃金娘科植物丁香 *Eugenia caryophyllata* Thunb. 的干燥近成熟果实。又名“鸡舌香”。本品呈卵圆形或长椭圆形，长1.5～3cm，直径0.5～1cm。表面黄棕色或褐棕色，有细皱纹；顶端有四个宿存萼片向内弯曲成钩状，基部有果梗痕；果皮与种仁可剥离，薄壳状，质脆，易破碎脱落。质较硬，难折断。气香，味麻辣。本品辛，温。温中降逆，补肾助阳。

洋金花（Daturae Flos）

【来源】为茄科植物白花曼陀罗 *Datura metel* L. 的干燥花。

【性状鉴定】多皱缩成条状，完整者长9～15cm。花萼呈筒状，长为花冠的2/5，灰绿色或灰黄色，先端5裂，基部具纵脉纹5条，表面微有茸毛。花冠呈喇叭状，淡黄色或黄棕色，先端5浅裂，裂片有短尖，短尖下有明显的纵脉纹3条，两裂片间微凹。雄蕊5，花丝贴生于花冠筒内，长为花冠的3/4；雌蕊1，柱头棒状。烘干品质柔韧，气特异；晒干品质脆，气微，味微苦。如图7－6所示。

以朵大、去萼、质厚、整齐、黄棕色、气特异明显者为佳。

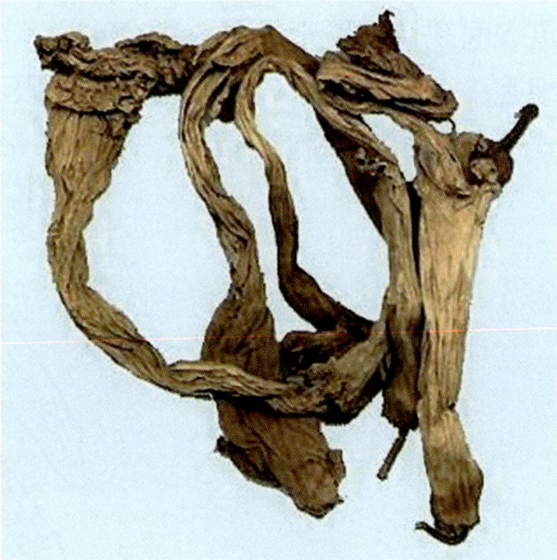

图7－6　洋金花药材图

【化学成分】含生物碱，主要有东莨菪碱、莨菪碱等。

【功效】辛，温；有毒。平喘止咳，解痉定痛。

金银花（Lonicerae Japonicae Flos）

【来源】为忍冬科植物忍冬 *Lonicera japonica* Thunb. 的干燥花蕾或带初开的花。

【原植物鉴定】多年生半常绿木质藤本，茎中空，多分枝，幼枝密生短柔毛。叶对生，卵圆形至长卵圆形，嫩叶两面有短柔毛。花成对腋生，萼筒短小，顶端5浅裂，花冠唇形，初开时白色，后渐变黄色，外被柔毛和腺毛，花冠筒细长，上唇4浅裂，下唇不裂，稍反转。雄蕊5，雌蕊1，花柱棒状，与雄蕊同伸出花冠外。浆果球形，黑色。如图7-7所示。

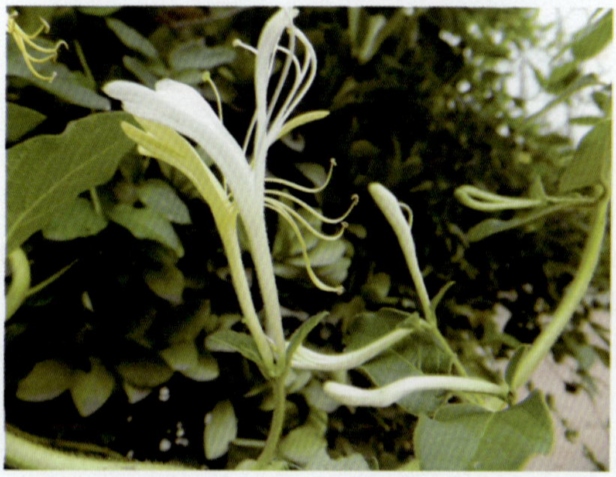

图7-7 忍冬植物图

【产地】主产于山东、河南，以河南密县产者质量最佳，特称"密银花"，山东产者称"东银花"或"济银花"，产量大，质量亦佳。全国大部分地区均产。

【采收加工】夏初花开放前采收，干燥。

【性状鉴定】呈棒状，上粗下细，略弯曲，长2～3cm，上部直径约3mm，下部直径约1.5mm。表面黄白色或绿白色（贮久色渐深），密被短柔毛。偶见叶状苞片。花萼绿色，先端5裂，裂片有毛，长约2mm。开放者花冠筒状，先端二唇形。雄蕊5枚，附于筒壁，黄色；雌蕊1枚，子房无毛。气清香，味淡、微苦。如图7-8所示。

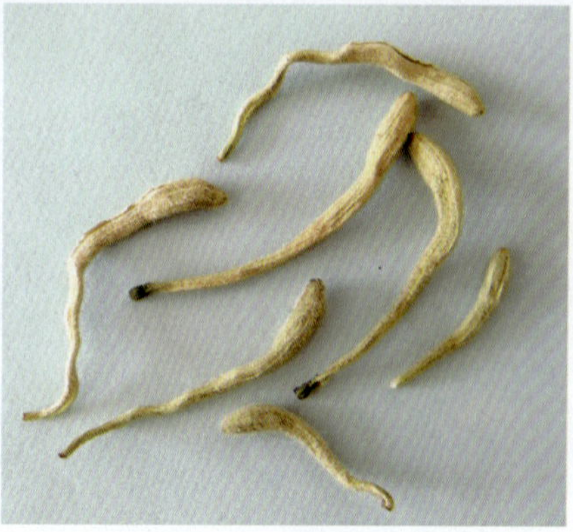

图7-8 金银花药材图

以花蕾多、色浅、气清香、肥大者为佳。

实例解析

实例：在金银花的鉴定中，老药工常说：有"骨气"和"穿盔甲"的金银花是劣质品，不知为什么？

解析：在医药市场，不法商贩常将糖浆及"增重粉"喷于金银花表面以增加药材重量。其识别要点为：正品金银花手握质地柔韧，而喷入"增重粉"的金银花质地变硬，或表面成为一层"盔甲"，手握有"骨气"。喷入"增重粉"的金银花药材已成劣质品，不能药用了。如图7-9所示。

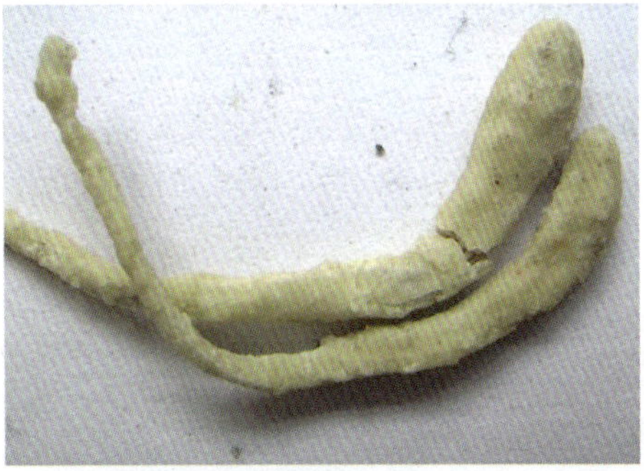

图 7-9　劣质品金银花图

【显微鉴定】粉末　浅黄色。花粉粒众多，黄色，球形或三角形，外壁表面有细密短刺及圆形细颗粒状雕纹，具 3 个萌发孔。花粉囊内壁呈螺旋状、点状增厚。腺毛有两种：一种头部呈倒圆锥形，顶端平坦，侧面观由 10～33 个细胞组成，排成 2～4 层，柄部 2～5 个细胞；另一种头部近圆形或扁圆形，由 4～20 个细胞组成。腺毛头部细胞含黄棕色分泌物。非腺毛由 1～2 细胞组成，有两种类型：一种长而平直或稍弯曲，表面有微细疣状突起；另一种较短，有的具单或双螺旋。薄壁细胞中含细小草酸钙簇晶。柱头顶端表皮细胞呈绒毛状。如图 7-10 所示。

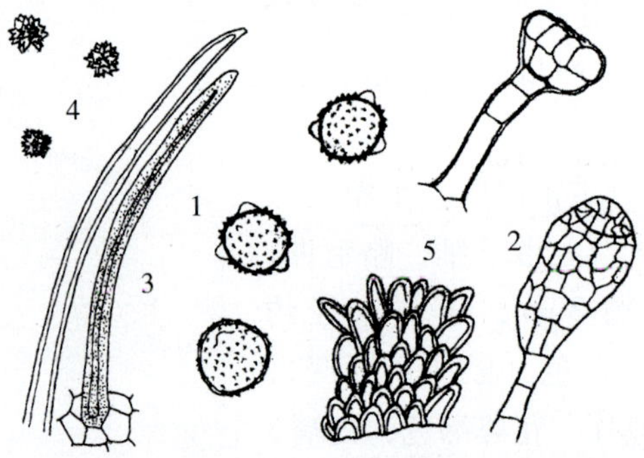

图 7-10　金银花粉末图

1. 花粉粒　2. 腺毛　3. 非腺毛　4. 草酸钙簇晶　5. 柱头顶端表皮细胞

【化学成分】含黄酮类，为木犀草素及木犀草素-7-葡萄糖苷。并含肌醇、绿原酸、异绿原酸、皂苷及挥发油。油中主含双花醇和芳樟醇等。现已证明金银花的抗菌有效成分以绿原酸和异绿原酸为主。

【理化鉴定】薄层色谱　以本品作为供试品，以绿原酸作为对照品。照《中国药典》薄层色谱法试验，应有相对应、同颜色的色谱斑点。

【检查】

1. 水分　不得过 12.0%。

2. 总灰分　不得过 10.0%。

【含量测定】《中国药典》规定，以高效液相色谱法测定，含绿原酸（$C_{16}H_{18}O_9$）不得少于1.5%。含木犀草苷（$C_{21}H_{20}O_{11}$）不得少于0.050%。

【功效】甘，寒。清热解毒，凉散风热。

【附注】山银花（Lonicerae Flos）

为忍冬科植物灰毡毛忍冬 *Lonicera macranthoides* Hand. – Mazz.、红腺忍冬 *Lonicera hypoglauca* Miq. 或华南忍冬 *Lonicera confusa* DC. 或黄褐毛忍冬 *Lonicera fulvotomentosa* Hsu et S. C. Cheng 的干燥花蕾或带初开的花。灰毡毛忍冬呈棒状而稍弯曲，长3～4.5cm，上部直径约2mm，下部直径约1mm。表面绿棕色至黄白色。总花梗集结成簇，开放者花冠裂片不及全长之半。质稍硬，手捏之稍有弹性。气清香，味微苦甘。红腺忍冬长2.5～4.5cm，直径0.8～2mm。表面黄白至黄棕色，无毛或疏被毛，萼筒无毛，先端5裂，裂片长三角形，被毛，开放者花冠下唇反转，花柱无毛。华南忍冬长1.6～3.5cm，直径0.5～2mm。萼筒和花冠密被灰白色毛。黄褐毛忍冬花蕾呈细棒状，上粗下细，略弯曲或直，长1～3.4cm，直径1.5～2mm。花冠表面淡黄棕色或黄棕色，密被黄色茸毛。山银花主含绿原酸、异绿原酸及皂苷类成分，几乎不含木犀草苷。功效同金银花。

款冬花（Farfarae Flos）

【来源】为菊科植物款冬 *Tussilago farfara* L. 的干燥花蕾。

【性状鉴定】呈长圆棒状。单生或2～3个基部连生，长1～2.5cm，直径0.5～1cm，上端较粗，下端渐细或带有短梗，外面被有多数鱼鳞状苞片。苞片外表面紫红色或淡红色，内表面密被白色絮状茸毛。体轻，撕开后可见白色茸毛。气香，味微苦而辛。如图7－11所示。

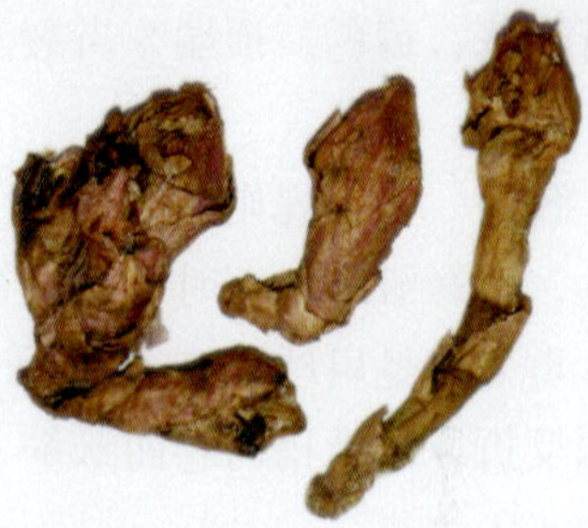

图7－11 款冬花药材图

以朵大、色紫红、花梗短者为佳。

【化学成分】含款冬二醇、山金车二醇、降香醇、蒲公英黄色素、千里光碱、金丝桃苷等。此外，尚含三萜皂苷、挥发油、鞣质及黏液质等。

【功效】辛，微苦。润肺下气，止咳化痰。

菊花（Chrysanthemi Flos）

【来源】为菊科植物菊 *Chrysanthemum morifolium* Ramat. 的干燥头状花序。

【原植物鉴定】多年生草本，基部木质，全体被白色绒毛。叶片卵形至披针形，叶缘有粗大锯齿或羽裂。头状花序直径2.5～20cm，总苞片多层，外层绿色，边缘膜质。花序边缘为舌状花，雌性，形色多样；花序中央为管状花，两性，黄色，具托片。瘦果无冠毛。如图7－12所示。

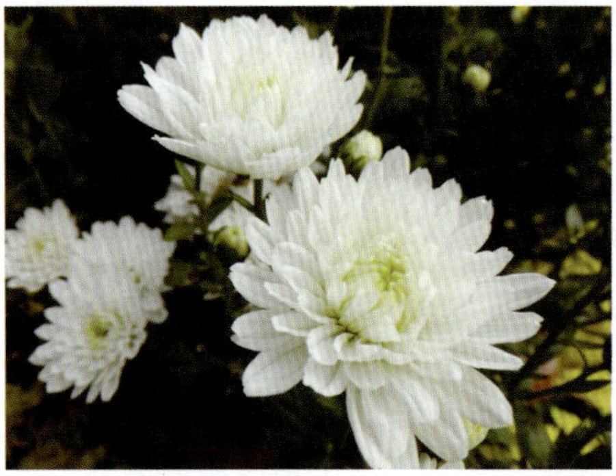

图 7－12　菊植物图

【产地】主产于安徽、浙江、江苏、河南等地。

【采收加工】9～11 月花盛开时分批采收，阴干（亳菊）或焙干（贡菊），或熏（滁菊）、蒸（杭菊）后晒干。

【性状鉴定】

亳菊　呈倒圆锥形或圆筒形，有时稍压扁呈扇形，直径 1.5～3cm，离散。总苞蝶状，总苞片 3～4 层，外面被柔毛。花托半球形。舌状花数层，雌性，位于外围，类白色，劲直，上举，纵向折缩，散生金黄色腺点；管状花多数，两性，位于中央，为舌状花所隐藏，黄色，顶端 5 齿裂。瘦果不发育，无冠毛。体轻，质柔润，干时松脆。气清香，味甘、微苦。

滁菊　呈不规则球形或扁球形，直径 1.5～2.5cm。舌状花类白色，不规则扭曲，内卷，边缘皱缩，有时可见淡褐色腺点；管状花大多隐藏。

贡菊　呈扁球形或不规则球形，直径 1.5～2.5cm。舌状花白色或类白色，斜升，上部反折，边缘稍内卷而皱缩，通常无腺点；管状花少，外露。如图 7－13 所示。

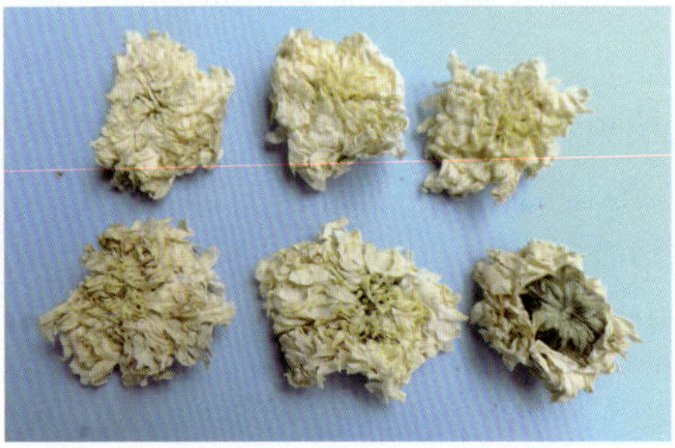

图 7－13　菊花药材图

杭菊　呈碟形或扁球形，直径 2.5～4cm，常数个相连成片。舌状花类白色或黄色，平展或微折叠，彼此粘连，通常无腺点；管状花多数，外露。

均以花序完整、颜色新鲜、气清香、少梗叶者为佳。

【显微鉴定】粉末　淡黄色。花粉粒黄色类球形，外壁较厚，具粗齿，齿长 3～7μm，有 3 个萌发孔。T 形毛大多断碎，顶端细胞长大，长 375～525μm，直径 30～

40μm，基部细胞较小，2~5个。无柄腺毛鞋底形，4~6个细胞，两两相对排列，外被角质层。花冠表皮细胞垂周壁波状弯曲，平周壁有细密的放射状条纹。苞片表皮细胞狭长，垂周壁波状弯曲，平周壁有粗条纹；气孔长圆形，直径26~38μm，长47~58μm，副卫细胞3~6个。花粉囊内壁细胞壁呈网状或条状增厚。如图7-14所示。

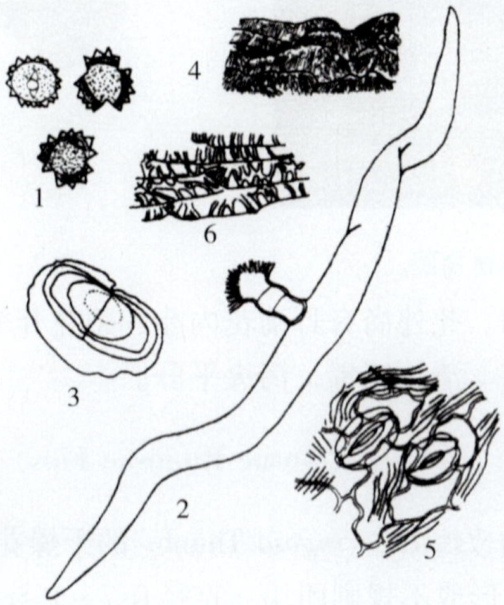

图7-14　菊花粉末图

1. 花粉粒　2. T形毛　3. 无柄腺毛　4. 花冠表皮细胞
5. 苞片表皮细胞及气孔　6. 花粉囊内壁细胞

【化学成分】含绿原酸。含挥发油约0.13%，油中主要为菊花酮、龙脑、龙脑乙酸酯等。另含黄酮类如木犀草素-7-葡萄糖苷、大波斯菊苷、刺槐素苷等。

【理化鉴定】薄层色谱　以本品作为供试品，以菊花药材作为对照药材，以绿原酸作为对照品。照《中国药典》薄层色谱法试验，应有相对应、同颜色的色谱斑点。

【检查】水分　不得过15.0%。

【含量测定】《中国药典》规定，以高效液相色谱法测定，含绿原酸（$C_{16}H_{18}O_9$）不得少于0.20%，含木犀草苷（$C_{21}H_{20}O_{11}$）不得少于0.080%，含3，5-O-双咖啡酰基奎宁酸（$C_{25}H_{24}O_{12}$）不得少于0.70%。

【功效】甘、苦，微寒。散风清热，平肝明目，清热解毒。

野菊花（Chrysanthemi Indici Flos）

【来源】为菊科植物野菊 *Chrysanthemum indicum* L. 的干燥头状花序。

【性状鉴定】呈类球形，直径0.3~1cm，棕黄色。总苞由4~5层苞片组成，外层苞片卵形或条形，外表面中部灰绿色或浅棕色，通常被白毛，边缘膜质；内层苞片长椭圆形，膜质，外表面无毛。总苞基部有的残留总花梗。舌状花1轮，黄色至棕黄色，皱缩卷曲；管状花多数，深黄色。体轻。气芳香，味苦。如图7-15、图7-16所示。

以完整、色黄、香气浓、无杂质者为佳。

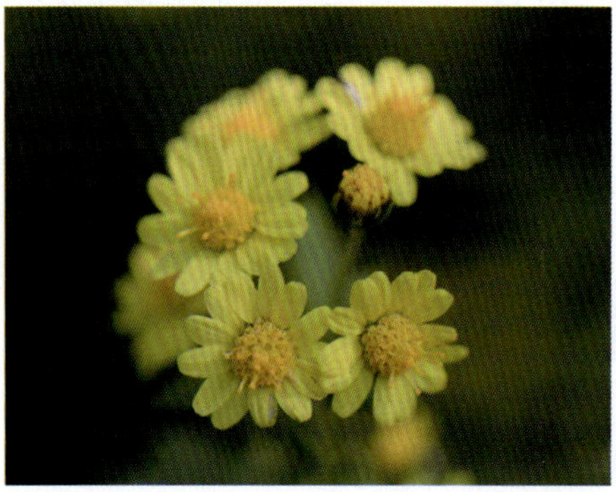

图 7－15　野菊植物图

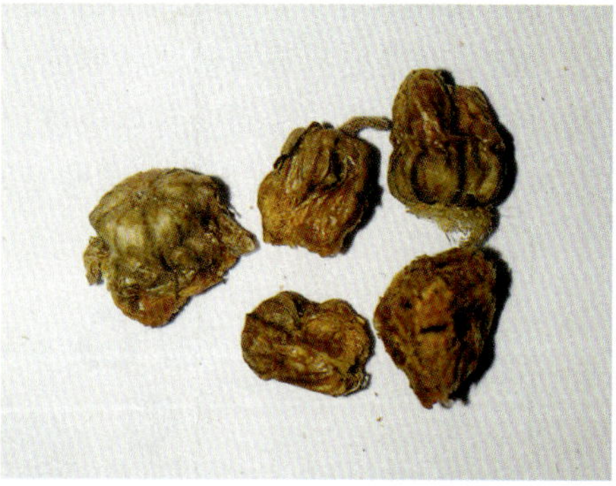

图 7－16　野菊花药材图

【化学成分】含挥发油。此外尚有野菊花内酯、蒙花苷等。

【功效】苦、辛，微寒。清热解毒，泻火平肝。

玫瑰花（Rosae Rugosae Flos）

【来源】为蔷薇科植物玫瑰 *Rosa rugosa* Thunb. 的干燥花蕾。

【性状鉴定】略呈半球形或不规则团块，直径 0.7～1.5cm。残留花梗上被有细柔毛，花托半球形，与花萼基部合生；萼片 5，披针形，被有细柔毛；花瓣多皱缩，展平后宽卵形，呈覆瓦状排列，紫红色，有的黄棕色；雄蕊多数，花柱多数，柱头在花托口集成头状，略突出，短于雄蕊。体轻，质脆。气芳香浓郁。味微苦涩。如图 7－17 所示。

以花大、色紫红、不散瓣、未开放、香气浓者为佳。

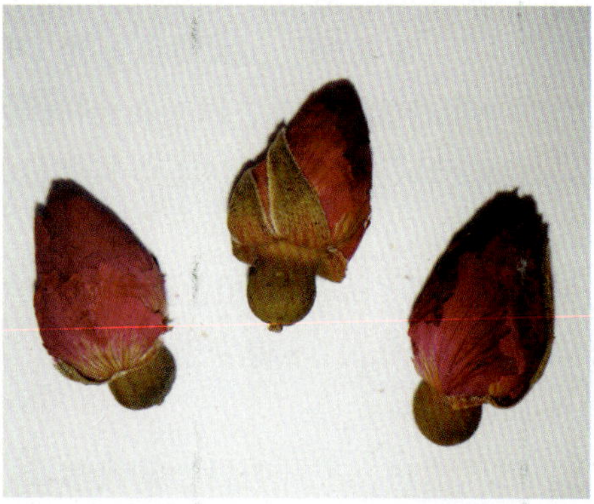

图 7－17　玫瑰花药材图

【化学成分】含挥发油。此外，尚含槲皮素、有机酸等。

【功效】甘、微苦，温。行气解郁，和血，止痛。

月季花（Rosae Chinensis Flos）

【来源】为蔷薇科植物月季 *Rosa chinensis* Jacq. 的干燥花。

【性状鉴定】呈类球形，直径 1.5～2.5cm。花托长圆形，萼片 5，暗绿色，先端尾尖；花瓣呈覆瓦状排列，有的散落，长圆形，紫红色或淡紫红色；雄蕊多数，黄色。体轻，质脆。气清香，味淡、微苦。如图 7－18 所示。

以紫红色半开放的花蕾、不散瓣、气味清香者为佳。

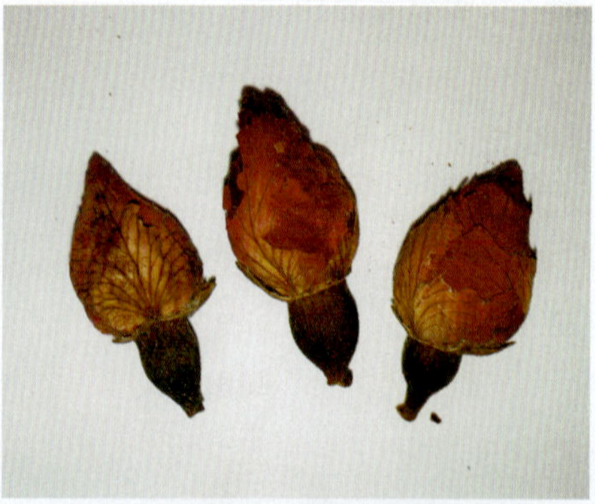

图 7－18　月季花药材图

【化学成分】含挥发油。此外，尚含没食子酸、槲皮苷等。

【功效】甘，温。活血调经，疏肝解郁。

红花（Carthami Flos）

【来源】为菊科植物红花 *Carthamus tinctorius* L. 的干燥花。

【原植物鉴定】一年生草本。叶互生，长椭圆形或卵状披针形，叶缘齿端有锐刺，基部无柄，微抱茎。头状花序顶生，总苞片多层。花序全由管状花组成，两性，初开时黄色，后变为红色。瘦果白色，倒卵形，具 4 棱，无冠毛。如图 7－19 所示。

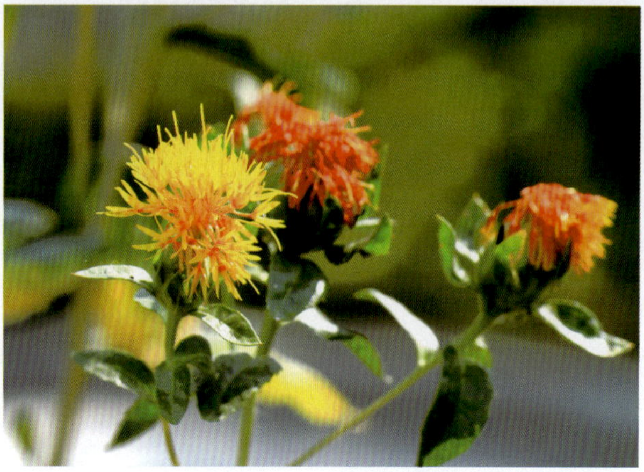

图 7－19　红花植物图

【产地】主产于河南、河北、浙江、云南、四川等地，均为栽培。

【采收加工】夏季花由黄变红时采摘，阴干或晒干，不宜暴晒或急火烘烤。

【性状鉴定】为不带子房的管状花，长 1～2cm。表面红黄色或红色。花冠筒细长，先端5裂，裂片呈狭条形，长5～8m。雄蕊5，花药聚合成筒状，黄白色；柱头长圆柱形，顶端微分叉。质柔软。气微香，味微苦。花浸水中，水染成金黄色，花不褪色。如图7－20所示。

以花长、色红黄、鲜艳、质柔软者为佳。

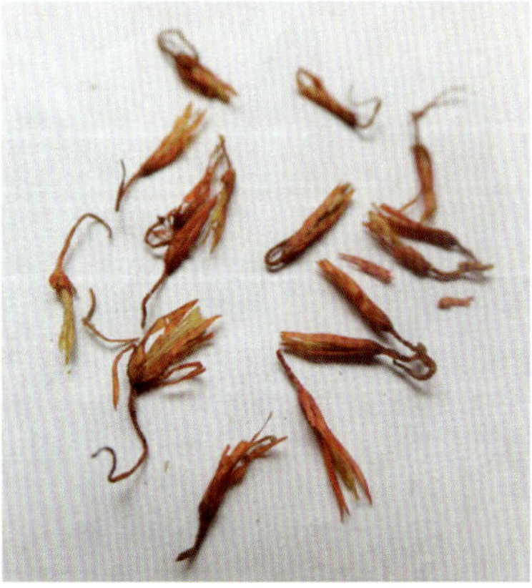

图7－20 红花药材图

【显微鉴定】粉末 橙红色。分泌道由长管状分泌细胞单列纵向连接而成，常位于导管旁，分泌细胞直径约至66μm，含黄棕色至红棕色分泌物。柱头和花柱上部表皮细胞分化成圆锥形单细胞毛，先端较尖或稍钝。花粉粒类圆形、椭圆形或橄榄形，直径约至60μm，具3个萌发孔，外壁有齿状突起。草酸钙方晶存在于薄壁细胞中，直径2～6μm。如图7－21所示。

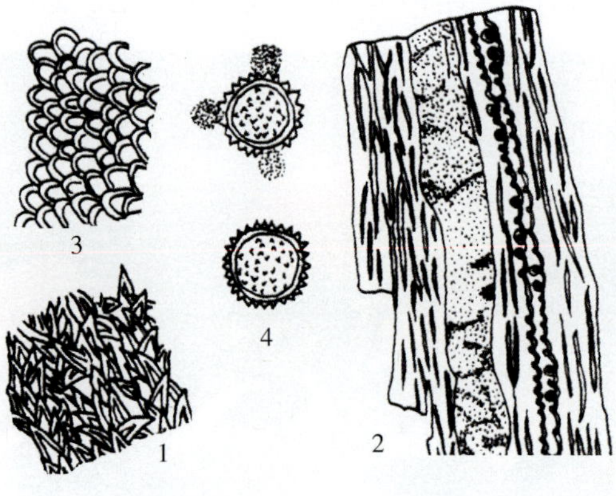

图7－21 红花粉末图

1. 花柱碎片 2. 分泌细胞 3. 花瓣顶端碎片 4. 花粉粒

【化学成分】含红花苷、红花醌苷及新红花苷。另含红花素、红花黄色素、二十九烷、β－谷甾醇、棕榈酸、肉豆蔻酸、月桂酸等。

【理化鉴定】薄层色谱 以本品作为供试品，以红花药材作为对照药材。按《中国药典》薄层色谱法试验，应有相对应、同颜色的色谱斑点。

【检查】

1. 水分 不得过13.0%。

2. 总灰分 不得过15.0%。

【含量测定】《中国药典》规定，以高效液相色谱法测定，含羟基红花黄色素A（$C_{27}H_{30}O_{15}$）不得少于1.0%，含山柰素（$C_{15}H_{10}O_{6}$）不得少于0.050%。

【功效】辛，温。活血通经，散瘀止痛。

西红花（Croci Stigma）

【来源】为鸢尾科植物番红花 *Crocus sativus* L. 的干燥柱头。

知识链接

西红花主产于西藏吗?

西红花主产于西班牙、希腊、法国等地，多从印度经西藏进口，故有“藏红花”之名。目前，西藏仅有少量栽培。

【性状鉴定】呈线形，三分枝，长约3cm，暗红色，上部较宽而略扁平，顶端边缘显不整齐的齿状，内侧有一短裂隙，下端有时残留一小段黄色花柱。体轻，质松软，无油润光泽，干燥后质脆易断。气特异，微有刺激性，味微苦。本品浸水中，可见橙黄色直线下降，并逐渐扩散，水被染成黄色，无沉淀。柱头呈喇叭状，有短缝；在短时间内，用针拨之不破碎。如图7-22、图7-23所示。

以柱头暗红色、黄色花柱少、无杂质、有香气者为佳。

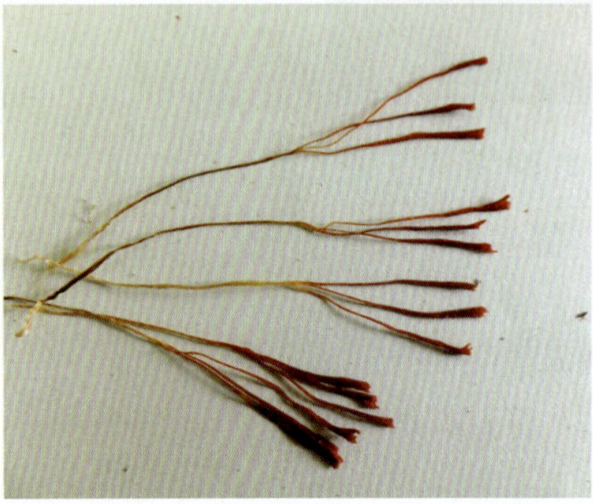

图7-22 西红花药材图

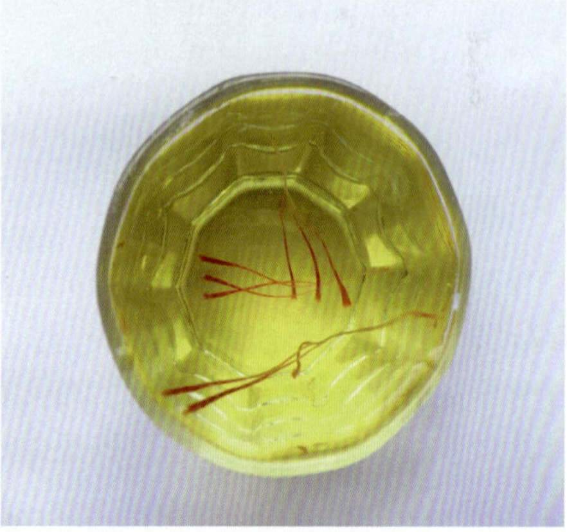

图7-23 西红花水试鉴别图

【化学成分】含胡萝卜素类化合物，其中主为西红花苷、西红花苦苷等。此外尚含挥发油，油中主为西红花醛。

【功效】甘，平。活血化瘀，凉血解毒，解郁安神。

市场动态

西红花为进口药材，价格昂贵，曾发现伪品或掺伪。有的以睡莲科植物莲 *Nelumbo nucifera* Gaertn. 的干燥雄蕊染色加工而成。

其特征是：由多数雄蕊集合成松散线状，常为红色，无黄色部分。花药长 1～1.5cm，直径约 0.5mm。内含多数花粉粒，花丝丝状，略扁，长 1～1.6cm。体轻，质松脆易断。气微香，味微涩。取本品少许投入水中，无橙黄色直线下降，水被染成红色，雄蕊呈丝状，不呈喇叭状。

松花粉（Pini Pollen）

【来源】为松科植物马尾松 *Pinus massoniana* Lamb. 、油松 *Pinus tabuliformis* Carr. 或同属数种植物的干燥花粉。

【性状鉴定】为淡黄色的细粉。体轻，易飞扬，手捻有滑润感。气微，味淡。如图 7－24 所示。

以体轻、色淡黄者为佳。

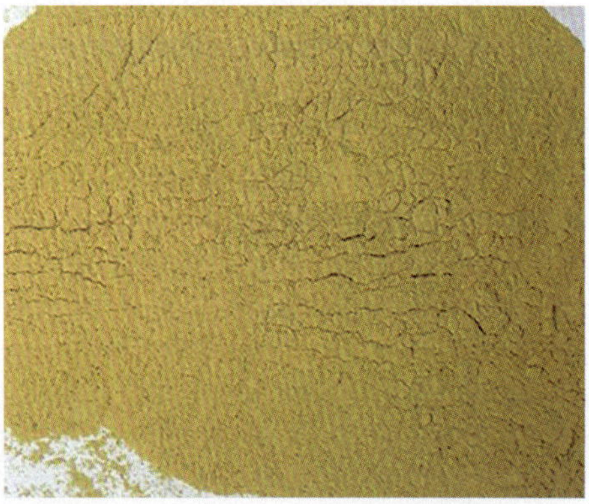

图 7－24　松花粉药材图

【显微鉴定】花粉粒椭圆形，表面光滑，两侧各有一膨大的气囊，气囊壁有明显的网状纹理，网眼多角形。

【化学成分】含脂肪油和色素。尚含有甾醇及黄酮类成分。

【功效】甘，温。收敛止血，燥湿敛疮。

蒲黄（Typhae Pollen）

【来源】为香蒲科植物水烛香蒲 *Typha angustifolia* L. 、东方香蒲 *Typha orientalis* Presl 或同属植物的干燥花粉。

【性状鉴定】黄色粉末，体轻，放入水中则漂浮水面。手捻有滑腻感，易附着手指上。气微，味淡。如图 7－25 所示。

以身干、色鲜黄、光滑、纯净、无杂质者为佳。

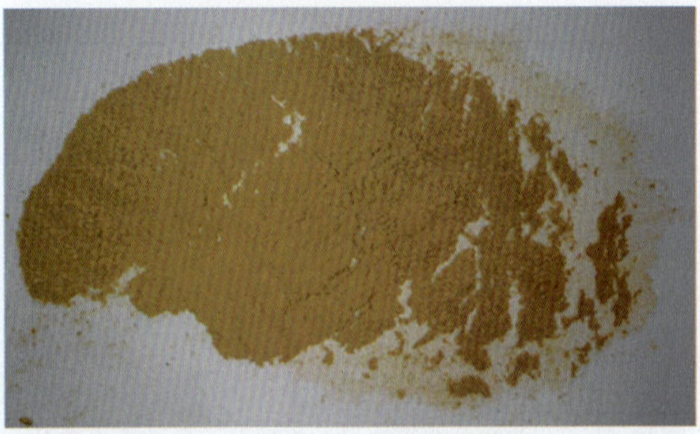

图 7-25　蒲黄药材图

【显微鉴定】花粉粒类圆形或椭圆形，表面有网状雕纹，周边轮廓线光滑，呈凸波状或齿轮状，单萌发孔，不甚明显。如图 7-26 所示。

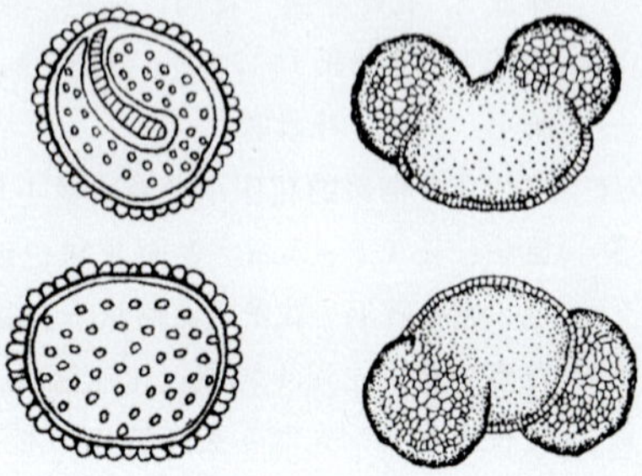

图 7-26　蒲黄、松花粉显微对比图

1. 蒲黄　2. 松花粉

【化学成分】含挥发油、黄酮类如异鼠李素-3-O-新橙皮糖苷、氨基酸、β-谷甾醇及无机盐 Zn、Cu 等。

【功效】甘，平。止血，化瘀，通淋。

其他花类中药

表 7-1　其他花类中药简表

药名	来源	鉴别要点	功效
槐花	为豆科植物槐 *Sophora japonica* L. 的干燥花及花蕾，前者习称“槐花”，后者习称“槐米”	槐花　皱缩而卷曲，花瓣多散落，完整者花萼钟状，黄绿色，先端 5 浅裂。花瓣 5，黄色或黄白色，1 片较大，近圆形，先端微凹，其余 4 片长圆形。雄蕊 10，其中 9 个基部连合，花丝细长。雌蕊圆柱形，弯曲。体轻。气微，味微苦 槐米　呈卵形或椭圆形，长 2～6mm，直径约 2mm。花萼下部有数条纵纹；萼的上方为黄白色未开放的花瓣。花梗细小。体轻，手捻即碎。气微，味微苦涩	凉血止血，清肝泻火

续表

药名	来源	鉴别要点	功效
芫花	为瑞香科植物芫花 *Daphne genkwa* Sieb. et Zucc. 的干燥花蕾	常3~7朵簇生于短花轴上，基部有苞片1~2枚，多脱落为单朵，单朵呈棒槌状，多弯曲。长1~1.7cm，直径约1.5mm；花被筒表面淡紫色或灰绿色，密被短柔毛，先端4裂，裂片淡紫色或黄棕色。质软。气微，味甘、微辛	泻水逐饮；外用杀虫疗疮
闹羊花	为杜鹃花科植物羊踯躅 *Rhododendron molle* G. Don 的干燥花	为数朵花簇生于一总柄上，多脱落为单朵。灰黄色至黄褐色，皱缩。花萼5裂，裂片半圆形至三角形，边缘有较长的细毛。花冠钟状，筒部较长，约至2.5cm，顶端卷折，5裂，花瓣宽卵形，先端钝或微凹。雄蕊5，花丝卷曲，花药红棕色，顶孔裂；雌蕊1。花梗长1~2.8cm，棕褐色，有短茸毛。气微，味微麻	祛风除湿，散瘀定痛
密蒙花	为马钱科植物密蒙花 *Buddleja officinalis* Maxim. 的干燥花蕾和花序	多为花蕾密聚的花序小分枝，呈不规则圆锥状，长1.5~3cm。表面灰黄色或棕黄色，密被茸毛。花蕾呈短棒状，上端略大；花萼钟状，先端4齿裂；花冠筒状，与萼等长或稍长，先端4裂，裂片卵形。雄蕊4，着生在花冠中部。质柔软。气微香，味微苦、辛	清热泻火，养肝明目，退翳
旋覆花	为菊科植物旋覆花 *Inula japonica* Thunb. 或欧亚旋覆花 *Inula britannica* L. 的干燥头状花序	呈扁球形或类球形，直径1~2cm。总苞由多数苞片组成，呈覆瓦状排列，苞片膜质，条形或披针形，灰黄色，总苞基部有时残留花梗，苞片及花梗表面被白色茸毛，舌状花1列，黄色，多卷曲，常脱落，先端3齿裂；管状花多数，棕黄色，先端5齿裂；子房顶端有多数白色冠毛。体轻，易散碎。气微，味微苦	降气，消痰，行水，止呕

目标检测

一、单选题

1. 似毛笔头，表面具有长绒毛的药材是（　　）

A. 辛夷　　B. 西红花　　C. 洋金花　　D. 丁香　　E. 金银花

2. 略呈研棒状，气芳香浓烈，味辛辣，有麻舌感的药材是（　　）

A. 丁香　　B. 金银花　　C. 洋金花　　D. 西红花　　E. 旋覆花

3. 下列哪项不属于丁香粉末的显微特征（　　）
A. 纤维梭形，顶端钝圆　　B. 石细胞分枝状
C. 花粉粒极面观三角形　　D. 草酸钙簇晶众多
E. 油室多破碎，含黄色油状物

4. 洋金花来源于（　　）
A. 菊科　B. 茄科　C. 桃金娘科　D. 忍冬科　E. 鸢尾科

5. 下列哪项不属于金银花粉末的显微特征（　　）
A. 花粉粒　B. 草酸钙簇晶　C. 纤维　D. 腺毛　E. 非腺毛

6. 菊花的药用部位为（　　）
A. 干燥花　　B. 干燥头状花序
C. 干燥花蕾　　D. 干燥柱头
E. 干燥花粉

7. 红花浸水中，水染成（　　）
A. 红色　B. 黄色　C. 金黄色　D. 粉红色　E. 棕黄色

8. 红花粉末中可见（　　）
A. 圆形油细胞　　B. 长管状分泌细胞
C. 油室　　D. 乳管
E. 黏液细胞

9. 西红花的药用部位为（　　）
A. 干燥花　　B. 干燥头状花序
C. 干燥花蕾　　D. 干燥柱头
E. 干燥花粉

10. 蒲黄的药用部位是（　　）
A. 干燥花　　B. 干燥头状花序
C. 干燥花蕾　　D. 干燥柱头
E. 干燥花粉

二、多选题

1. 来源于菊科植物的是（　　）
A. 菊花　B. 款冬花　C. 旋覆花　D. 野菊花　E. 芫花

2. 药用部位为未开放的花蕾的药材是（　　）
A. 辛夷　B. 丁香　C. 金银花　D. 槐米　E. 槐花

3. 丁香的性状特征有（　　）
A. 略呈研棒状　　B. 有4枚三角状的萼片，十字状分开
C. 质坚实，富油性　　D. 气芳香浓烈，味辛辣，有麻舌感
E. 入水则萼筒下沉

4. 红花粉末的显微特征有（　　）

A. 长管状分泌细胞含黄棕色至红棕色分泌物　B. 花柱碎片
C. 花粉粒类圆形、椭圆形，外壁有齿状突起　D. 草酸钙方晶
E. 非腺毛

5. 西红花的性状特征有（　　）
A. 呈线形，三分枝　B. 上部较宽，顶端边缘显不整齐的齿状
C. 有油润光泽　D. 体轻，质松软，干燥后质脆易断
E. 入水可见橙黄色成直线下降，水被染成黄色

三、简答题

1. 简述丁香的性状鉴定特征。
2. 简述金银花的性状鉴定特征。
3. 简述红花粉末的显微鉴定特征。

第八章　果实及种子类中药

果实及种子是植物体两种不同的器官，在商品药材中常未严格区分。果实大多包含着种子，与种子一起入药，如马兜铃、枸杞子等；亦有只用种子者，如沙苑子、决明子等；有些以果实贮藏、销售，临用时再剥去果皮取出种子入药，如砂仁、巴豆等。这两类中药关系密切，故列入一章叙述。

第一节　果实及种子类中药概述

一、果实类中药

果实类中药通常是采用完全成熟或将近成熟的果实，少数为幼果，如枳实。多数采用完整的果实，如五味子、枸杞子。有的采用果实的一部分，如山茱萸为果肉，大腹皮为果皮，陈皮为部分果皮。有的采用整个果穗，如桑椹。有些仅用中果皮部分的维管束组织，如橘络、丝瓜络等。

（一）性状鉴定

鉴定果实类中药时，通常应注意观察其形状、大小、颜色、表面和切断面特征，以及有无残存苞片、花萼、雄蕊、花柱基及果柄。注意所含种子的数目、形状、大小、色泽及表面特征。果实类中药的表面大多干缩而有皱纹，肉质果尤为明显，如乌梅；果皮表面常稍有光泽，如栀子；有的具有毛茸，如蔓荆子；有的可见凹下的油点，如陈皮。伞形科植物的果实表面具有隆起的肋线，如小茴香。有的果实具有纵直棱角，如使君子。对于完整的果实，应剖开果皮观察内部的种子特征。

某些果实类中药常具有浓烈的香气和特殊的味道，如枳壳、花椒有浓烈的香气，枸杞味甜，鸦胆子味极苦，气味对鉴定果实种子类中药真伪优劣有重要意义。

（二）显微鉴定

完整的果实由果皮及种子组成。果皮包括外果皮、中果皮及内果皮。

1. 外果皮　与叶的下表皮相当。通常为一列表皮细胞，外被角质层，可含色素或有色物质，偶有气孔存在。表皮细胞有时被毛茸，如吴茱萸；有的被腺鳞，如蔓荆子；有的表皮细胞中含有色物质或色素，如花椒；有的表皮细胞间镶有油细胞，如五味子。

2. 中果皮 与叶肉组织相当，通常较厚，大多由薄壁细胞组成，在中部有细小的维管束散在，薄壁细胞中有时含石细胞、油细胞、油室或油管等。如枳壳的中果皮内有油室，小茴香的中果皮内有油管。

3. 内果皮 与叶的上表皮相当，大多由一列薄壁细胞组成。亦有的内果皮细胞全为石细胞，如胡椒。有些核果的内果皮则由多层石细胞组成。伞形科植物的内果皮，常5～8个狭长的薄壁细胞互相并列为一群，各群以斜角联合呈镶嵌状，称为“镶嵌细胞”。

二、种子类中药

种子类中药大多采用完整的成熟种子，包括种皮和种仁两部分，种仁又分为胚乳和胚。也有用种子的一部分，有的用种皮，如绿豆衣；有的用假种皮，如龙眼肉；有的用胚，如莲子心；有的用除去种皮的种仁，如肉豆蔻；有的则用发了芽的种子，如麦芽、大豆黄卷。极少数为发酵加工品，如淡豆豉。

（一）性状鉴定

种子类中药的性状鉴定主要应注意其形状、大小、颜色、表面纹理、种脐、合点和种脊的位置及形态、质地、纵横剖面以及气味等。

种子形状大多呈圆球形、类圆球形或扁圆球形，少数呈线形、纺锤形或心形。表面常有各种纹理，如王不留行具颗粒状突起；也有的具毛茸，如马钱子；除常有的种脐、合点和种脊外，少数种子还有种阜存在，如巴豆。剥去种皮可见种仁部分，有的种子具有发达的胚乳，如马钱子；无胚乳的种子则子叶特别肥厚，如苦杏仁。有的种子水浸后种皮显黏性，如车前子；有的种子水浸后种皮呈龟裂状，如牵牛子。也可取厚切片加化学试剂观察有无淀粉粒、糊粉粒、脂肪油或特殊成分。

（二）显微鉴定

种子的构造包括种皮、胚乳和胚三部分，主要鉴定特征是种皮。

1. 种皮 位于种子的最外层，通常只有一层种皮，但有的种子有两层种皮，即有内外种皮的区分。种皮常由下列一种或数种组织组成，如表皮层，栅状细胞层，油细胞层，色素层，石细胞层，营养层。

2. 胚乳 通常由含有多量脂肪油和糊粉粒的薄壁细胞组成，有时细胞中还含有淀粉粒或草酸钙结晶。

3. 胚 胚是种子中未发育的幼体，包括胚根、胚茎、胚芽和子叶四部分。

在植物器官中只有种子含有糊粉粒，糊粉粒的形状、大小及构造常因植物种类不同而异，在中药鉴定中有着重要的意义。糊粉粒是种子中贮藏的颗粒状的蛋白质。

第二节 果实及种子类中药的鉴定

火麻仁（Cannabis Semen）

【来源】为桑科植物大麻 *Cannabis sativa* L. 的干燥成熟种子。

【性状鉴定】呈卵圆形，长 4 ~ 5.5mm，直径 2.5 ~ 4mm。表面灰绿色或灰黄色，有微细的白色或棕色网纹，两边有棱，顶端略尖，基部有 1 圆形果梗痕。果皮薄而脆，易破碎。种皮绿色，子叶 2，乳白色，富油性。气微，味淡。如图 8 - 1 所示。

以粒大饱满、种仁乳白色者为佳。

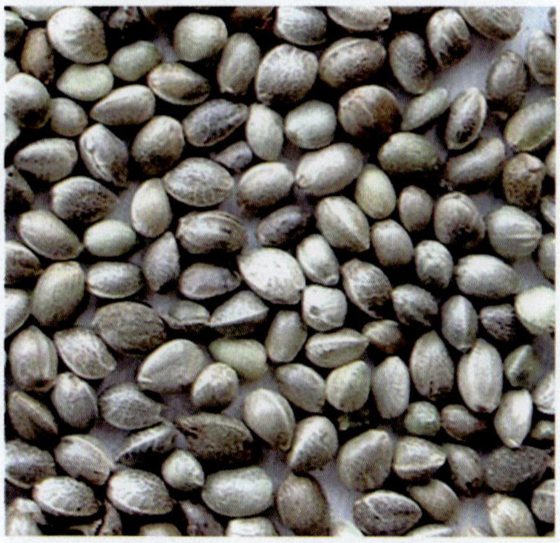

图 8 - 1 火麻仁药材图

【化学成分】含胡芦巴碱、L(d) - 异亮氨酸甜菜碱、大麻酰胺 A ~ G 等，还含干性脂油约 30%，油中含饱和脂肪酸、油酸、亚油酸及亚麻酸。

【功效】甘，平。润肠通便。

马兜铃（Aristolochiae Fructus）

【来源】为马兜铃科植物北马兜铃 *Aristolochia contorta* Bge. 或马兜铃 *Aristolochia debilis* Sieb. et Zucc. 的干燥成熟果实。

【性状鉴定】呈卵圆形，长 3 ~ 7cm，直径 2 ~ 4cm。表面黄绿色、灰绿色或棕褐色，有纵棱线 12 条，由棱线分出多数横向平行的细脉纹。顶端平钝，基部有细长果梗。果皮轻而脆，易裂为 6 瓣，果梗也分裂为 6 条。果皮内表面平滑而带光泽，有较密的横向脉纹。果实分 6 室，每室种子多数，平叠整齐排列。种子扁平而薄，钝三角形或扇形，边缘有翅，淡棕色。气特异，味微苦。如图 8 - 2 所示。

以完整、色黄绿、种子充实者为佳。

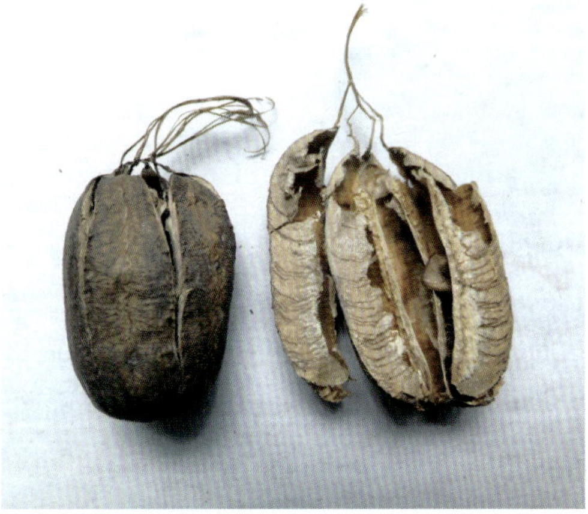

图 8-2 马兜铃药材图

【化学成分】马兜铃种子含马兜铃酸 A、B、C，马兜铃次酸等。

【功效】苦，微寒。清肺降气，止咳平喘，清肠消痔。

市场动态

目前，在四川、贵州、云南等西南地区仍有将百合科植物野百合 *Lilium duchartrei* Fr.、麝香野百合 *Lilium longiforum* Thunb.、卷丹 *Lilium Concolor* Salisb.、荞麦叶大百合 *Cordiocrinum cathayanum*（Wils.）Stearn 等多种植物的干燥成熟果实误认为是正品马兜铃，其功效与马兜铃不同，不应混用。该伪品习称"洋兜铃"，其果实呈椭圆形至长椭圆形，不是从果柄开裂，而是自果实顶端 3 裂，果柄粗壮不开裂，种子周围膜质翅较窄，可区别于正品马兜铃。

五味子（Schisandrae Chinensis Fructus）

【来源】为木兰科植物五味子 *Schisandra chinensis*（Turcz.）Baill. 的干燥成熟果实。习称"北五味子"。

【原植物鉴定】落叶木质藤本。单叶于幼枝上互生，于老茎的短枝上簇生；叶片广椭圆形或倒卵形，长 5～10cm，宽 2～5cm，先端急尖或渐尖，基部楔形，边缘疏生细齿。花单性异株，单生或簇生于叶腋，有长柄，下垂；花被片 6～9，乳白色或粉红色；雄花雄蕊 4～6；雌花心皮 17～40，覆瓦状排列于花托上。果实呈穗状聚合果，浆果球形，肉质，深红色。花期 5～7 月，果期 7～9 月。如图 8-3 所示。

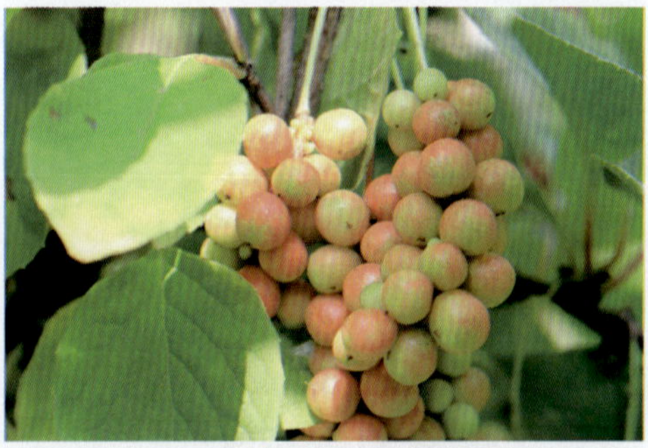

图 8-3 五味子植物图

【产地】主产于吉林、辽宁、黑龙江等地，河北亦产。

【采收加工】秋季果实完全成熟时采收，除去果梗等杂质，晒干。

【性状鉴定】呈皱缩不规则的球形或扁球形，直径 5 ~ 8mm。表面红色、紫红色或暗红色，久贮表面出现“白霜”，果肉柔软。种子 1 ~ 2，呈肾形，长 4 ~ 5mm，宽 3 ~ 4mm，表面棕黄色，有光泽，种皮薄而脆，较易破碎，种仁呈钩状，黄白色，半透明，富有油性。果肉气微，味酸，种子破碎后有香气，味辛、微苦。如图 8-4 所示。

以粒大、果皮紫红、肉厚、柔润者为佳。

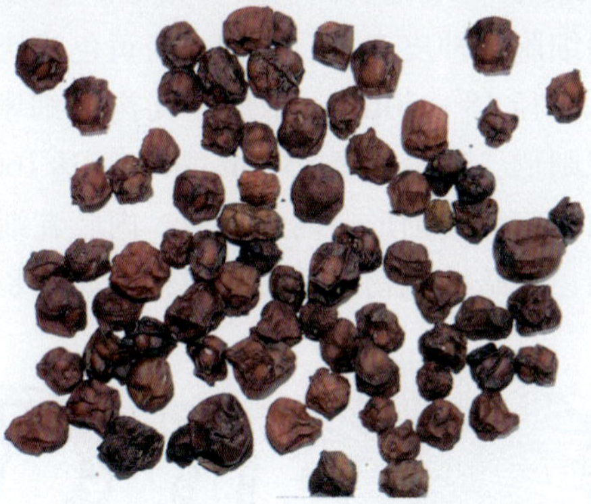

图 8-4 五味子药材图

【显微鉴定】

1. 果皮横切面 外果皮为 1 列方形或长方形细胞，壁稍厚，外被角质层，间有油细胞；中果皮有 10 余列薄壁细胞，细胞切向延长，内含淀粉粒，散有小型外韧型维管束；内果皮为 1 列较小的薄壁细胞，类方形。

2. 种子横切面 最外层为 1 列径向延长栅栏状的石细胞，壁厚，纹孔及孔沟细密，其下为数列类圆形、三角形或多角形的石细胞，壁厚，纹孔较大，最内侧的石细胞形状不规则，壁较薄。石细胞下方为 3 ~ 4 列较小的薄壁细胞。种脊部位有维管束及纤维束。油细胞 1 列，径向延长，内含棕黄色油滴，其下为 3 ~ 5 列小型细胞。种皮内表皮为 1 列小细胞，壁略厚。胚乳细胞呈多角形，内含脂肪油滴和糊粉粒。如图 8-5 所示。

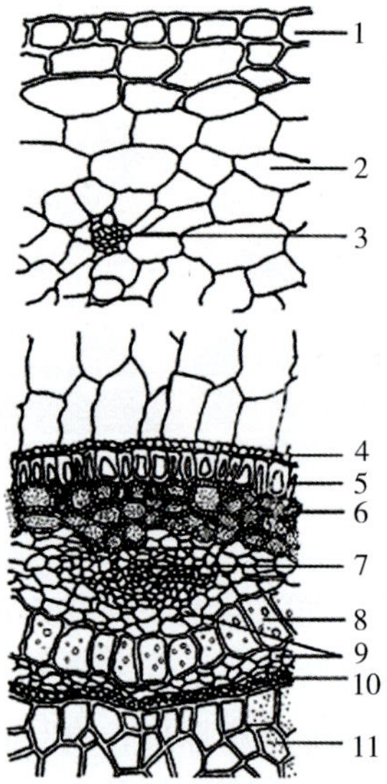

图8-5 五味子横切面详图

1. 外果皮 2. 中果皮 3. 中果皮维管束 4. 内果皮 5. 种皮外层石细胞 6. 种皮内层石细胞层 7. 种脊维管束 8. 油细胞 9. 薄壁细胞 10. 种皮内表皮细胞 11. 胚乳

3. 粉末 暗紫色。果皮表皮细胞表面观类多角形，垂周壁略呈连珠状增厚，表面有角质线纹，有的散有油细胞。种皮表皮石细胞，淡黄色或淡黄棕色，表面观呈多角形或长多角形，大小均匀，直径18～50μm，壁厚，孔沟极细密。种皮内层石细胞较大，呈多角形、类圆形或不规则形，直径约至83μm，最长可达160μm，壁稍厚，纹孔较大，孔沟稍粗，胞腔明显。油细胞呈类圆形，内含油滴。内胚乳细胞多角形，含脂肪油滴及糊粉粒。中果皮细胞皱缩，含暗棕色物，并含淀粉粒。如图8-6所示。

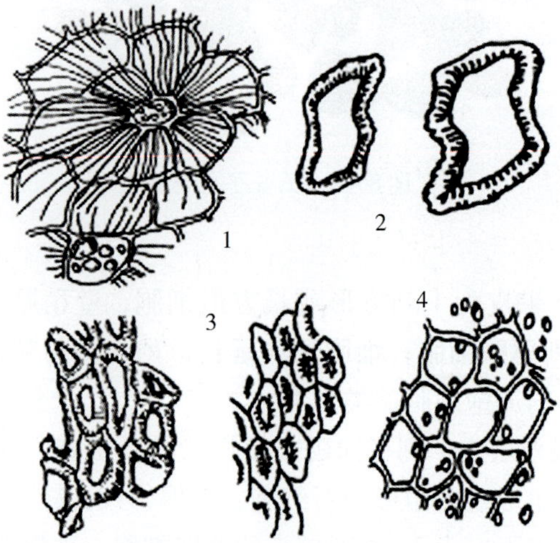

图8-6 五味子粉末图

1. 果皮碎片（示分泌细胞，角质层纹理） 2. 种皮内层石细胞
3. 种皮表皮石细胞 4. 胚乳细胞

【化学成分】含多种木脂素类化合物，主要为五味子素、γ - 五味子素、去氧五味子素、五味子素 A ~ H 等。果实成熟后种皮中木脂素含量最高为 5% ~20%。

种子含挥发油 2%，果肉含挥发油 0.3%。尚含多种有机酸、维生素 C、多糖等。

【理化鉴定】将五味子压成饼，称取 1g，加水 10mL，时时振摇，浸 10 分钟，滤过，滤液浓缩至小体积，加五倍量 95% 乙醇，并强烈搅拌 5 分钟左右，滤过，滤液回收乙醇，加水稀释至 10mL，加活性炭少许，振摇后滤过，得无色或浅粉红色澄明溶液。

1. 酸性试验　取上述溶液 1mL，滴加甲基红指示剂 1 滴，溶液即变红色。

2. 检查还原性物质　取上述溶液 1mL，加高锰酸钾试液 1 滴，紫色立即消退，溶液变浅橙黄色，放置 1 小时后，溶液渐渐变为无色。

3. 枸橼酸盐反应　取上述溶液 2mL，加氢氧化钠试剂中和后，加硫酸汞试液 1 滴，加热至沸，加高锰酸钾试液 1 滴。紫色即消失，并发生白色沉淀。

【检查】

1. 杂质　不得过 1%。

2. 水分　不得过 16.0%。

【含量测定】《中国药典》规定，以高效液相色谱法测定，含五味子醇甲（$C_{24}H_{32}O_7$）不得少于 0.40%。

【功效】酸、甘，温。收敛固涩，益气生津，补肾宁心。

南五味子（Schisandrae Sphenantherae Fructus）

【来源】为木兰科植物华中五味子 *Schisandra sphenanthera* Rehd. et Wils. 的干燥成熟果实。

【性状鉴定】呈球形或扁球形，直径 4 ~6mm。表面棕红色至暗棕色，干瘪，皱缩，果肉常紧贴于种子上。种子 1 ~2，肾形，表面棕黄色，有光泽，种皮薄而脆。果肉气微，味微酸。如图 8 -7、图 8 -8 所示。

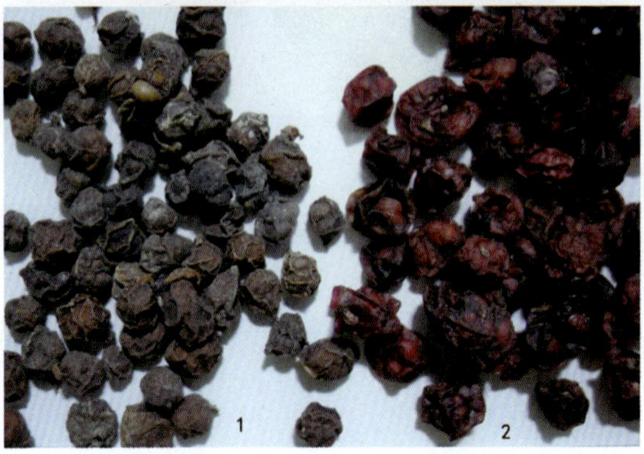

图 8 -7　南五味子与五味子药材对比图

1. 南五味子　2. 五味子

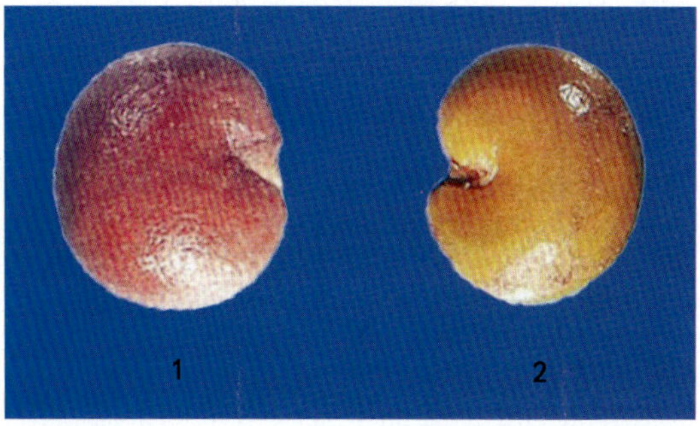

图 8-8　南五味子与五味子种子对比图

1. 南五味子　2. 五味子

【化学成分】含五味子甲素，五味子酯甲、乙、丙、丁、戊等成分。

【功效】酸、甘，温。收敛固涩，益气生津，补肾宁心。

木瓜（Chaenomelis Fructus）

【来源】为蔷薇科植物贴梗海棠 *Chaenomeles speciosa*（Sweet）Nakai 的干燥近成熟果实。

【性状鉴定】长圆形，多纵剖成两半，长 4～9cm，宽 2～5cm，厚 1～1.5cm。外表面紫红色或红棕色，有不规则的深皱纹；剖面边缘向内卷曲，果肉红棕色，中心部分凹陷，棕黄色；种子扁长三角形，多脱落。质坚硬，气微清香，味酸。如图 8-9 所示。

以质坚实、肉厚、色紫红、味酸者为佳。

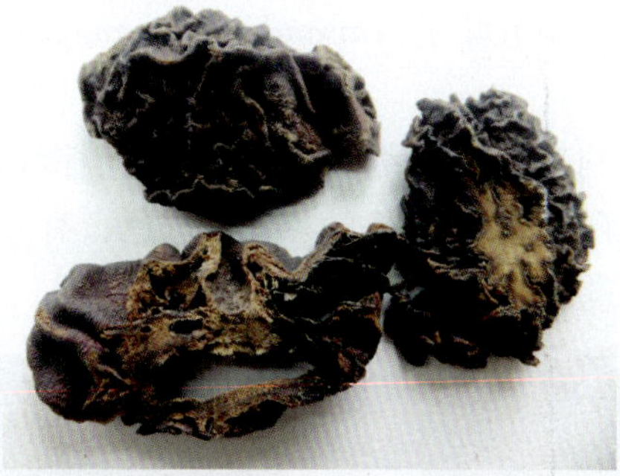

图 8-9　木瓜饮片图

【化学成分】含皂苷、黄酮类、维生素 C 和苹果酸、酒石酸、枸橼酸等大量有机酸。还含有多种酶、鞣质、果胶等。

【功效】酸，温。舒筋活络，和胃化湿。

市场动态

在中药市场，常有将“光皮木瓜”作为木瓜（又称皱皮木瓜）出售者。光皮木瓜来源于蔷薇科植物木瓜（榠楂）*Chaenomeles sinensis*（Thouin）Koehne

的干燥近成熟果实，其外表面红棕色，光滑，种子扁三角形且多数密集，果肉粗糙并显颗粒性，味微酸涩。如图 8－10 所示。

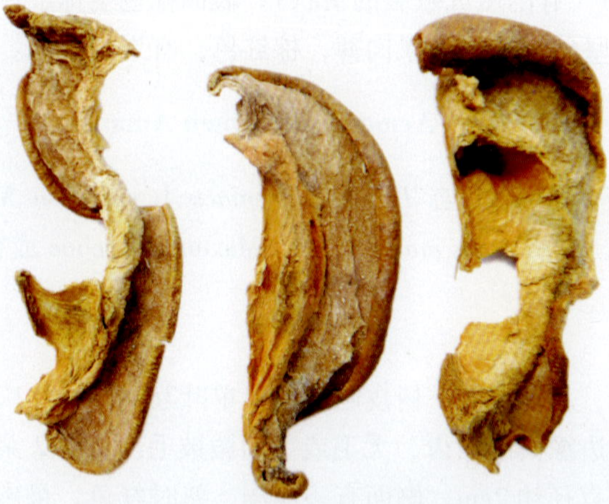

图 8－10　木瓜伪品——光皮木瓜图

山楂（Crataegi Fructus）

【来源】为蔷薇科植物山里红 *Crataegus pinnatifida* Bge. var. *major* N. E. Br. 或山楂 *Crataegus pinnatifida* Bge. 的干燥成熟果实。

【性状鉴定】为圆形片，皱缩不平，直径 1～2.5cm，厚 0.2～0.4cm。外皮红色，具皱纹，有灰白色小斑点。果肉深黄色至浅棕色。中部横切片具 5 粒浅黄色果核，但核多脱落而中空。有的饮片可见短而细的果梗或花萼残迹。气微清香，味酸、微甜。如图 8－11 所示。

以片大、皮红、肉厚、核少者为佳。

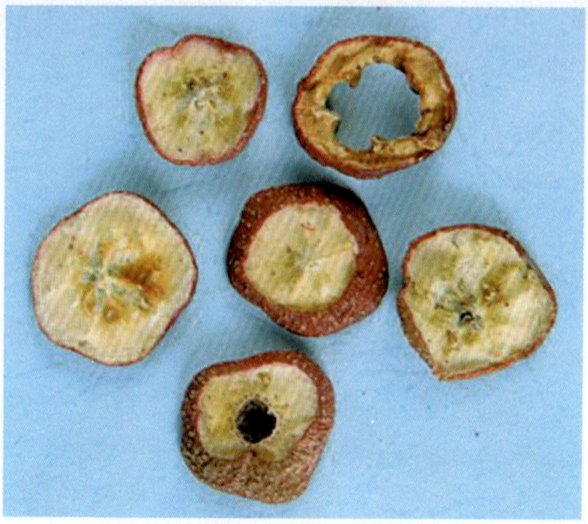

图 8－11　山楂饮片图

【化学成分】有机酸类：枸橼酸、山楂酸、酒石酸等。黄酮类：槲皮素、牡荆素、金丝桃苷、芦丁等。另含内酯、糖类、鞣质、皂苷等成分。

【功效】酸、甘，微温。消食健胃，行气散瘀，化浊降脂。

【附注】野山楂　为同属植物野山楂 *Crataegus cuneata* Sieb. et Zucc. 的干燥成熟果实，习称“南山楂”。主产于江苏、浙江、广东等地，均为野生。其果实较小，类球形，直径 0.8～1.4cm（有的压成破裂的饼状），表面棕色至棕红色，有细纹和灰白色小点，有宿萼痕迹。质坚硬，核大，果肉薄，棕红色，有果核数粒。气微，味酸、微涩。

苦杏仁（Armeniacae Semen Amarum）

【来源】为蔷薇科植物山杏 *Prunus armeniaca* L. var. *ansu* Maxim. 、西伯利亚杏 *Prunus sibirica* L. 、东北杏 *Prunus mandshurica*（Maxim.）Koehne 或杏 *Prunus armeniaca* L. 的干燥成熟种子。

【原植物鉴定】

山杏　落叶乔木，高达 10m，树皮暗灰色。单叶互生，叶片广卵形或宽椭圆形，先端渐尖，基部楔形，边缘具细锯齿，无毛或下面微被毛。花常 2 朵并生，先叶开放，粉红色。核果近球形，直径约 2cm，侧面有一浅沟，熟时红色，果肉薄，果核具网纹，边缘薄而锐；种子 1 枚，扁心形，味苦。花期 3～4 月，果期 4～6 月。

西伯利亚杏　落叶灌木或小乔木，高 2～5m。叶片卵形，基部圆形或阔楔形。花单生或 2 朵并生，白色或粉红色。核果近球形，成熟时黄色带红晕，果核粗糙，两侧外展而锐利。

东北杏　高大乔木，高达 15m。叶缘有粗而深的重锯齿。花通常单生，偶有 2 朵并生，白色。核果扁圆形，果核粗糙，两侧扁平。

杏　落叶乔木，高达 10m 。叶片卵圆形，先端微尖，基部楔形或近截形。核果心状卵圆形，黄色。果肉多汁，果核平滑，两侧各有 1 棱。

【产地】我国北方大部分地区均产，以内蒙古、吉林、辽宁、河北产量最大。

【采收加工】夏季采收成熟果实，除去果肉和核壳，取出种子，晒干。

【性状鉴定】呈扁心形，长 1～1.9cm，宽 0.8～1.5cm，厚 0.5～0.8cm。表面黄棕色至深棕色，一端尖，另端钝圆，肥厚，左右不对称，尖端一侧有短线形种脐，圆端合点处向上具多数深棕色的脉纹。种皮薄，子叶 2，乳白色，富油性。气微，味苦。如图 8－12 所示。

以颗粒圆满、完整、味苦者为佳。

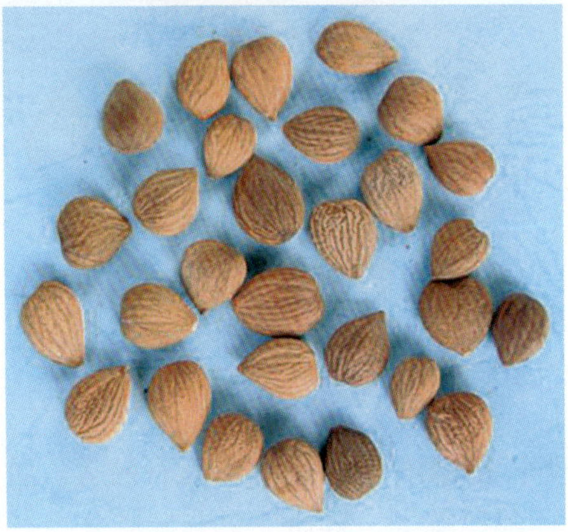

图 8－12　苦杏仁药材图

【显微鉴定】

1. 种子横切面　种皮表皮细胞1列，散有近圆形的橙黄色石细胞，常单个或3~5个成群，突出表皮外，埋于表皮的部分有大的纹孔。表皮下为多列薄壁细胞，有小型维管束。外胚乳为1列颓废细胞，内胚乳细胞含糊粉粒及脂肪油。子叶为多角形薄壁细胞，含糊粉粒及脂肪油。如图8-13所示。

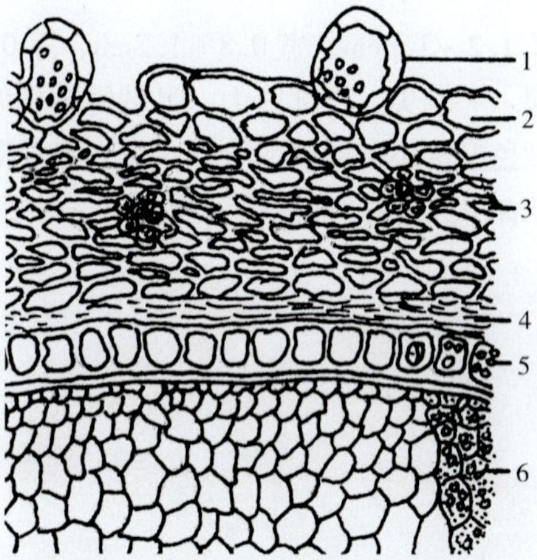

图8-13 苦杏仁横切面详图

1. 石细胞　2. 表皮　3. 薄壁细胞　4. 外胚乳　5. 内胚乳　6. 子叶细胞

2. 山杏粉末　黄白色。种皮石细胞单个散在或数个成群，淡黄色或黄棕色，表面观呈类圆形、类多角形，纹孔大而密；侧面观多呈类贝壳形、卵圆形，底部较宽，18~60μm，孔沟甚密；上部壁厚5~10μm，层纹明显，孔沟少。种皮外表皮薄壁细胞黄棕色或棕色，多皱缩，细胞界限不清，常与石细胞相连。子叶细胞含糊粉粒及油滴，较大的糊粉粒中有细小的草酸钙簇晶，直径2~6μm。内胚乳细胞多角形，常有糊粉粒及油滴。螺纹导管偶见。

【化学成分】含苦杏仁苷约3%，脂肪油约50%，并含苦杏仁酶、苦杏仁苷酶等。

【理化鉴定】

1. 苦杏仁与水共研即产生苯甲醛特殊香气。

2. 取苦杏仁粉末0.1g，置试管中，加水数滴使其湿润，在试管口悬挂一条用碳酸钠湿润过的三硝基苯酚试纸，用软木塞密闭试管，40℃水浴加热后，可见试纸显砖红色。

【检查】过氧化值　不得过0.11。

【含量测定】《中国药典》规定，以高效液相色谱法测定，含苦杏仁苷（$C_{20}H_{27}NO_{11}$）不得少于3.0%。

【功效】苦，微温；有小毒。降气止咳平喘，润肠通便。

【附注】甜杏仁　为杏、山杏等的栽培品种味淡的种子。与苦杏仁外形相似，但形体较大，基部略对称，子叶结合面常不显空隙，苦杏仁苷含量约为0.11%，脂肪油

40% ~60%。北方多作副食品用。

桃仁（Persicae Semen）

【来源】为蔷薇科植物桃 *Prunus persica*（L.）Batsch 或山桃 *Prunus davidiana*（Carr.）Franch. 的干燥成熟种子。

【性状鉴定】

桃仁　呈扁长卵形，长 1.2 ~ 1.8cm，宽 0.8 ~ 1.2cm，厚 0.2 ~ 0.4cm。表面黄棕色至红棕色，密布颗粒状突起。一端尖，中部膨大，另端钝圆稍偏斜，边缘较薄。尖端一侧有短线形种脐，圆端有颜色略深不甚明显的合点，自合点处散出多数纵向维管束。种皮薄，子叶 2，类白色，富油性。气微，味微苦。如图 8 – 14 所示。

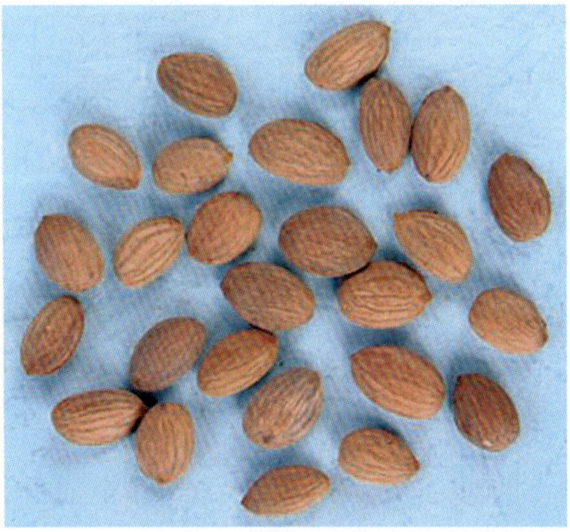

图 8 – 14　桃仁药材图

山桃仁　呈类卵圆形，较小而肥厚，长约 0.9cm，宽约 0.7cm，厚约 0.5cm。

以颗粒饱满、均匀、完整者为佳。

【化学成分】含苦杏仁苷，含量约为苦杏仁的 1/2。并含苦杏仁酶、尿囊素酶、乳糖酶、维生素 B_1 及多量脂肪油。

【功效】苦、甘，平。活血祛瘀，润肠通便，止咳平喘。

乌梅（Mume Fructus）

【来源】为蔷薇科植物梅 *Prunus mume*（Sieb.）Sieb. et Zucc. 的干燥近成熟果实。

【性状鉴定】呈类球形或扁球形，直径 1.5 ~ 3cm。表面乌黑色或棕黑色，皱缩不平，基部有圆形果梗痕。果核坚硬，椭圆形，棕黄色，表面有凹点；种子扁卵形，淡黄色。气微，味极酸。如图 8 – 15 所示。

以个大、肉厚、柔润、味极酸者为佳。

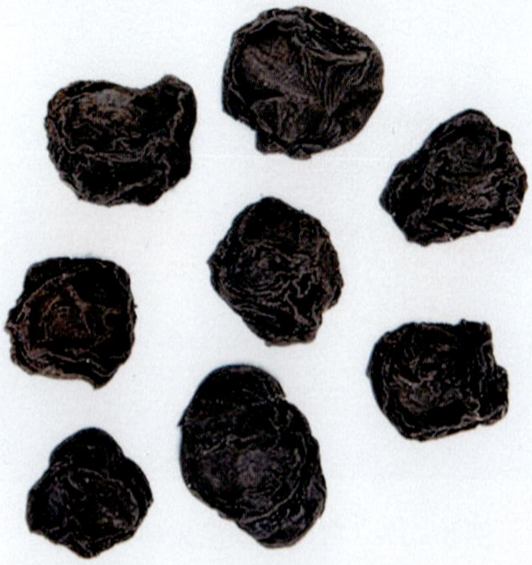

图 8－15　乌梅药材图

【化学成分】果实含柠檬酸、苹果酸、琥珀酸、β－谷甾醇、蜡醇等，种子含苦杏仁苷、脂肪油等。

【功效】酸、涩，平。敛肺，涩肠，生津，安蛔。

市场动态

乌梅既可药用，又可用于制作保健饮料，需求量较大，市场常有将未成熟的山杏果实或桃的幼果干燥后，经醋制冒充乌梅出售，由于外形极相似，不易区别，使得乌梅成为医药市场中问题较多的药材之一。有经验的药工常剥去果肉后，以种子鉴别。乌梅果核椭圆形，棕黄色，表面具多数凹点；山杏果核扁圆形，表面呈细网状，边缘锋利；幼桃果核表面有多数脑状沟纹。如图 8－16、图 8－17 所示。

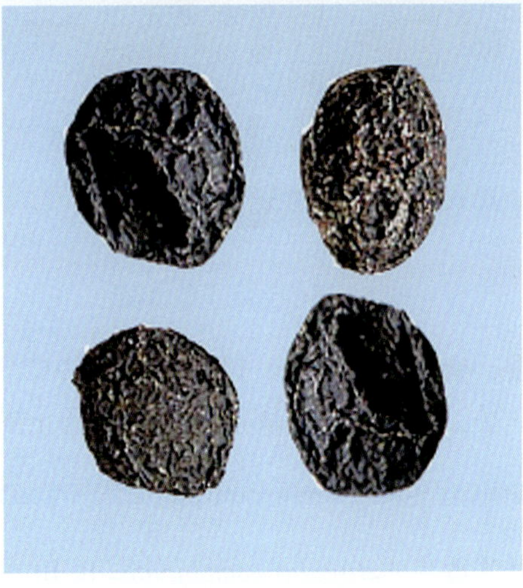

图 8－16　乌梅伪品——山杏图

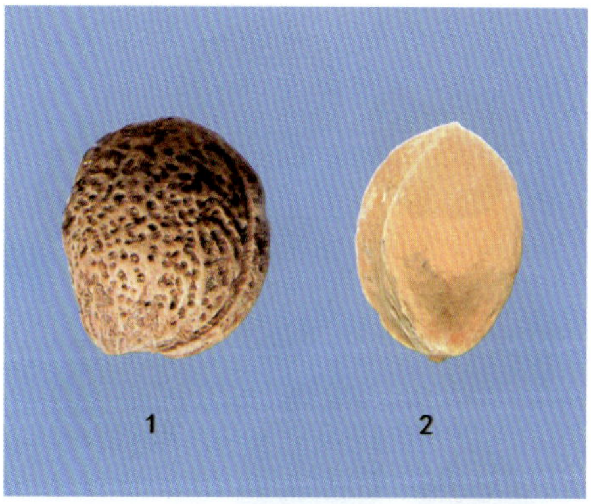

图 8－17　乌梅与伪品果核对比图

1. 乌梅　2. 山杏

金樱子（Rosae Laevigatae Fructus）

【来源】为蔷薇科植物金樱子 *Rosa laevigata* Michx. 的干燥成熟果实。

【性状鉴定】为花托发育而成的假果。呈倒卵形，长 2～3.5cm，直径 1～2cm。表面红黄色或红棕色，有突起的棕色小点，系毛刺脱落后的残基。顶端有盘状花萼残基，中央有黄色柱基，下部渐尖。质硬。切开后，花托壁厚 1～2mm，内有多数坚硬的小瘦果，内壁及瘦果均有淡黄色绒毛。气微，味甘、微涩。如图 8－18 所示。

以个大、肉厚、色红、有光泽、去净刺者为佳。

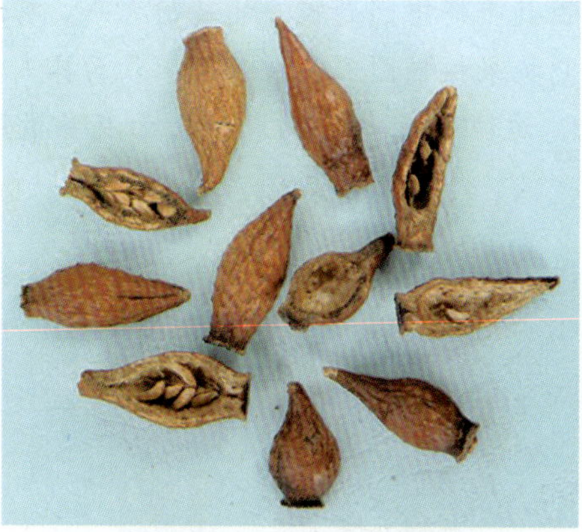

图 8－18　金樱子饮片图

【化学成分】含苹果酸、枸橼酸、鞣质、树脂、维生素 C、果糖、蔗糖、皂苷等。

【功效】酸、甘、涩，平。固精缩尿，固崩止带，涩肠止泻。

沙苑子（Astragali Complanati Semen）

【来源】为豆科植物扁茎黄芪 *Astragalus complanatus* R. Br. 的干燥成熟种子。

【性状鉴定】略呈肾形而稍扁，长 2～2.5mm，宽 1.5～2mm，厚约 1mm。表面光滑，褐绿色或灰褐色，边缘一侧微凹处具圆形种脐。质坚硬，不易破碎。子叶2，淡黄色，胚根弯曲。气微，味淡，嚼之有豆腥味。如图8－19所示。

以颗粒饱满、色绿褐者为佳。

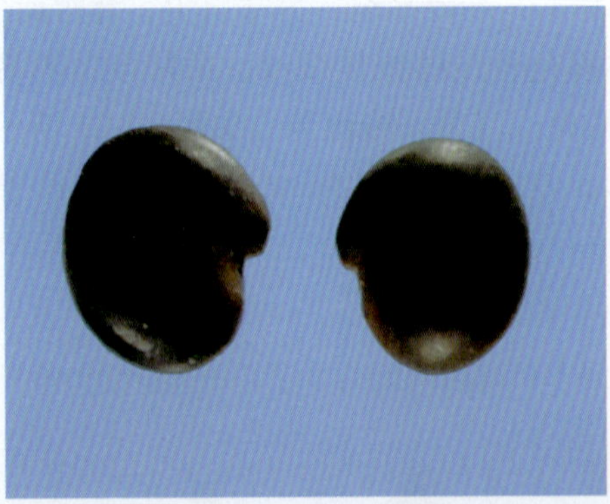

图8－19　沙苑子药材图

【化学成分】含多种黄酮类、苷类成分，并含脂肪油、甾醇及氨基酸等成分。

【功效】甘，温。补肾助阳，固精缩尿，养肝明目。

市场动态

在中药市场，不法商贩常将紫云英作为沙苑子出售。紫云英来源于豆科植物紫云英 *Astragalus sinicus* L. 的干燥种子，识别要点为：呈长肾形，两侧明显压扁状，长2.5～3.5mm，宽2～2.5mm。表面黄绿色或棕黄色，一侧中央凹陷较深，似钩状，嚼之无豆腥气。如图8－20所示。

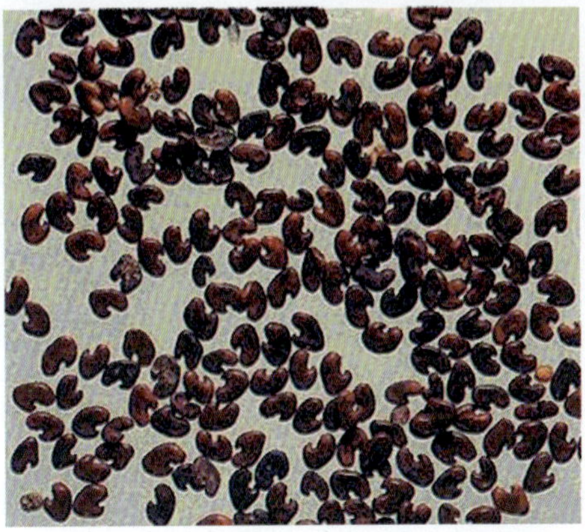

图8－20　沙苑子伪品——紫云英图

决明子（Cassiae Semen）

【来源】为豆科植物决明 *Cassia obtusifolia* L. 或小决明 *Cassia tora* L. 的干燥成熟

种子。

【性状鉴定】

决明　略呈菱方形或短圆柱形，两端平行倾斜，长 3 ~ 7mm，宽 2 ~ 4mm。表面绿棕色或暗棕色，平滑有光泽。一端较平坦，另端斜尖，背腹面各有 1 条突起的棱线，棱线两侧各有 1 条斜向对称而色较浅的线性凹纹。质坚硬，不易破碎。种皮薄，子叶 2，黄色，呈“S”形折曲并重叠。气微，味微苦。如图 8 – 21 所示。

小决明　呈短圆柱形，较小，长 3 ~ 5mm，宽 2 ~ 3mm。表面棱线两侧各有 1 片宽广的浅黄棕色带。

以颗粒均匀、饱满、色绿棕者为佳。

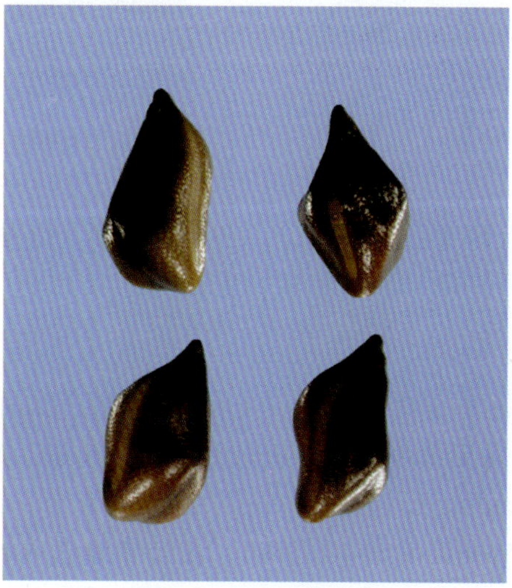

图 8 – 21　决明子药材图

【化学成分】

决明种子　含游离羟基蒽醌衍生物，如大黄酚、大黄素甲醚、大黄素、决明素、决明苷等。

小决明种子　主含游离蒽醌衍生物，如橙黄决明素、大黄酚、大黄素甲醚、决明素、黄决明素等。另含决明子内酯等其他成分。

【功效】甘、苦、咸，微寒。清热明目，润肠通便。

枳壳（Aurantii Fructus）

【来源】为芸香科植物酸橙 *Citrus aurantium* L. 及其栽培变种的干燥未成熟果实。

【性状鉴定】呈半球形，直径 3 ~ 5cm。外果皮棕褐色至褐色，有颗粒状突起，突起的顶端有凹点状油室；有明显的花柱残迹或果梗痕。切面中果皮黄白色，光滑而稍隆起，厚 0.4 ~ 1.3cm，边缘散有 1 ~ 2 列油室，瓤囊 7 ~ 12 瓣，少数至 15 瓣，汁囊干缩呈棕色至棕褐色，内藏种子。质坚硬，不易折断。气清香，味苦、微酸。如图 8 – 22 所示。

以外皮绿褐、个大、果肉厚、质坚硬、香气浓者为佳。

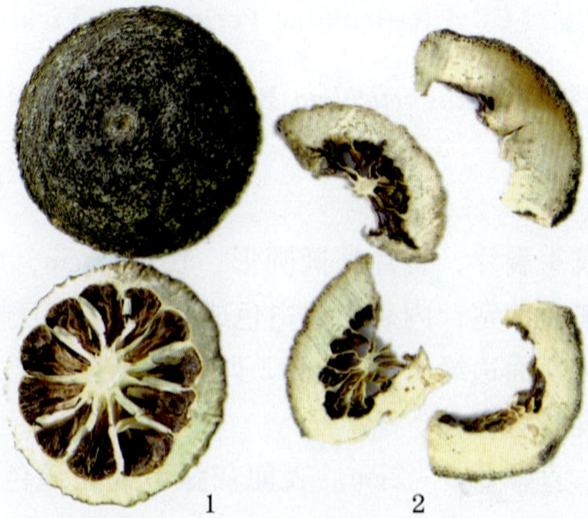

1　　　　　　2

图 8 -22　枳壳药材及饮片图

1. 药材　2. 饮片

【化学成分】含挥发油、辛弗林、N - 甲基酪胺，另含橙皮苷、新橙皮苷、柚皮苷、野漆树苷和忍冬苷等黄酮苷化合物及维生素 C 等。

【功效】苦、辛、酸，微寒。理气宽中，行滞消胀。

【附注】枳实　为芸香科植物酸橙 *Citrus aurantium* L. 及其栽培变种或甜橙 *C. sinensis* Osbeck 的干燥幼果。呈半球形，少数为球形，直径 0.5 ~ 2.5cm。外果皮黑绿色或暗棕绿色，具颗粒状突起和皱纹，有明显的花柱残迹或果梗痕。切面中果皮略隆起，厚 0.3 ~ 1.2cm，黄白色或黄褐色，边缘有 1 ~ 2 列油室，瓤囊棕褐色。质坚硬。气清香，味苦、微酸。破气消积，化痰散痞。

陈皮（Citri Reticulatae Pericarpium）

【来源】为芸香科植物橘 *Citrus reticulata* Blanco 及其栽培变种的干燥成熟果皮。药材分为“陈皮”和“广陈皮”。

【性状鉴定】

陈皮　常剥成数瓣，基部相连，有的呈不规则的片状，厚 1 ~ 4mm。外表面橙红色或红棕色，有细皱纹和凹下的点状油室；内表面浅黄白色，粗糙，附黄白色或黄棕色筋络状维管束。质稍硬而脆。气香，味辛、苦。

广陈皮　常 3 瓣相连，形状整齐，厚度均匀，约 1mm。点状油室较大，对光照视，透明清晰。质较柔软。

以瓣大、整齐、外皮色深红、内面白色、肉厚、油性大、质柔软、香气浓郁者为佳。

【化学成分】含挥发油及黄酮类化合物等。油中主要成分为右旋柠檬烯及柠檬醛等。黄酮类化合物有橙皮苷、橘皮素、新陈皮苷等。

【功效】苦、辛，温。理气健脾，燥湿化痰。

青皮（Citri Reticulatae PericarpiumViride）

【来源】为芸香科植物橘 *Citrus reticulata* Blanco 及其栽培变种的干燥幼果或未成熟果实的果皮。

【性状鉴定】

四花青皮　果皮剖成4裂片，裂片长椭圆形，长4～6cm，厚0.1～0.2cm。外表面灰绿色或黑绿色，密生多数油室；内表面类白色或黄白色，粗糙，附黄白色或黄棕色小筋络。质稍硬，易折断，断面边缘有油室1～2列。气香，味苦、辛。

以外皮青、内白、皮厚者为佳。

个青皮　呈类球形，直径0.5～2cm。表面灰绿色或黑绿色，微粗糙，有细密凹下的油室，顶端有稍突起的柱基，基部有圆形果梗痕。质硬，断面果皮黄白色或淡黄棕色，厚0.1～0.2cm，外缘有油室1～2列。瓤囊8～10瓣，淡棕色。气清香，味酸、苦、辛。

以个匀、质硬、体重、肉厚、瓤小、香气浓者为佳。

【化学成分】含左旋对羟福林乙酸盐，另外，还含多种氨基酸，如天冬氨酸、谷氨酸、脯氨酸、甘氨酸等。

【功效】苦、辛，温。疏肝破气，消积化滞。

酸枣仁（Ziziphi Spinosae Semen）

【来源】为鼠李科植物酸枣 *Ziziphus jujuba* Mill. var. *spinosa*（Bunge）Hu ex H. F. Chou 的干燥成熟种子。

【性状鉴定】呈扁圆形或扁椭圆形，长5～9mm，宽5～7mm，厚约3mm。表面紫红色或紫褐色，平滑有光泽，有的有裂纹。有的两面突起；有的一面较平坦，中间或有1条隆起的纵皱纹；另一面稍突起。一端凹陷，可见线形种脐；另一端有细小突起的合点。种皮较脆，胚乳白色，子叶2，浅黄色，富油性。气微，味淡。如图8－23所示。

以粒大、饱满、完整、有光泽、外皮红棕色、无核壳者为佳。

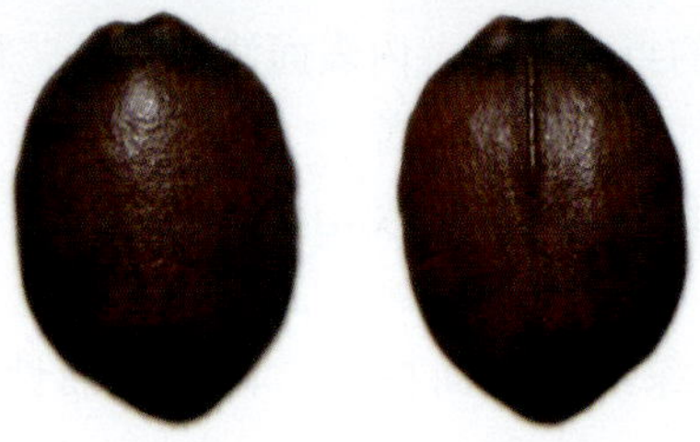

图8－23　酸枣仁药材图

【化学成分】含酸枣仁皂苷A和酸枣仁皂苷B，水解得酸枣仁皂苷元。另含黄酮类成分斯皮诺素、当药素，以及齐墩果酸、植物甾醇、油酸、脂肪油等。

【功效】甘、酸，平。养心补肝，宁心安神，敛汗，生津。

市场动态

在医药市场，常有不法商贩推销产于云南省的“滇枣仁”。滇枣仁又称理枣仁，为鼠李科植物滇刺枣 *Ziziphus mauritiana* Lam. 的干燥成熟种子，其识别要点为：呈扁圆形或略呈扁心形，表面淡黄色或棕黄色，可见色较浅的麻点。腹面较平坦，中间具宽约1mm纵棱纹。如图8－24所示。

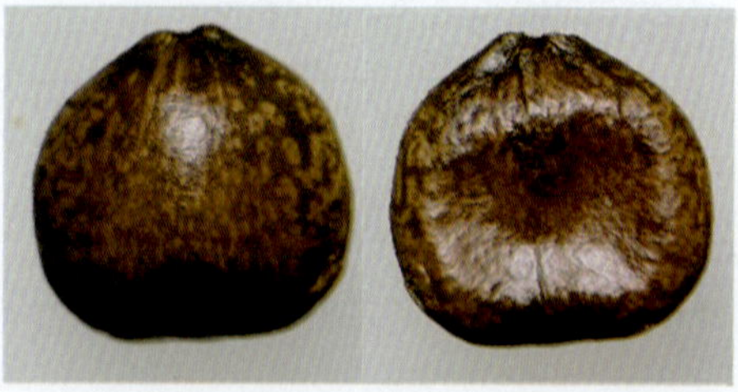

图8－24 酸枣仁伪品——滇枣仁图

小茴香（Foeniculi Fructus）

【来源】为伞形科植物茴香 *Foeniculum vulgare* Mill. 的干燥成熟果实。

【原植物鉴定】多年生草本，高0.6～2m，全株被白粉，有强烈的香气。茎直立，有棱，上部分枝。叶互生，叶片3～4回羽状分裂，叶柄长，基部鞘状抱茎。复伞形花序顶生，花小，黄色。双悬果长圆形，黄绿色，每分果有5条隆起的纵棱。花期6～8月，果期8～10月。

【产地】主产于山西、内蒙古、黑龙江等地。我国大部分地区均有栽培。

【采收加工】秋季果实初熟时采割植株，晒干，打下果实，除去杂质。

【性状鉴定】为双悬果，呈圆柱形，有的稍弯曲，长4～8mm，直径1.5～2.5mm。表面黄绿色或淡黄色，两端略尖，顶端残留有黄棕色突起的柱基，基部有时有细小的果梗。分果呈长椭圆形，背面有纵棱5条，接合面平坦而较宽。横切面略呈五边形，背面的四边约等长。有特异香气，味微甜、辛。如图8－25所示。

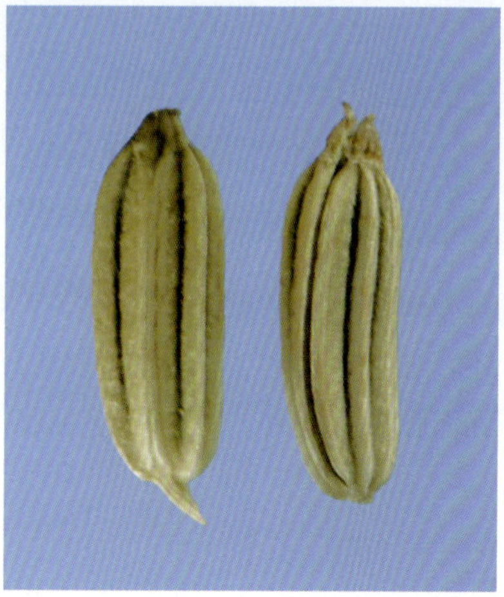

图8－25 小茴香药材图

以颗粒饱满、色黄绿、香气浓郁者为佳。

【显微鉴定】

1. 分果横切面 外果皮为1列扁平细胞，外被角质层。中果皮纵棱处有维管束，其周围有多数木化网纹细胞；背面纵棱间各有大的椭圆形棕色油管1个，接合面有油管2个，共6个。内果皮为1列扁平薄壁细胞，细胞长短不一。种皮细胞扁长，含棕色物。胚乳细胞多角形，含多数糊粉粒，每个糊粉粒中含有细小草酸钙簇晶。如图8－26、图8－27所示。

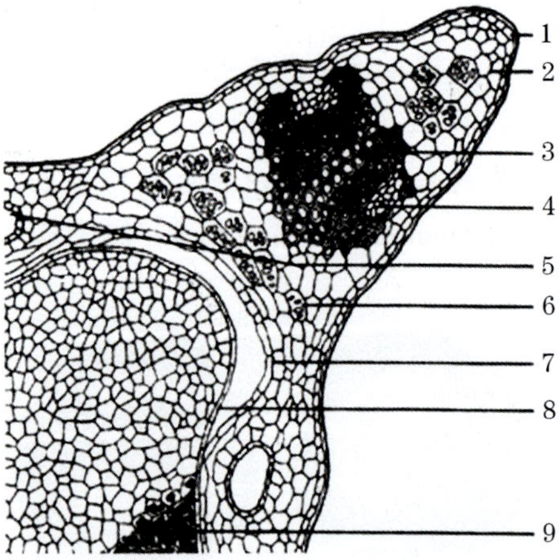

图8－26 小茴香横切面详图

1. 外果皮 2. 中果皮 3. 木质部 4. 韧皮部 5. 油管 6. 网纹细胞 7. 内果皮 8. 种皮 9. 内胚乳

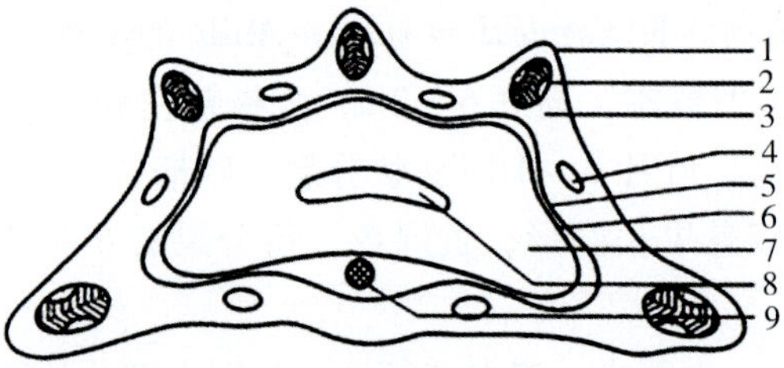

图8－27 小茴香横切面简图

1. 外果皮 2. 维管束柱 3. 中果皮 4. 油管 5. 内果皮 6. 种皮 7. 内胚乳 8. 胚 9. 种脊维管

2. 粉末 绿黄色或黄棕色。外果皮细胞多角形，壁稍厚，气孔不定式，类圆形，副卫细胞4个。网纹细胞类长方形或类圆形，壁厚，微木化，具网状壁孔。油管碎片黄棕色或深红棕色，常已破碎。分泌细胞多角形，含棕色分泌物。内果皮细胞为镶嵌状细胞，表面观狭长，壁菲薄，常5～8个细胞为一组，以其长轴相互作不规则镶嵌排列。内胚乳细胞多角形，内含糊粉粒，每个糊粉粒中含细小簇晶1个。草酸钙簇晶存在于内胚乳细胞中。此外，有木薄壁细胞等。如图8－28所示。

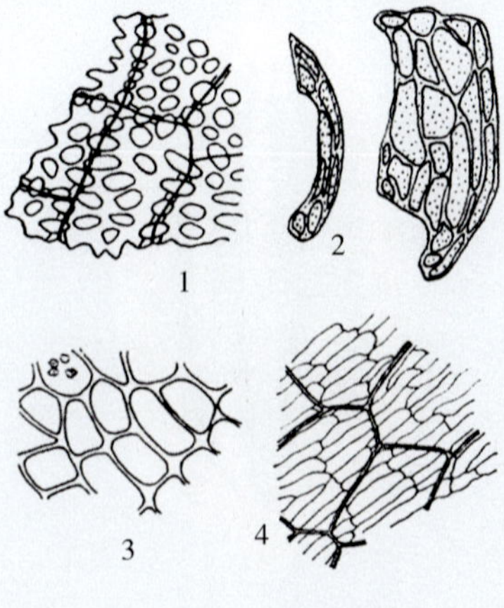

图8-28　小茴香粉末图

1. 木化网纹细胞　2. 油管碎片　3. 内胚乳细胞　4. 内果皮（镶嵌状细胞）

【化学成分】含挥发油3%～8%，油中主含反式茴香脑、α-茴香酮、柠檬烯等。黄酮类化合物：槲皮素等。脂肪油：脂肪油中含多种天然抗氧化剂。另含甾类化合物。

【理化鉴定】

1. 检查香豆素　取本品粉末0.5g，加乙醚适量，冷浸1小时，滤过。滤液浓缩至约1mL，加7%盐酸羟胺甲醇液2～3滴，20%氢氧化钾乙醇液3滴，在水浴上微热，冷却后，加稀盐酸调节pH 3～4，再加1%三氯化铁乙醇溶液2滴，显紫色。

2. 检查茴香脑　取本品粉末0.5g，加乙醚适量，冷浸1小时，滤过。滤液浓缩至约1mL，加0.4%2,4-二硝基苯肼2mol/L盐酸溶液2～3滴，显橘红色。

【检查】

1. 杂质　不得过4%。

2. 总灰分　不得过10.0%。

【含量测定】《中国药典》规定，以气相色谱法测定，含反式茴香脑（$C_{10}H_{12}O$）不得少于1.4%。

【功效】辛，温。散寒止痛，理气和胃。

市场动态

在吉林、甘肃、内蒙古、四川、贵州、山西、广西等省区的医药市场，常有将伞形科植物莳萝 *Anethum graveolens* L. 的果实误作小茴香销售。其识别要点为：外形较小而圆，每分果呈广椭圆形，扁平，背面有3条不甚明显的肋线，两侧肋线延伸作翅状。气芳香，味辛凉。如图8-29所示。

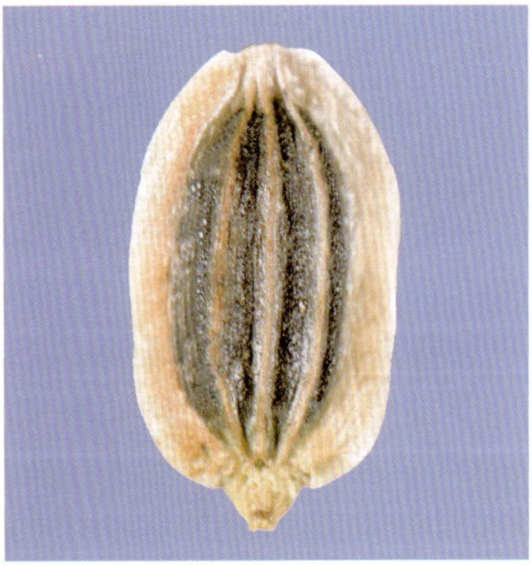

图 8-29　小茴香伪品——莳萝果实图

山茱萸（Corni Fructus）

【来源】为山茱萸科植物山茱萸 *Cornus officinalis* Sieb. et Zucc. 的干燥成熟果肉。

【性状鉴定】呈不规则的片状或囊状，长 1～1.5cm，宽 0.5～1cm。表面紫红色至紫黑色，皱缩，有光泽。顶端有的有圆形宿萼痕，基部有果梗痕。质柔软。气微，味酸、涩、微苦。

以粒大、果皮紫红、肉厚、柔软油润者为佳。

【化学成分】含山茱萸苷、番木鳖苷、莫诺苷等。另尚含熊果酸、酒石酸、没食子酸等。

【功效】酸、涩，微温。补益肝肾，收涩固脱。

连翘（Forsythiae Fructus）

【来源】为木犀科植物连翘 *Forsythia suspensa*（Thunb.）Vahl 的干燥果实。

【原植物鉴定】落叶灌木。小枝常下垂，略成四棱形，皮孔明显，髓中空。单叶对生或三小叶丛生，卵形至长椭圆状卵形，边缘有不规则锯齿。花先叶开放，一至数朵，腋生，金黄色，花冠钟状，上部 4 裂；雄蕊 2，着生花冠筒基部；柱头 2 裂。蒴果狭卵形，2 瓣裂，表面散生瘤点。花期 3～5 月，果期 7～8 月。如图 8-30 所示。

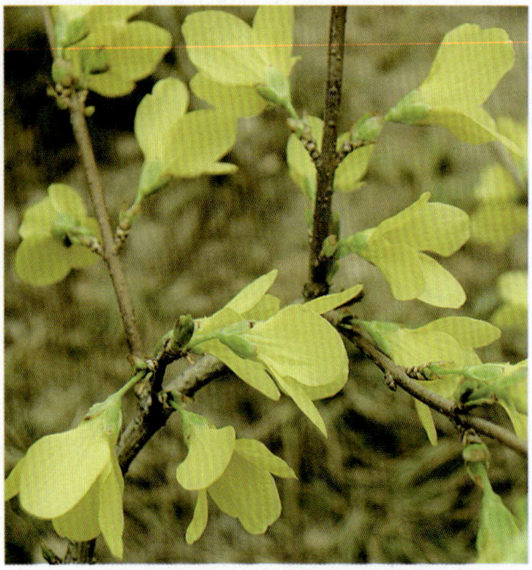

图 8-30　连翘植物图

【产地】主产于山西、陕西、河南等省，甘肃、河北、山东、湖北等省亦产。多为栽培。

【采收加工】秋季果实初熟尚带绿色时采收，除去杂质，蒸熟，晒干，习称“青翘”；果实熟透时采收，晒干，除去杂质，习称“老翘”。

【性状鉴定】呈长卵形至卵形，稍扁，长1.5～2.5cm，直径0.5～1.3cm。表面有不规则的纵皱纹和多数突起的小斑点，两面各有1条明显的纵沟。顶端锐尖，基部有小果梗或已脱落。青翘多不开裂，表面绿褐色，突起的灰白色小斑点较少；质硬；种子多数，黄绿色，细长，一侧有翅。老翘自顶端开裂或裂成两瓣，表面黄棕色或红棕色，内表面多为浅黄棕色，平滑，具一纵隔；质脆；种子棕色，多已脱落。气微香，味苦。如图8－31、图8－32所示。

“青翘”以色绿、不开裂者为佳；“老翘”以色较黄、瓣大、壳厚者为佳。

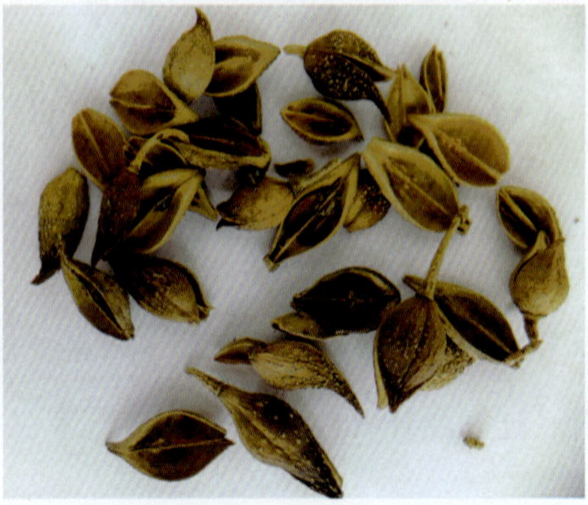

图8－31 连翘（老翘）药材图

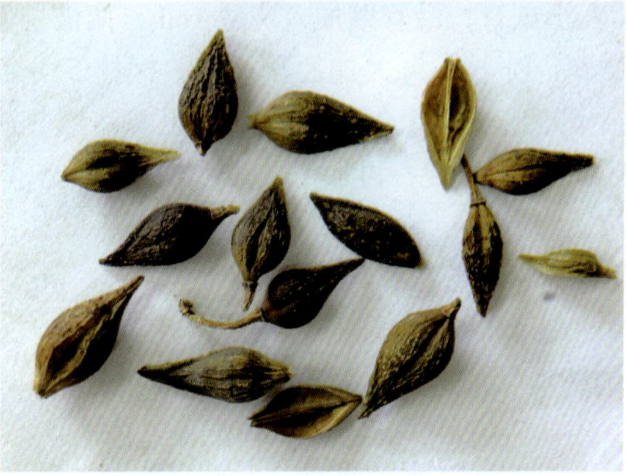

图8－32 连翘（青翘）药材图

【显微鉴定】

1. 果皮横切面　外果皮为1列扁平细胞，外壁及侧壁增厚，被角质层。中果皮外侧薄壁组织中散有维管束。中果皮内侧为多列石细胞，长条形、类圆形或长圆形，壁厚薄不一，多切向镶嵌状排列。内果皮为1列薄壁细胞。

2. 粉末　淡黄棕色。纤维呈短梭状，稍弯曲或不规则状，壁不均匀增厚，具壁沟。

石细胞甚多，长方形至多角形，有的三面壁较厚，一面壁较薄，层纹及纹孔明显。外果皮细胞表面观呈多角形，有不规则或网状角质纹理；断面观呈类方形，有角质层。中果皮细胞类圆形，壁略念珠状增厚。如图 8－33 所示。

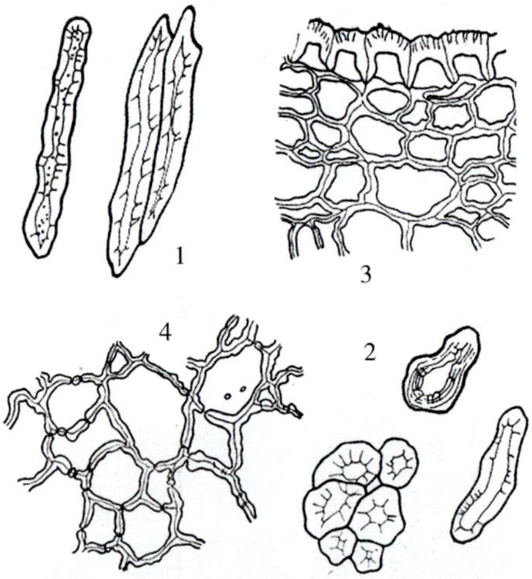

图 8－33　连翘粉末图

1. 纤维　2. 石细胞　3. 外果皮细胞　4. 中果皮细胞

【化学成分】含连翘苷、连翘酯苷 A～E、牛蒡子苷、罗汉松脂苷、松脂素等；种子含挥发油。

【理化鉴定】

1. 检查三萜皂苷　取本品粉末 1g，加 70% 乙醇 10mL 热浸，浸出液蒸干，残渣以 1mL 冰醋酸溶解后，倾入小试管，沿管壁加入硫酸 1mL，两液层间出现紫红色环。

2. 检查香豆精　取本品粉末 0. 5g，加乙醚 5mL，振摇 5 分钟，滤过，滤液置小试管中，加 7% 盐酸羟胺甲醇溶液 3 滴，20% 氢氧化钾甲醇溶液 3 滴，于水浴中微热 2 分钟，放冷，加 1% 盐酸，使呈微酸性，再加 1% 三氯化铁乙醇溶液 2 滴，呈紫红色。

【检查】

1. 杂质　青翘不得过 3%；老翘不得过 9%。

2. 水分　不得过 10. 0%。

【含量测定】《中国药典》规定，以高效液相色谱法测定，含连翘苷（$C_{27}H_{34}O_{11}$）不得少于 0. 15%。

【功效】苦，微寒。清热解毒、消肿散结，疏散风热。

马钱子（Strychni Semen）

【来源】为马钱科植物马钱 *Strychnos nux－vomica* L. 的干燥成熟种子。

【原植物鉴定】常绿乔木，高 10～13m。叶对生，具柄；叶片广卵形或椭圆形，先端急尖或微凹，基部楔形，全缘，革质，有光泽。聚伞花序顶生，花小，白色，近于无梗；花萼先端 5 裂，花冠筒状，先端 5 裂，雄蕊 5，无花丝。浆果球形，成熟时橙色，表面光滑。花期3～6月，果期5～10月。

【产地】主产于印度、越南、泰国、缅甸等国，多为进口。

【采收加工】冬季采收成熟果实，取出种子，晒干。

【性状鉴定】呈纽扣状圆板形，常一面隆起，一面稍凹下，直径1.5～3cm，厚0.3～0.6cm。表面密被灰棕或灰绿色绢状茸毛，自中间向四周呈辐射状排列，有丝样光泽。边缘稍隆起，较厚，有突起的珠孔，底面中心有突起的圆点状种脐。质坚硬，平行剖面可见淡黄白色胚乳，角质状，子叶心形，叶脉5～7条。气微，味极苦。如图8－34所示。

以粒大、饱满、表面灰棕色微带绿、有细密毛茸、质坚硬、无破碎者为佳。

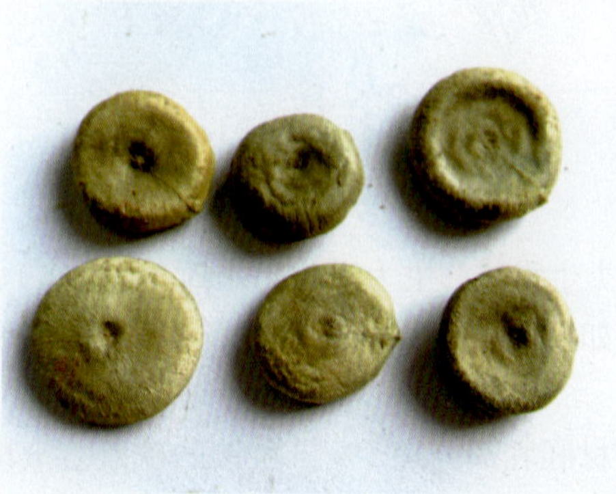

图8－34　马钱子药材图

【显微鉴定】

1. 种子横切面　种皮表皮细胞分化成单细胞毛，向一方倾斜，基部膨大，壁极厚，木化，有纵长扭曲的纹孔。种皮内层为颓废的棕色薄壁细胞。内胚乳细胞多角形，可见胞间连丝，细胞中含脂肪油滴及糊粉粒。如图8－35所示。

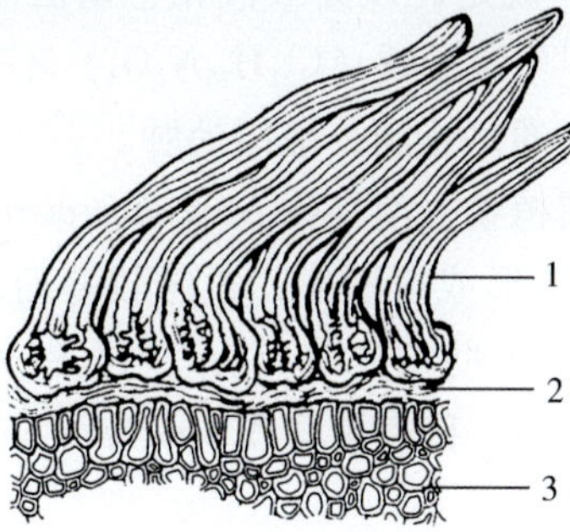

图8－35　马钱子横切面详图

1. 种皮非腺毛　2. 颓废的种皮细胞　3. 胚乳

2. 粉末　灰黄色。非腺毛单细胞，基部膨大似石细胞，壁极厚，多碎断，木化。胚乳细胞多角形，壁厚，内含脂肪油及糊粉粒。如图8－36所示。

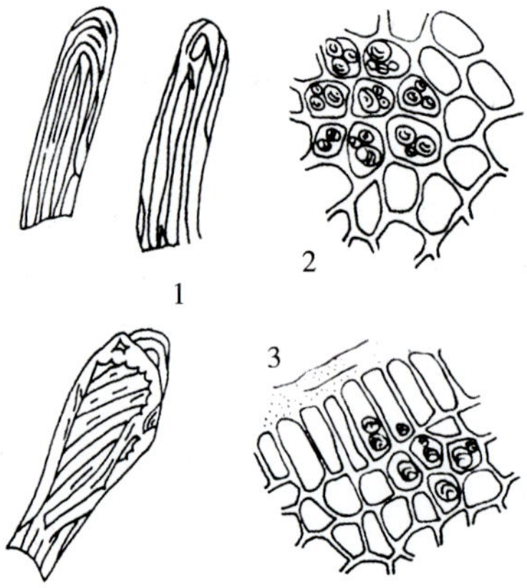

图 8-36 马钱子粉末图

1. 非腺毛 2. 胚乳细胞 3. 色素层

【化学成分】含吲哚类生物碱，主为士的宁（$C_{21}H_{22}N_2O_2$）、马钱子碱（$C_{23}H_{26}N_2O_4$），还含有多种微量生物碱，如 α-可鲁勃林、β-可鲁勃林、异番木鳖碱等。

【理化鉴定】

1 检查番木鳖碱 药材胚乳部分加 1% 钒酸铵的硫酸溶液即显紫色（番木鳖碱以胚乳内层含量较高）。

2. 检查马钱子碱 另取胚乳切片，滴加发烟硝酸则显橙红色（马钱子碱以胚乳外层含量较高）。

【检查】

1. 水分 不得过 13.0%。

2. 总灰分 不得过 2.0%。

【含量测定】《中国药典》规定，以高效液相色谱法测定，本品含士的宁（$C_{21}H_{22}N_2O_2$）应为 1.20% ~2.20%，马钱子碱（$C_{23}H_{26}N_2O_4$）不得少于 0.80%。

【功效】苦，温；有大毒。通络止痛，散结消肿。

【附注】云南马钱子 同属植物云南马钱 *Strychnos pierriana* A. W. Hill 的干燥成熟种子，主产于云南南部。呈扁椭圆形或扁圆形，边缘较薄而微翘，子叶卵形，叶脉 3 条。种子表皮毛茸平直或多少扭曲，毛肋常分散。功效与马钱子相同。另同属植物海南马钱 *Strychnos hainanensis* Merr. et Chum. 和密花马钱 *Strychnos confertiflora* Marr. et Chum. 的种子中亦含有马钱子碱和番木鳖碱。

牵牛子（Pharbitidis Semen）

【来源】为旋花科植物裂叶牵牛 *Pharbitis nil*（L.）Choisy 或圆叶牵牛 *Pharbitis purpurea*（L.）Voigt 的干燥成熟种子。

【原植物鉴定】

裂叶牵牛　为一年生缠绕性草质藤本。全株密被粗硬毛。叶互生，近卵状心形，叶片3裂，顶端尖，基部心形，具长柄。花序有花1~3朵，总花梗稍短于叶柄，腋生；萼片5，狭披针形；花冠漏斗状，白色、蓝紫色或紫红色，顶端5浅裂。蒴果球形，3室，每室含2枚种子。花期6~9月，果期7~9月。如图8-37所示。

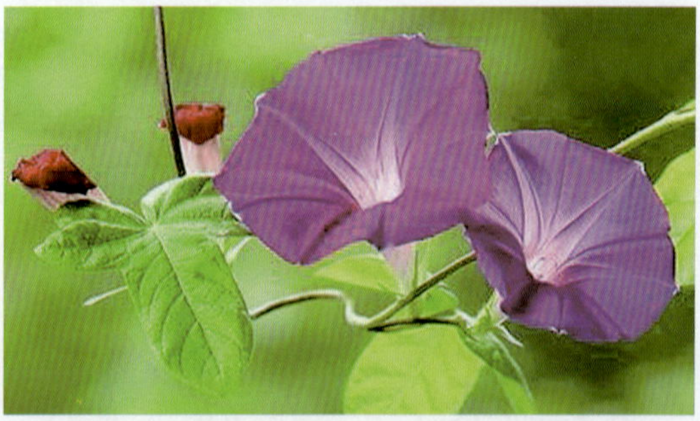

图8-37　裂叶牵牛植物图

圆叶牵牛与裂叶牵牛的区别　茎叶被密毛。叶阔心形，常不裂，总花梗比叶柄长。萼片卵状披针形，先端短尖。

【产地】主产于辽宁省，此外全国各省均有野生或栽培。

【采收加工】秋末果实成熟、果壳未开裂时采割植株，晒干，打下种子，除去杂质。

【性状鉴定】似橘瓣状，长4~8mm，宽3~5mm。表面灰黑色（黑丑）或淡黄白色（白丑），俗称“二丑”。背面有一条浅纵沟，腹面棱线的下端有一点状种脐，微凹。质硬，横切面可见淡黄色或黄绿色皱缩折叠的子叶，微显油性。气微，味辛、苦，有麻感。加水浸泡后种皮呈龟裂状，有明显黏液。如图8-38所示。

以颗粒饱满者为佳。

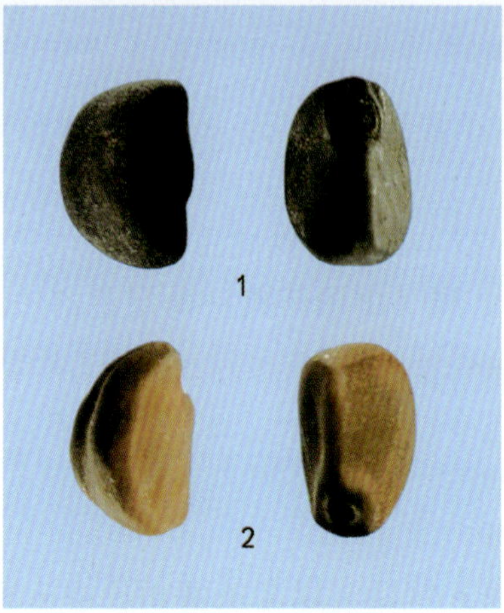

图8-38　牵牛子药材图

1. 黑丑　2. 白丑

【显微鉴定】

1. 种子横切面 表皮细胞1列，略呈切向延长，有的含棕色物，间有分裂成单细胞的非腺毛。其下为1列扁小的下皮细胞。栅状细胞层由2～3列细胞组成，外缘有“光辉带”。营养层由数列切向延长的细胞及颓废细胞组成；有细小维管束；薄壁细胞中含细小淀粉粒。子叶组织中有多数圆形的分泌腔，子叶细胞中充满糊粉粒及脂肪油滴，并含草酸钙簇晶。

2. 粉末 淡黄棕色。种皮表皮细胞深棕色，形状不规则，壁波状。非腺毛单细胞，黄棕色，稍弯曲，长50～240μm。子叶碎片中有分泌腔，圆形或椭圆形，直径35～106μm。草酸钙簇晶直径10～25μm。栅状组织碎片和光辉带有时可见。如图8－39所示。

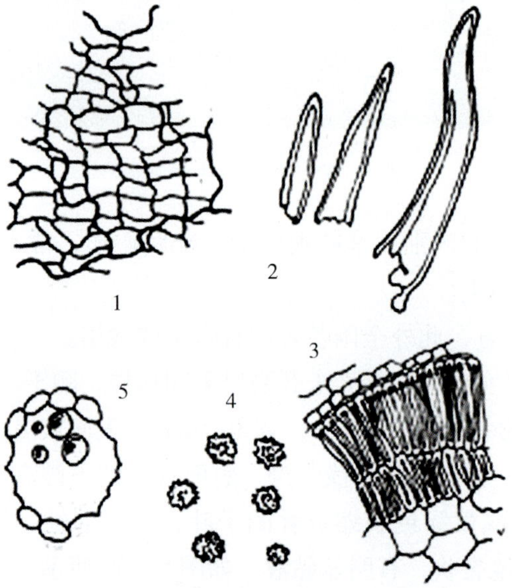

图8－39 牵牛子粉末图

1. 种皮表皮细胞 2. 非腺毛 3. 栅状细胞 4. 草酸钙簇晶 5. 分泌腔

【化学成分】种子含牵牛子苷约2%，为一种泻下树脂苷。并含脂肪油约11%、菜油甾醇等。

【理化鉴定】薄层色谱 以本品作为供试品，以牵牛子药材作为对照药材，以咖啡酸和咖啡酸乙酯作为对照品。照《中国药典》薄层色谱法试验，应有相对应、同颜色的色谱斑点。

【检查】

1. 水分 不得过10.0%。

2. 总灰分 不得过5.0%。

【含量测定】《中国药典》规定，以高效液相色谱法测定，本品含咖啡酸（$C_9H_8O_4$）及咖啡酸乙酯（$C_{11}H_{12}O_4$）的总量不得少于0.20%。

【功效】苦，寒；有毒。泻水通便，消痰涤饮，杀虫攻积。

枸杞子（Lycii Fructus）

【来源】为茄科植物宁夏枸杞 *Lycium barbarum* L. 的干燥成熟果实。

【性状鉴定】呈类纺锤形或椭圆形，长 6 ~ 20cm，直径 3 ~ 10mm。表面红色或暗红色，顶端有小突起状的花柱痕，基部有白色的果梗痕。果皮柔韧，皱缩，果肉肉质，柔润。种子 20 ~ 50 粒，类肾形，扁而翘，长 1.5 ~ 1.9mm，宽 1 ~ 1.7mm，表面浅黄色或棕黄色。气微，味甜。如图 8 - 40 所示。

以粒大、肉厚、籽小、色红、质柔、味甜者为佳。

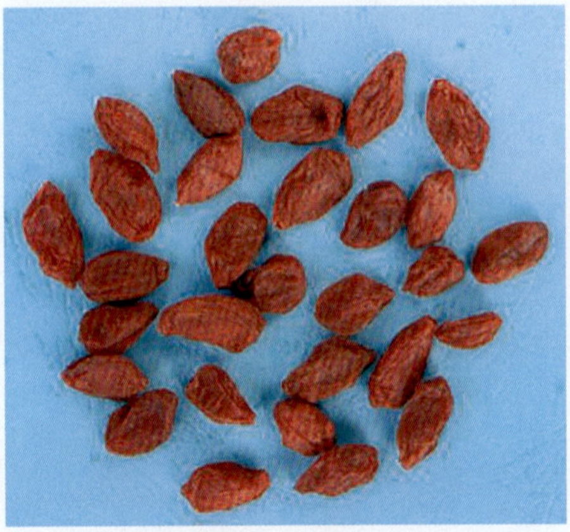

图 8 - 40　枸杞子药材图

【化学成分】含枸杞多糖、胡萝卜素、烟酸、甜菜碱等。

【功效】甘，平。滋补肝肾，益精明目。

栀子（Gardeniae Fructus）

【来源】为茜草科植物栀子 *Gardenia jasminoides* Ellis 的干燥成熟果实。

【性状鉴定】呈长卵圆形或椭圆形，长 1.5 ~ 3.5cm，直径 1 ~ 1.5cm。表面红黄色或棕红色，具 6 条翅状纵棱，棱间常有 1 条明显的纵脉纹，并有分枝。顶端有残存萼片，基部稍尖，有残留果梗。果皮薄而脆，内表面色较浅，有光泽，具 2 ~ 3 条隆起的假隔膜。种子多数，扁卵圆形，集结成团，深红色或红黄色，表面密具细小疣状突起。气微，味微酸而苦。浸入水中，水被染成鲜黄色。如图8 - 41 所示。

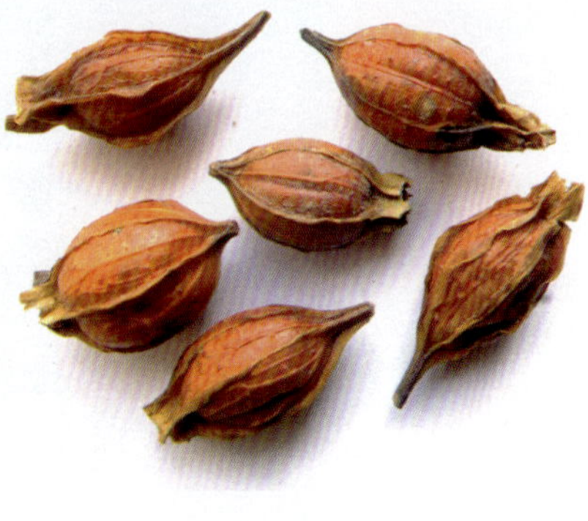

图 8 - 41　栀子药材图

以皮薄、饱满、色红黄者为佳。

【化学成分】含多种环烯醚萜苷类：栀子苷、羟异栀子苷、山栀苷、栀子新苷等。

色素：黄酮类栀子素、番红花素、番红花酸等。有机酸：绿原酸等。

【功效】苦，寒。泻火除烦，清热利湿，凉血解毒；外用消肿止痛。

市场动态

市场多有“水栀子”掺假情况。水栀子又称“大栀子”，为同属植物大花栀子 *Gardenia jasminoides* var. *grandiflora* Nakai 的干燥果实。部分地区混作栀子使用。与栀子的主要区别：果大，长椭圆形，翅状纵棱较高，果皮较厚。浸入水中，水被染成棕红色。不作内服，外敷作伤科药，主要用作工业染料。如图 8-42 所示。

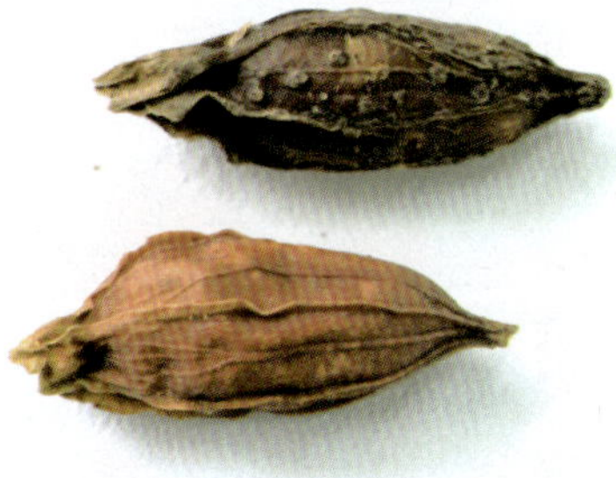

图 8-42 栀子伪品——水栀子图

槟榔（Arecae Semen）

【来源】为棕榈科植物槟榔 *Areca catechu* L. 的干燥成熟种子。

【原植物鉴定】常绿乔木，高 10~18m，不分枝，叶簇生于茎顶，羽状复叶，长 1.3~2 m，狭长披针形。肉穗花序生于最下一叶的叶束下，多分枝，排成圆锥状，基部有黄绿色佛焰苞状大苞片。花单性，雌雄同株。坚果卵圆形或长圆形，中果皮厚，纤维质，内含种子 1 枚。花期 3~8 月，果期 12 月至翌年 2 月。如图 8-43 所示。

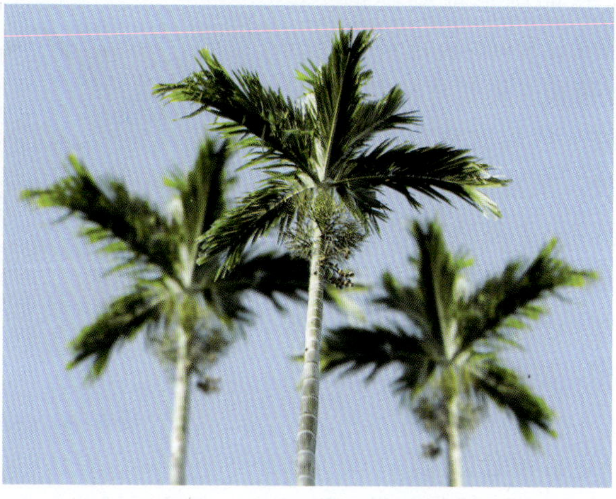

图 8-43 槟榔植物图

【产地】主产于海南省。云南南部、福建、广西、台湾南部有栽培。

【采收加工】春末至秋初采收成熟果实，用水煮后，干燥，除去果皮，取出种子，干燥。

【性状鉴定】呈扁球形或圆锥形，高1.5～3.5cm，底部直径1.5～3cm。表面淡黄棕色或淡红棕色，具稍凹下的网状沟纹，底部中心有圆形凹陷的珠孔，其旁有一明显疤痕状种脐。质坚硬，不易破碎，断面可见棕色种皮与白色胚乳相间的大理石样花纹。气微，味涩、微苦。如图8－44所示。

以个大、体重、坚实、断面颜色鲜艳、无破裂者为佳。

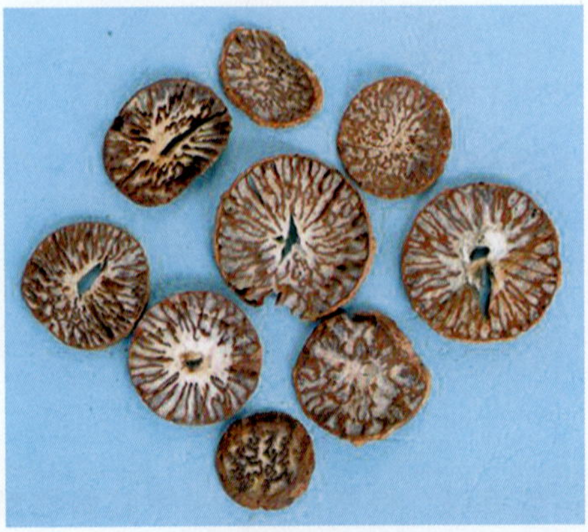

图8－44　槟榔饮片图

【显微鉴定】

1. 种子横切面　种皮组织分内、外层，外层为数列切向延长的扁平石细胞，内含红棕色物，石细胞形状、大小不一，常有细胞间隙；内层为数列薄壁细胞，含棕红色物，并散有少数维管束。外胚乳较狭窄，种皮内层与外胚乳常插入内胚乳中，形成错入组织；内胚乳细胞白色，多角形，壁厚，纹孔大，含油滴和糊粉粒。如图8－45所示。

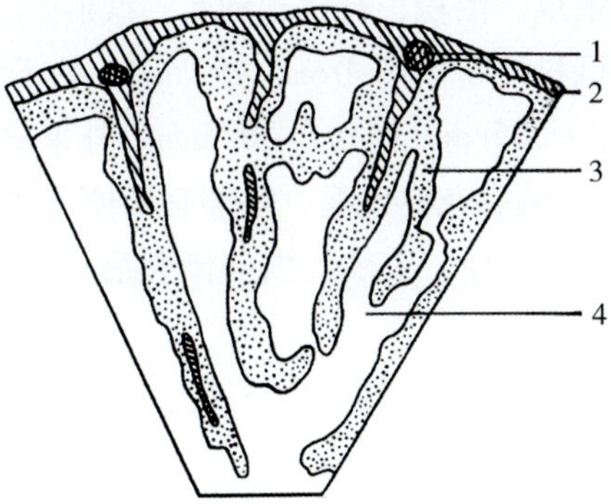

图8－45 槟榔横切面简图

1. 种皮维管束　2. 种皮　3. 外胚乳　4. 内胚乳

2. 粉末 红棕色至淡棕色。内胚乳细胞白色，多角形，壁厚，纹孔大。种皮石细胞形状、大小不一，常有细胞间隙。外胚乳细胞长方形、类多角形，内含红棕色或深棕色物。如图 8-46 所示。

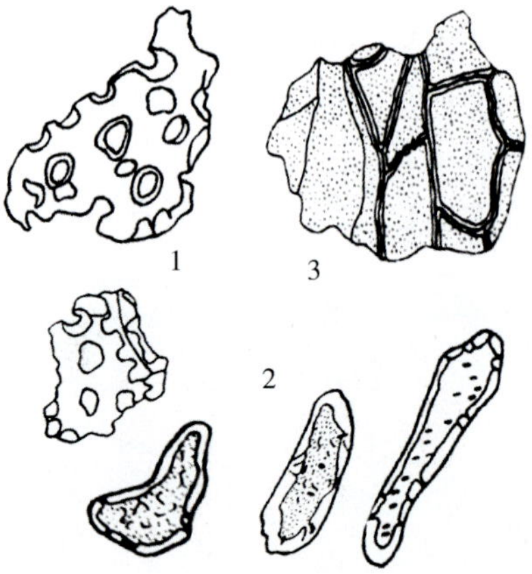

图 8-46 槟榔粉末图

1. 内胚乳细胞 2. 种皮石细胞 3. 外胚乳细胞

【化学成分】生物碱：槟榔碱、槟榔次碱、去甲基槟榔碱等，以槟榔碱的含量最多，为其有效成分。另含鞣质、脂肪油和多种氨基酸。

【理化鉴定】检查槟榔碱 取槟榔粉末 0.5g，加水 3~4mL，再加 5% 的硫酸液 1 滴，微热数分钟，滤过。取滤液 1 滴于玻片上，加碘化铋钾试液 1 滴，即显混浊，放置后于显微镜下观察，有石榴红色球晶或方晶产生。

【检查】水分 不得过 10.0%。

【含量测定】《中国药典》规定，以高效液相色谱法测定，本品含槟榔碱（$C_8H_{13}NO_2$）不得少于 0.20%。

【功效】苦、辛，温。杀虫，消积，行气，利水，截疟。

【附注】大腹皮 为棕榈科植物槟榔 *Areca catechu* L. 的干燥果皮。略呈椭圆形或长卵形瓢状，长 4~7cm，宽 2~3.5cm，厚 0.2~0.5cm。外果皮深棕色至近黑色，具不规则的纵皱纹及隆起的横纹，顶端有花柱残痕，基部有果梗及残存萼片。内果皮凹陷，褐色或深棕色，光滑呈硬壳状。体轻，质硬，纵向撕裂后可见中果皮纤维。气微，味微涩。行气宽中，行水消肿。

砂仁（Amomi Fructus）

【来源】为姜科植物阳春砂 *Amomum villosum* Lour.、绿壳砂 *Amomum villosum* Lour. var. *xanthioides* T. L. Wu et Senjen 或海南砂 *Amomum longiligulare* T. L. Wu 的干燥成熟果实。

【性状鉴定】

阳春砂、绿壳砂　呈椭圆形或卵圆形，有不明显的三棱，长 1.5～2cm，直径 1～1.5cm。表面棕褐色，密生刺状突起，顶端有花被残基，基部常有果梗。果皮薄而软。种子集结成团，具三钝棱，中间有白色隔膜，将种子团分成 3 瓣，每瓣有种子 5～26 粒。种子为不规则多面体，直径 2～3mm；表面棕红色或暗褐色，有细皱纹，外被淡棕色膜质假种皮；质硬，胚乳灰白色。气芳香而浓烈，味辛凉、微苦。如图 8－47 所示。

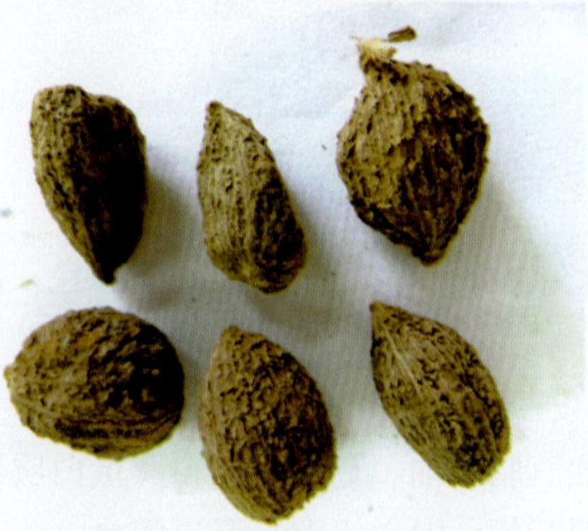

图 8－47　砂仁药材图

海南砂　呈长椭圆形或卵圆形，有明显的三棱，长 1.5～2cm，直径 0.8～1.2cm。表面被片状、分枝的软刺，基部具果梗痕。果皮厚而硬。种子团较小，每瓣有种子 3～24 粒；种子直径 1.5～2mm。气味稍淡。

以个大、坚实、气味浓者为佳。

【化学成分】阳春砂种子含挥发油 3% 以上，绿壳砂种子含挥发油 1.7%～3%，海南砂种子挥发油含量较低。主要为龙脑、右旋樟脑、乙酸龙脑酯等。

【功效】辛，温。化湿开胃，温脾止泻，理气安胎。

豆蔻（Amomi Fructus Rotundus）

【来源】为姜科植物白豆蔻 *Amomum kravanh* Pierre ex Gagnep. 或爪哇白豆蔻 *Amomum compactum* Soland ex Maton 的干燥成熟果实。商品药材分别称作“原豆蔻”和“印尼白蔻”。

【性状鉴定】

原豆蔻　呈类球形，直径 1.2～1.8cm。表面黄白色至淡黄棕色，有 3 条较深的纵向槽纹，顶端有突起的柱基，基部有凹下的果柄痕，两端均具浅棕色绒毛。果皮体轻，质脆，易纵向裂开，内分 3 室，每室含种子约 10 粒；种子呈不规则多面体，背面略隆起，直径 3～4mm，表面暗棕色，有皱纹，并被有残留的假种皮。气芳香，味辛凉略似樟脑。如图 8－48 所示。

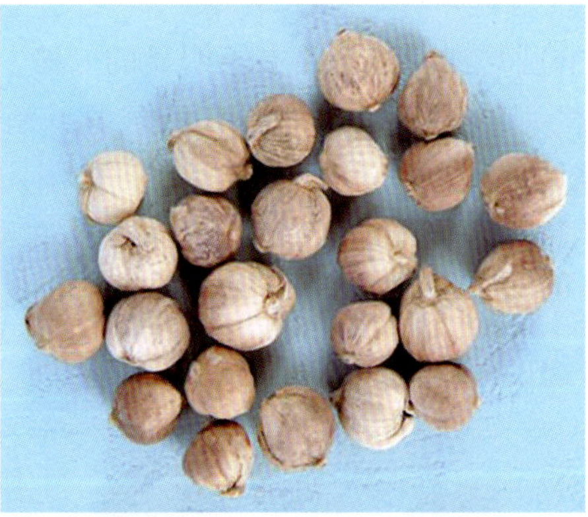

图 8-48 豆蔻药材图

印尼白蔻 个略小。表面黄白色，有的微显紫棕色，果皮较薄，种子瘦瘪。气味较弱。

均以个大、饱满、果皮薄而白、气味浓者为佳。

【化学成分】含挥发油、脂肪油、皂苷、淀粉及蛋白质等。

【功效】辛，温。化湿行气，温中止呕，开胃消食。

草果（Tsaoko Fructus）

【来源】为姜科植物草果 *Amomum tsao-ko* Crevost et Lemaire 的干燥成熟果实。

【性状鉴定】呈长椭圆形，具三钝棱，长 2~4cm，直径 1~2.5cm。表面灰棕色至红棕色，具纵沟及棱线，顶端有圆形突起的柱基，基部有果梗或果梗痕。果皮质坚韧，易纵向撕裂。剥去外皮，中间有黄棕色隔膜，将种子团分成 3 瓣，每瓣有种子多为 8~11 粒。种子呈圆锥状多面体，表面红棕色，质硬，胚乳灰白色。有特异香气，味辛、微苦。如图 8-49 所示。

以个大、饱满、色红棕、气味浓者为佳。

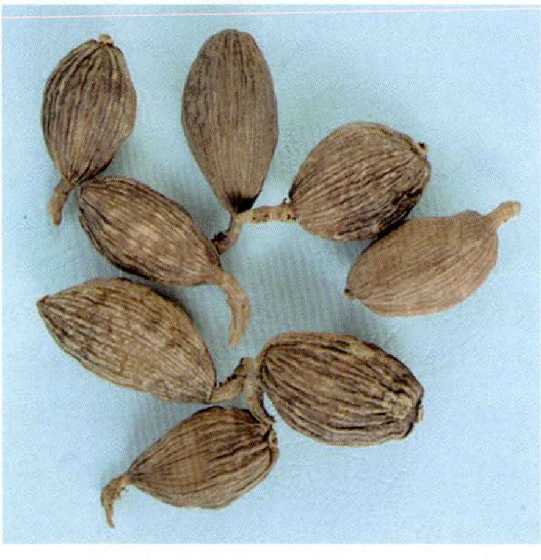

图 8-49 草果药材图

【化学成分】含挥发油，主要为1,8－桉油精、反－2－(＋)－烯醛等。
【功效】辛，温。燥湿温中，截疟除痰。

其他果实及种子类中药

表8－1 其他果实及种子类中药简表

药名	来源	鉴别要点	功效
葶苈子	十字花科植物播娘蒿 *Descurainia sophia*（L.）Webb. ex Prantl. 或独行菜 *Lepidium apetalum* Willd. 的干燥成熟种子。分别习称"南葶苈子""北葶苈子"	南葶苈子 长圆形略扁，表面棕色或红棕色，具纵沟2条。一端钝圆，另端微凹或较平截，种脐位于凹入端或平截处。气微，味微辛、苦，略带黏性 北葶苈子 扁卵形。一端钝圆，另一端尖而微凹，种脐位于凹入端。味微辛辣，黏性较强	泻肺平喘，行水消肿
王不留行	石竹科植物麦蓝菜 *Vaccaria segetalis*（Neck.）Garcke. 的干燥成熟种子	球形，直径约2mm。表面黑色并有细密颗粒状突起，一侧有一凹陷纵沟。质硬，胚乳白色，胚弯曲成环，子叶2。气微，味微涩、苦	活血通经，下乳消肿，利尿通淋
芥子	十字花科植物白芥 *Sinapis alba* L. 或芥 *Brassica juncea*（L.）Czern. et Coss. 的干燥成熟种子。前者习称"白芥子"，后者习称"黄芥子"	白芥子 球形，直径1.5～2.5mm。表面灰白色至淡黄色，具细微的网纹，有明显的点状种脐。种皮薄而脆，破开后内有白色折叠的子叶，有油性。气微，味辛辣。 黄芥子 较小，直径1～2mm。表面黄色至棕黄色。气微。研碎后加水浸湿，则产生强烈的特异臭气。	温肺豁痰利气，散结通络止痛
肉豆蔻	肉豆蔻科植物肉豆蔻 *Myristica fragrans* Houtt. 的干燥种仁	卵圆形或椭圆形。表面灰棕色或灰黄色。全体有浅色纵行沟纹和不规则网状沟纹。种脐位于宽端，呈浅色圆形突起，合点呈暗凹陷。种脊呈纵沟状，连接两端。质坚，断面显棕黄色相杂的大理石花纹，宽端可见干燥皱缩的胚，富油性。气香浓烈，味辛	温中行气，涩肠止泻
郁李仁	蔷薇科植物欧李 *Prunus humilis* Bge.、郁李 *Prunus japonica* Thunb. 或长柄扁桃 *Prunus pedunculata* Maxim. 的干燥成熟种子。前二种习称"小李仁"，后一种习称"大李仁"	小李仁 卵形，长5～8 mm，宽3～5 mm。表面黄白色或浅棕色。一端尖，另一端钝圆。尖端一侧有线形种脐，圆端中央有深色合点，自合点处向上具多条纵向维管束脉纹。种皮薄，子叶2，乳白色，有油性。气微，味微苦。 大李仁 长6～10mm，直径5～7mm。表面黄棕色	润肠通便，下气利水

续表

药名	来源	鉴别要点	功效
香橼	芸香科植物枸橼 *Citrus medica* L. 或香圆 *Citrus wilsonii* Tanaka 的干燥成熟果实	枸橼　圆形或长圆形片，横切片外果皮黄色或黄绿色，边缘呈波状，散有凹入的油点；中果皮有网状维管束，瓤囊 10～17 室。纵切片中心柱较粗壮。质柔韧。气清香，味微甜而苦辛 香圆　类球形、半圆形或圆片。表面黑绿色或黄棕色，密布凹陷的小油点及网状隆起的粗皱纹，顶端有花柱残痕及隆起的环圈，基部有果梗残基。质坚硬。瓤囊9～11室。气香，味酸而苦	舒肝理气，宽中，化痰
夏枯草	唇形科植物夏枯草 *Prunella vulgaris* L. 的干燥果穗	呈圆柱形，略扁；淡棕色至棕红色。全穗由数轮至10数轮宿萼与苞片组成，每轮有对生苞片 2 片，呈扇形，先端尖尾状，脉纹明显，外表面有白毛。每一苞片内有花3朵，花冠多已脱落，宿萼二唇形，内有小坚果4 枚，卵圆形，棕色。体轻	清肝泻火，明目，散结消肿
天仙子	茄科植物莨菪 *Hyoscyamus niger* L. 的干燥成熟种子	呈类扁肾形或扁卵形，直径约 1mm。表面棕黄色或灰黄色，有细密的网纹，略尖的一端有点状种脐。切面灰白色，油质，有胚乳，胚弯曲。气微，味微辛	解痉止痛，平喘，安神
补骨脂	豆科植物补骨脂 *Psoralea corylifolia* L. 的干燥成熟果实	呈肾形，略扁。表面黑色、黑褐色或灰褐色，具细微网状皱纹。顶端圆钝，有一小突起，凹侧有果梗痕。质硬，果皮薄，种子1 枚，子叶 2，黄白色，有油性。气香，味辛、微苦	温肾助阳，纳气平喘，温脾止泻；外用消风祛斑
吴茱萸	芸香科植物吴茱萸 *Evodia rutaecarpa*（Juss.）Benth.、石虎 *Evodia rutaecarpa*（Juss.）Benth. var. *officinalis*（Dode）Huang 或疏毛吴茱萸 *Evodia rutaecarpa*（Juss.）Benth. var. *bodinieri*（Dode）Huang 的干燥近成熟果实	呈球形或略呈五角状扁球形，直径 2～5mm。表面暗黄绿色至褐色，粗糙，有点状突起或凹下的油点，顶端稍下陷。质硬而脆，破后内部黑色，边缘显黑色油质麻点（油室），横切面可见子房 5 室，每室有淡黄色种子 1 粒。水浸有黏液渗出。气芳香浓郁，味辛辣而苦	散寒止痛，降逆止呕，助阳止泻。有小毒
川楝子	楝科植物川楝 *Melia toosendan* Sieb. et Zucc. 干燥成熟果实	类球形。表面黄色至棕黄色，具深棕色小点。果皮革质，与果肉间常有空隙，果肉质松，遇水润湿显黏性。果核类球形或卵圆形，木质坚硬，表面有 6～8 条纵棱，内有种子 6～8 枚。种仁乳白色，富油性。气特异，味酸、苦	疏肝泄热，行气止痛，杀虫。有小毒

续表

药名	来源	鉴别要点	功效
巴豆	大戟科植物巴豆 *Croton tiglium* L. 的干燥成熟果实	呈卵圆形，一般具三棱。表面灰黄色或稍深，粗糙，有纵线6条，顶端平截，基部有果梗痕。破开果壳，可见3室，每室含种子1粒。种子呈略扁的椭圆形，表面棕色或灰棕色，一端有种脐和种阜的疤痕，另端有微凹的合点，其间有隆起的种脊；外种皮薄而脆，内种皮呈白色薄膜；种仁黄白色，油质。气微，味辛辣	外用蚀疮。有大毒
胖大海	梧桐科植物胖大海 *Sterculia lychnophora* Hance 的干燥成熟种子	呈纺锤形或椭圆形，长2~3cm，直径1~1.5cm。先端钝圆，基部略尖而歪，具浅色的圆形种脐。表面棕色或暗棕色，微有光泽，具不规则的干缩皱纹。外层种皮极薄，质脆，易脱落。中层种皮较厚，黑褐色，质松易碎，遇水膨胀成海绵状。内层种皮稍革质，内有2片肥厚胚乳；子叶2枚，菲薄。气微，味淡，嚼之有黏性	清热润肺，利咽开音，润肠通便
使君子	使君子科植物使君子 *Quisqualis indica* L. 的干燥成熟果实	呈椭圆形或卵圆形，具5条纵棱，偶有4~9棱。表面黑褐色至紫黑色，平滑，微具光泽。顶端狭尖，基部钝圆。质坚硬，横切面多呈五角星形，棱角处壳较厚，中间呈类圆形空腔。种子长椭圆形或纺锤形，表面棕褐色或黑褐色，有多数纵皱纹，子叶2，黄白色，有油性。气微香，味微甜	杀虫消积
女贞子	木犀科植物女贞 *Ligustrum lucidum* Ait. 的干燥成熟果实	呈卵形、椭圆形或肾形，长6~8.5mm，直径3.5~5.5mm。表面黑紫色或灰黑色，皱缩不平。体轻。外果皮薄，中果皮较松软，易剥离，内果皮木质，黄棕色，具纵棱，通常具种子1粒，肾形，紫黑色，油性。气微，味甘、微苦涩	滋补肝肾，明目乌发
菟丝子	旋花科植物南方菟丝子 *Cuscuta australis* R. Br. 或菟丝子 *Cuscuta chinensis* Lam. 的干燥成熟种子	呈类球形，直径1~2mm。表面灰棕色至棕褐色，粗糙，种脐线形或扁圆形。质坚实，不易以指甲压碎。气微，味淡	补益肝肾，固精缩尿，安胎，明目，止泻；外用消风祛斑
瓜蒌	葫芦科植物栝楼 *Trichosanthes kirilowii* Maxim. 或双边栝楼 *Trichosanthes rosthornii* Harms 的干燥成熟果实	呈类球形或宽椭圆形，长7~15cm，直径6~10cm。表面橙红色或橙黄色，皱缩或较光滑，顶端有圆形花柱残基，基部略尖，具残存果柄。质脆，内表面黄白色，有红黄色丝络，果瓤橙黄色，黏稠，与多数种子黏结成团。具焦糖气，味微酸、甜	清热涤痰，宽胸散结，润燥滑肠

续表

药名	来源	鉴别要点	功效
牛蒡子	菊科植物牛蒡 *Arctium lappa* L. 的干燥成熟果实	呈长倒卵形，略扁，微弯曲。表面灰褐色，带紫黑色斑点，有数条纵棱。顶端钝圆，稍宽，顶面有圆环，中间具点状花柱残迹；基部略窄。果皮较硬，子叶2，淡黄白色，富油性。气微，味苦后微辛而稍麻舌	疏散风热，宣肺透疹，解毒利咽
薏苡仁	禾本科植物薏苡 *Coix lacryma-jobi* L. *var. ma-yuen*（Roman.）Stapf 的干燥成熟种仁	呈宽卵形或长椭圆形，长4~8mm，宽3~6mm。表面乳白色，光滑。一端钝圆，另一端较宽而微凹，有1淡棕色点状种脐；背面圆凸，腹面有1条较宽而深的纵沟。质坚实，断面白色，粉性。气微，味微甜	利水渗湿，健脾止泻，除痹，排浓，解毒散结
诃子	使君子科植物诃子 *Terminalia chebula* Retz. 或绒毛诃子 *Terminalia chebula* Retz. var. tomentella Kurt. 的干燥成熟果实	长圆形或卵圆形。表面黄棕色或暗棕色，略具光泽，有5~6条纵棱线和不规则的皱纹，基部有圆形果梗痕。质坚实。果肉黄棕色或黄褐色。果核浅黄色，粗糙，坚硬。种子狭长纺锤形，种皮黄棕色，子叶2，白色，相互重叠卷旋。气微，味酸涩后甜	涩肠止泻，敛肺止咳，降火利咽
益智	姜科植物益智 *Alpinia oxyphylla* Miq. 的干燥成熟果实	呈椭圆形，两端略尖。表面棕色或灰棕色，有纵向凹凸不平的突起棱线13~20条。果皮薄而稍韧，与种子紧贴，种子团分为3瓣，每瓣有种子6~11粒。种子呈不规则的扁圆形，表面灰褐色或灰黄色，外被淡棕色膜质假种皮；质硬，胚乳白色。有特异香气，味辛，微苦	暖肾固精缩尿，温脾止泻摄唾

目标检测

一、单选题

1. 火麻仁的药用部位是（　　）
   A. 种子　B. 成熟果实　C. 果肉　D. 近成熟果实　E. 幼果
2. 下列中药外果皮表皮细胞间嵌有油细胞的是（　　）
   A. 枳壳　B. 小茴香　C. 巴豆　D. 砂仁　E. 五味子
3. 五味子主产于（　　）
   A. 广东、四川、云南　B. 吉林、辽宁、黑龙江
   C. 新疆、青海、内蒙古　D. 河北、山西、陕西
   E. 四川、贵州、陕西

4. 苦杏仁主要的镇咳成分是（　　）
A. 苦杏仁苷　B. 苦杏仁苷酶　C. 脂肪油　D. 苯甲醛　E. 蛋白质
5. 下列中药表皮细胞中单独或成群地散列着石细胞的是（　　）
A. 山楂　B. 陈皮　C. 苦杏仁　D. 马钱子　E. 牵牛子
6. 下列以双悬果入药的中药是（　　）
A. 五味子　B. 小茴香　C. 豆蔻　D. 巴豆　E. 草果
7. 下列中药糊粉粒中含有小簇晶的是
A. 桃仁　B. 五味子　C. 马钱子　D. 小茴香　E. 胖大海
8. 下列中药属于果肉入药的是（　　）
A. 五味子　B. 马兜铃　C. 山茱萸　D. 山楂　E. 木瓜
9. 下列中药嚼之有豆腥味的是（　　）
A. 沙苑子　B. 马钱子　C. 金樱子　D. 枸杞子　E. 栀子
10. 中药性状呈纽扣状的是（　　）
A. 火麻仁　B. 砂仁　C. 桃仁　D. 马钱子　E. 枸杞子
11. 马钱子胚乳加 1% 钒酸铵硫酸液 1 滴，胚乳即显紫色，是检查下列哪个成分（　　）
A. 马钱子碱　B. 马钱子次碱
C. 番木鳖碱　D. 番木鳖次碱
E. 伪马钱碱
12. 下列中药的断面可见棕色种皮与白色胚乳相间的大理石样花纹的是（　　）
A. 槟榔　B. 栀子　C. 木瓜　D. 五味子　E. 酸枣仁
13. 具有清热解毒、消肿散结、疏散风热功效的中药是（　　）
A. 木瓜　B. 马兜铃　C. 槟榔　D. 草果　E. 连翘
14. 下列中药形似橘瓣，有麻舌感的是（　　）
A. 栀子　B. 牵牛子　C. 五味子　D. 马钱子　E. 金樱子
15. 下列中药遇水膨胀成海绵状的是（　　）
A. 苦杏仁　B. 草果　C. 胖大海　D. 豆蔻　E. 吴茱萸

二、多选题

1. 下列中药以近成熟的果实入药的是（　　）
A. 五味子　B. 木瓜　C. 小茴香　D. 乌梅　E. 吴茱萸
2. 下列中药含有苦杏仁苷的有（　　）
A. 决明子　B. 苦杏仁　C. 金樱子　D. 桃仁　E. 乌梅
3. 中药表面可见凹下的油点的是　（　　）
A. 酸枣仁　B. 槟榔　C. 苦杏仁　D. 陈皮　E. 吴茱萸
4. 小茴香具有（　　）
A. 簇晶　B. 油管碎片　C. 镶嵌细胞　D. 网纹细胞　E. 针晶

5. 来源于姜科的中药有（　　）
A. 砂仁　B. 豆蔻　C. 火麻仁　D. 酸枣仁　E. 葶苈子
6. 五味子的鉴定特征是（　　）
A. 球形或扁球形　B. 肾形种子
C. 久贮表面出现“白霜”　D. 与水共研即产生苯甲醛样特殊香气
E. 味极酸
7. 苦杏仁的正品来源是（　　）
A. 山杏　B. 东北杏　C. 杏　D. 西伯利亚杏　E. 野杏
8. 马钱子的鉴定特征是（　　）
A. 表面有丝样光泽　B. 纽扣状
C. 边缘有突起的珠孔　D. 子叶心形，叶脉 5～7 条。
E. 味极苦
9. 下列哪些中药以成熟种子入药（　　）
A. 苦杏仁　B. 沙苑子　C. 乌梅　D. 牵牛子　E. 金樱子
10. 来源于芸香科植物的中药有（　　）
A. 金樱子　B. 沙苑子　C. 枳壳　D. 吴茱萸　E. 陈皮

三、简答题

1. 五味子与南五味子的来源和性状鉴定特征有何不同?
2. 请用两种理化方法鉴定苦杏仁。
3. 简述小茴香粉末的显微特征。
4. 写出马钱子的性状鉴定特征及功效。

第九章　全草类中药

全草类中药通常是指以草本植物的全体或一部分为药用部位的药材。全草类中药大多数为植物的地上部分，亦有带有根及根茎的全株，如金钱草，或小灌木草质茎的枝梢，如麻黄等。

第一节　全草类中药的概述

一、性状鉴定

全草类中药的鉴定应按其所包括的器官，如根、茎、叶、花、果实、种子等分别进行，并综合分析、判断。全草类中药由植物全株或地上的某些器官直接干燥而成，原植物的特征一般反映了药材性状特征，因此原植物的分类知识尤为重要。

二、显微鉴定

草本植物茎的横切面，自外向内分别是表皮、皮层、中柱鞘、维管束和髓。观察时，应注意表皮上是否有毛茸、气孔、角质层、蜡被等附属物；皮层有无纤维、石细胞、分泌组织等。

全草类中药的粉末显微鉴定，一般应注意观察茎、叶的表皮细胞、非腺毛、叶肉组织、草酸钙或碳酸钙晶体等特征。带有根及根茎者应注意观察淀粉粒、导管和厚壁组织等。

第二节　全草类中药的鉴定

伸筋草（Lycopodii Herba）

【来源】为石松科植物石松 *Lycopodium japonicum* Thunb. 的干燥全草。

【性状鉴定】匍匐茎呈细圆柱形，略弯曲，长可达 2m，直径 1～3mm，其下有黄白色细根；直立茎作二叉状分枝。叶密生茎上，螺旋状排列，皱缩弯曲，线形或针形，长 3～5mm，黄绿色至淡黄棕色，无毛，先端芒状，全缘，易碎断。质柔软，断面皮部浅黄色，木质部类白色。气微，味淡。如图 9－1、图 9－2 所示。

以茎长、黄绿色者为佳。

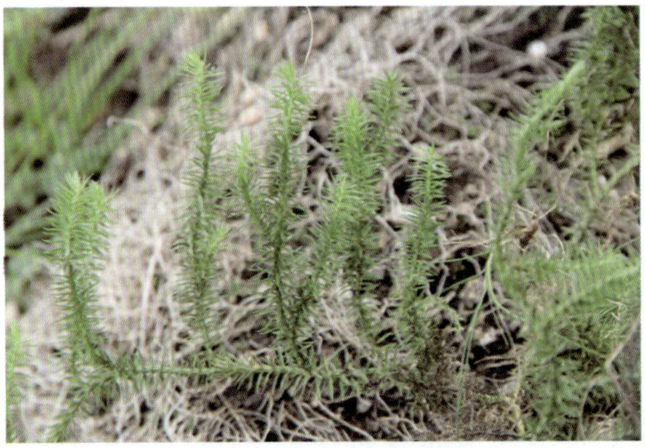

图 9-1　石松植物图

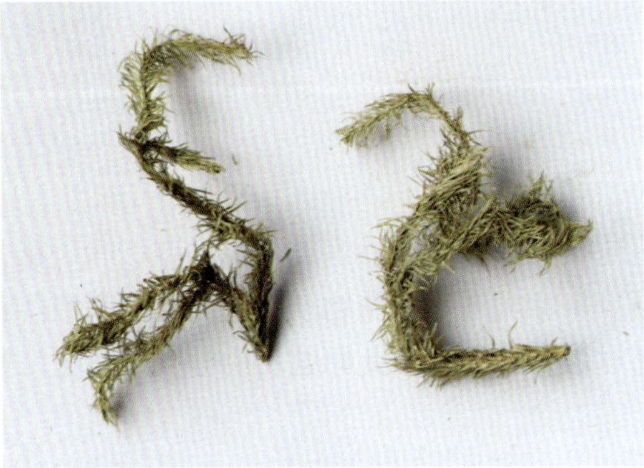

图 9-2　伸筋草药材图

【化学成分】主含生物碱类、萜类、植物甾醇类化合物。

【功效】微苦、辛，温。祛风除湿，舒筋活络。

麻黄（Ephedrae Herba）

【来源】为麻黄科植物草麻黄 *Ephedra sinica* Stapf、中麻黄 *Ephedra intermedia* Schrenk et C. A. Mey. 或木贼麻黄 *Ephedra equisetina* Bge. 的干燥草质茎。

【原植物鉴定】

草麻黄　草本状小灌木，茎高 20～40cm，分枝较少，木质茎短小，匍匐状，草质茎绿色，长圆柱形，直立。膜质鳞叶鞘状，上部 2 裂（稀 3 裂），裂片锐三角形，反曲。花雌雄异株，雄球花常聚成复穗状，苞片通常 4 对；雌球花单生枝顶，雌花序成熟时苞片增大，肉质红色，呈浆果状。种子 2 枚，卵形。花期 5 月，种子成熟期 7 月。如图 9-3 所示。

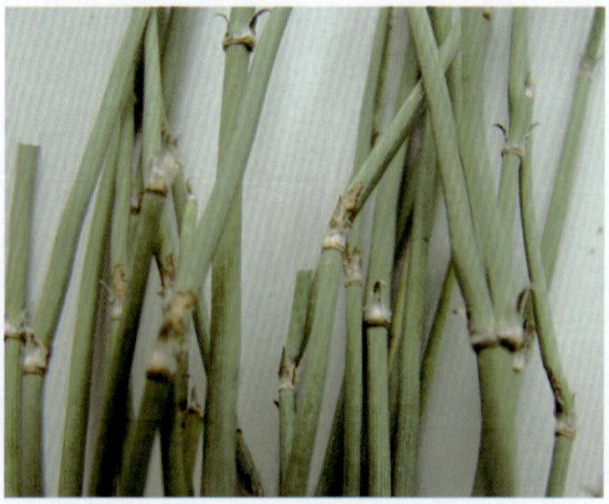

图 9-3　草麻黄植物图

中麻黄　小灌木，高达 1m 以上。木质茎粗大直立，草质茎分枝较多，常对生或 3 枝轮生。膜质鳞叶鞘状，上部 3 裂（稀 2 裂），裂片钝三角形或三角形。雄球花常数个密集于节上，雌球花 2~3 个生于节上。种子通常 3 枚（稀 2）。

木贼麻黄　小灌木，高 70~100cm。木质茎粗大直立，草质茎纤细，分枝较多。膜质鳞叶鞘状，上部 2 裂，裂片三角形，不反曲。雄球花单生或 3~4 集生于节上，较小；雌球花也较窄小，成对或单生于节上。种子通常 1 粒。

【产地】主产于内蒙古、山西、陕西、宁夏等省区。

【采收加工】秋末采割绿色的草质茎，晒干。

【性状鉴定】

草麻黄　呈细长圆柱形，少分枝，直径 1~2mm。有的带少量棕色木质茎。表面淡绿色至黄绿色，有细纵脊线，触之微有粗糙感。节明显，节间长 2~6cm。节上有膜质鳞叶，长 3~4mm；裂片 2（稀 3），锐三角形，先端灰白色，反曲，基部联合成筒状，红棕色。体轻，质脆，易折断，断面略呈纤维性，周边绿黄色，髓部红棕色，近圆形。气微香，味涩、微苦。如图 9-4、图 9-5 所示。

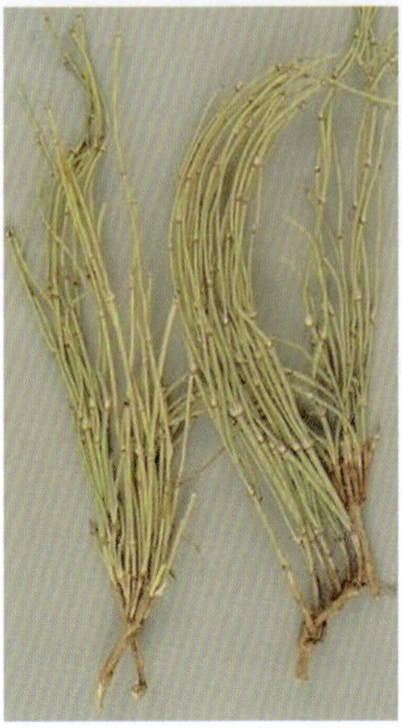

图 9-4　草麻黄药材图

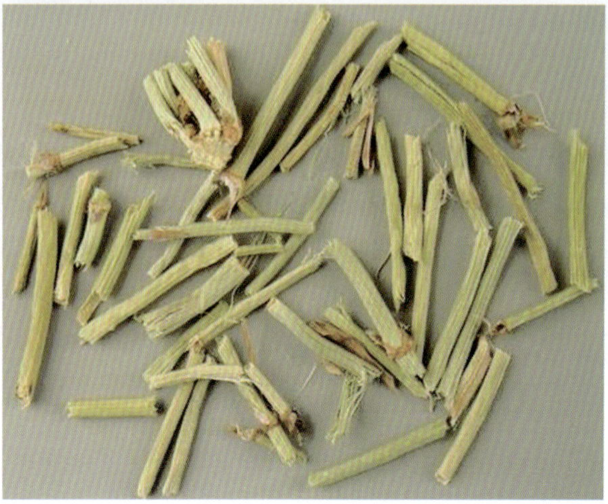

图 9-5　麻黄饮片图

中麻黄　多分枝，直径1.5～3mm，有粗糙感。节上膜质鳞叶长2～3mm，裂片3（稀2），先端锐尖。断面髓部呈三角状圆形。

木贼麻黄　较多分枝，直径1～1.5mm，无粗糙感。节间长1.5～3cm。膜质鳞叶长1～2mm；裂片2（稀3），上部为短三角形，灰白色，先端多不反曲，基部棕红色至棕黑色。

均以干燥、茎粗、淡绿色、内心色红充实者为佳。

【显微鉴定】

1. 草麻黄茎横切面　表皮细胞外被厚的角质层；脊线较密，有蜡质疣状突起，两脊线间有下陷气孔。下皮纤维束位于脊线处，壁厚，非木化。皮层较宽，纤维成束散在。中柱鞘纤维束新月形。维管束外韧型，8～10个。形成层环类圆形。木质部呈三角状。髓部薄壁细胞含棕色块；偶有环髓纤维。表皮细胞外壁、皮层薄壁细胞及纤维均有多数微小草酸钙砂晶或方晶。如图9－6所示。

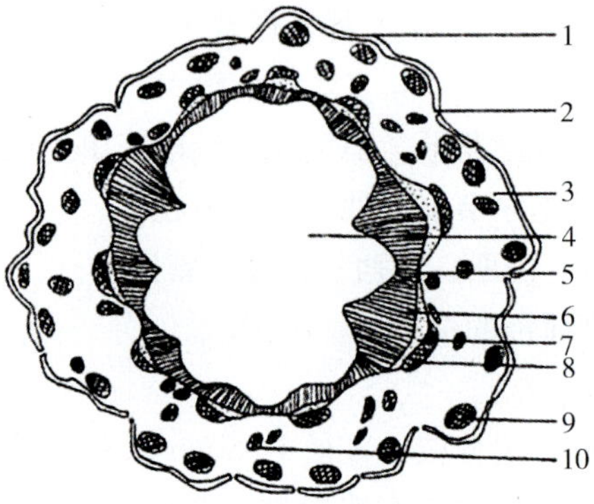

图9－6　草麻黄茎横切面简图

1. 表皮　2. 气孔　3. 皮层　4. 髓部　5. 形成层
6. 木质部　7. 韧皮部　8. 中柱鞘纤维
9. 下皮纤维　10. 皮层纤维

2. 中麻黄茎横切面　维管束12～15个。形成层环类三角形。环髓纤维成束或单个散在。

3. 木贼麻黄茎横切面　维管束8～10个。形成层环类圆形。无环髓纤维。

4. 草麻黄粉末　淡棕色或黄绿色。表皮细胞类长方形，外壁布满微小草酸钙砂晶，角质层极厚，呈脊状突起。气孔特异，内陷，保卫细胞侧面观呈哑铃形或电话听筒形。皮层纤维狭长，壁厚，壁上附有众多细小的砂晶和方晶，形成嵌晶纤维。螺纹、具缘纹孔导管。髓部薄壁细胞壁增厚，内含棕色块散在。如图9－7所示。

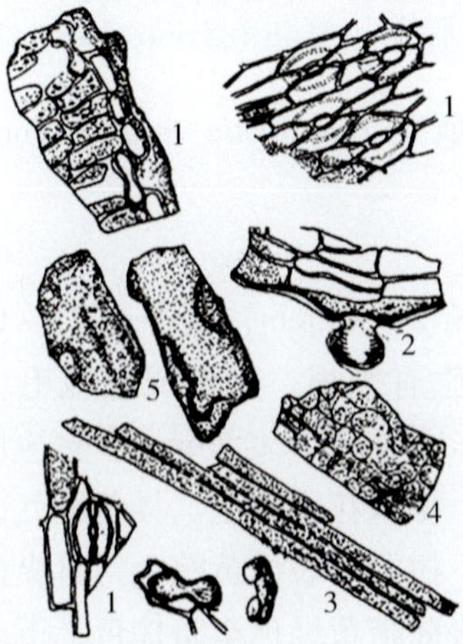

图 9-7 麻黄（草麻黄）粉末图

1. 表皮细胞及气孔 2. 角质层突起 3. 纤维上附小晶体
4. 皮层薄壁细胞 5. 棕色块

【化学成分】三种麻黄均含生物碱，主要是 l-麻黄碱，其次为 d-伪麻黄碱。麻黄的主要有效成分为麻黄碱，主要存在于草质茎的髓部。另含鞣质、挥发油等。

【理化鉴定】

1. 微量升华 取麻黄粉末进行微量升华，可见细小针状或颗粒状的结晶。

2. 荧光试验 药材纵剖面置紫外光灯（365nm）下观察，边缘显亮白色荧光，中心显亮棕色荧光。

3. 化学定性 取本品粉末 0.2g，加水 5mL 与稀盐酸 1~2 滴，煮沸 2~3 分钟，滤过。滤液置分液漏斗中，加氨试液数滴使呈碱性，再加三氯甲烷 5mL，振摇提取。分取三氯甲烷液，置二支试管中，一管加氨制氯化铜试液与二硫化碳各 5 滴，振摇，静置，三氯甲烷层显深黄色；另一管为空白，以三氯甲烷 5 滴代替二硫化碳 5 滴，振摇后三氯甲烷层无色或显微黄色。

4. 薄层色谱 以本品作为供试品，以麻黄药材作为对照药材，以盐酸麻黄碱作为对照品。照《中国药典》薄层色谱法试验，在与对照品色谱相应的位置上，显相同的红色斑点。

【检查】

1. 杂质 不得过 5%。

2. 水分 不得过 9.0%。

3. 总灰分 不得过 10.0%。

【含量测定】《中国药典》规定，采用高效液相色谱法测定，本品含盐酸麻黄碱（$C_{10}H_{15}NO \cdot HCl$）和盐酸伪麻黄碱（$C_{10}H_{15}NO \cdot HCl$）的总量不得少于 0.80%。

【功效】辛、微苦，温。发汗散寒，宣肺平喘，利水消肿。

鱼腥草（Houttuyniae Herba）

【来源】为三白草科植物蕺菜 *Houttuynia cordata* Thunb. 的新鲜全草或干燥地上部分。

【性状鉴定】

鲜鱼腥草　茎呈圆柱形，长20～45cm，直径0.25～0.45cm；上部绿色或紫红色，下部白色，节明显，下部节上生有须根，无毛或被疏毛。叶互生，叶片心形，长3～10cm，宽3～11cm；先端渐尖，全缘；上表面绿色，密生腺点，下表面常紫红色；叶柄细长，基部与托叶合生成鞘状。穗状花序顶生。具鱼腥气，味涩。

干鱼腥草　茎呈扁圆柱形，扭曲，表面黄棕色，具纵棱数条；质脆，易折断。叶片卷折皱缩，展平后呈心形，上表面暗黄绿色至暗棕色，下表面灰绿色或灰棕色。穗状花序黄棕色。如图9－8、图9－9所示。

以淡红褐色、茎叶完整、无泥土等杂质者为佳。

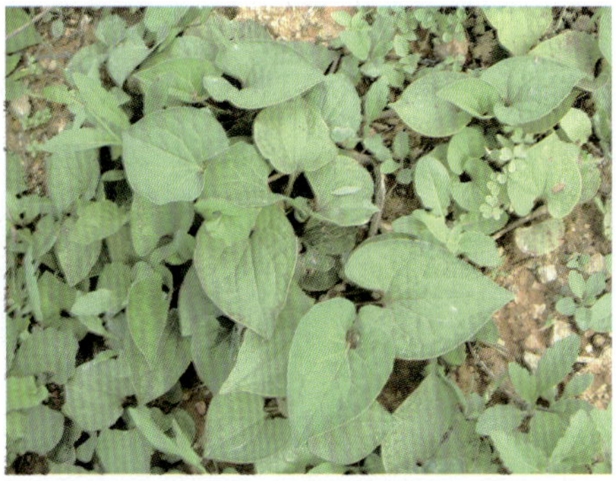

图9－8　蕺菜植物图

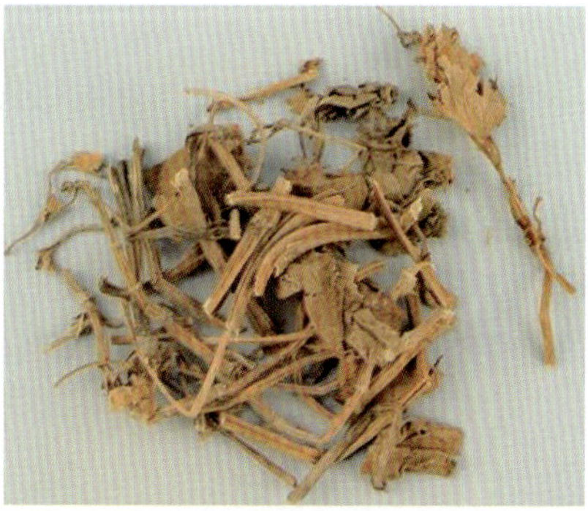

图9－9　鱼腥草药材图

【化学成分】主含挥发油，主要成分为癸酰乙醛、月桂醛、α－蒎烯和芳樟醇。

【功效】辛，微寒。清热解毒，消痈排脓，利尿通淋。

垂盆草（Sedi Herba）

【来源】为景天科植物垂盆草 *Sedum sarmentosum* Bunge 的干燥全草。

【性状鉴定】茎纤细，长可达20cm以上，部分节上可见纤细的不定根。3叶轮生，叶片倒披针形至矩圆形，绿色，肉质，长1.5～2.8cm，宽0.3～0.7cm，先端近急尖，基部急狭，有距。气微，味微苦。如图9－10所示。

以茎细、叶多、色棕绿者为佳。

【化学成分】主含氰苷类化合物垂盆草苷。尚含N－甲基异石榴皮碱、二氢－N－甲基异石榴皮碱、景天庚糖及葡萄糖、果糖、蔗糖等。

【功效】甘、淡，凉。利湿退黄，清热解毒。

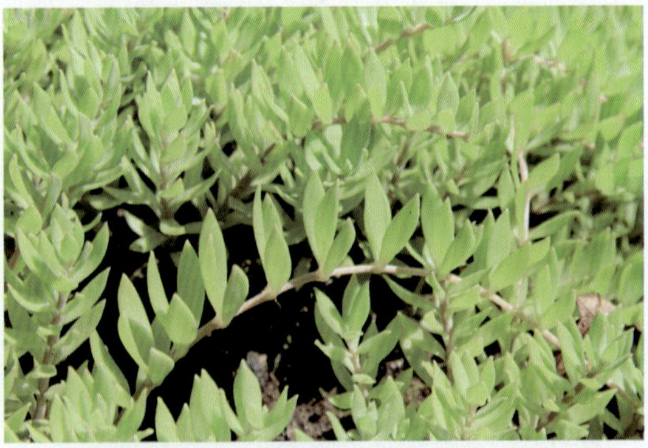

图9－10　垂盆草植物图

仙鹤草（Agrimoniae Herba）

【来源】为蔷薇科植物龙芽草 *Agrimonia pilosa* Ledeb. 的干燥地上部分。

【性状鉴定】全体被白色柔毛。茎下部圆柱形，红棕色，上部方柱形，四面略凹陷，绿褐色，有纵沟和棱线，有节；体轻，质硬，易折断，断面中空。叶片有大小2种，相间生于叶轴上，顶端小叶较大，完整小叶片展平后呈卵形或长椭圆形，先端尖，基部楔形，边缘有锯齿；托叶2，抱茎，斜卵形。总状花序细长，花萼下部呈筒状，萼筒上部有钩刺，先端5裂，花瓣黄色。气微，味微苦。如图9－11、图9－12所示。

以质嫩、叶多而完整、色青绿者为佳。

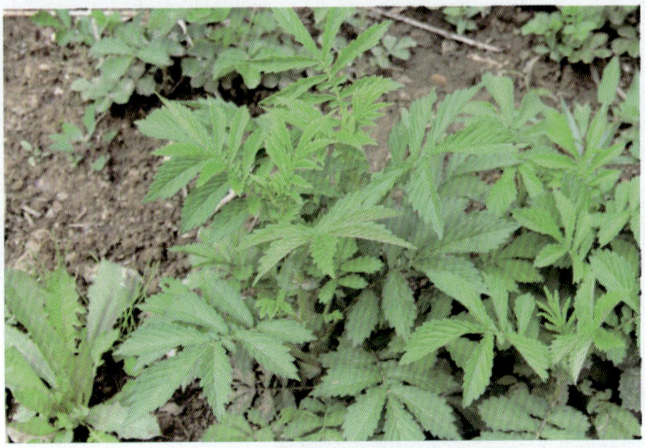

图9－11　龙芽草植物图

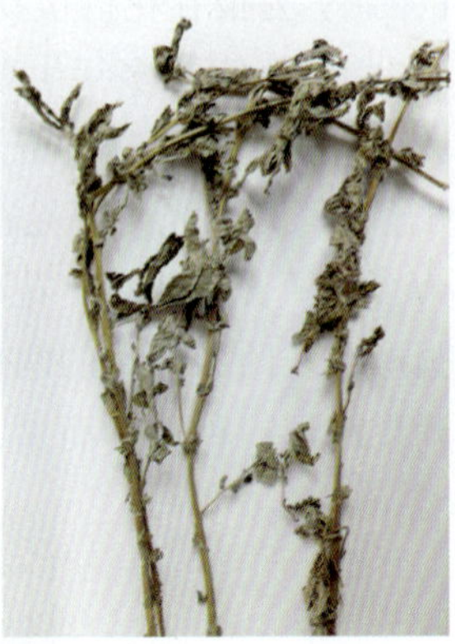

图9－12　仙鹤草药材图

【化学成分】含仙鹤草酚、仙鹤草内酯、木犀草素－7－葡萄糖苷等。

【功效】苦、涩，平。收敛止血，截疟，止痢，解毒，补虚。

马鞭草（Verbenae Herba）

【来源】为马鞭草科植物马鞭草 *Verbena officinalis* L. 的干燥地上部分。

【性状鉴定】茎呈方柱形，多分枝，四面有纵沟，长0.5～1m；表面绿褐色，粗糙；质硬而脆，断面有髓或中空。叶对生，皱缩，多破碎，绿褐色，完整者展平后叶片3深裂，边缘有锯齿。穗状花序细长，有小花多数。气微，味苦。如图 9－13 所示。

以干燥、色青绿、带花穗、无根及杂质者为佳。

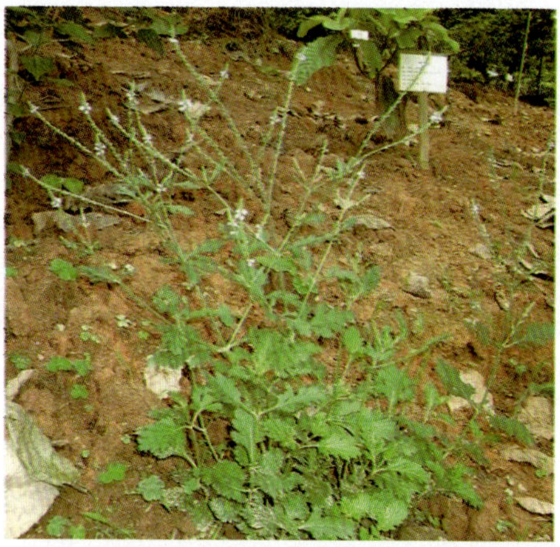

图 9－13　马鞭草植物图

【化学成分】含马鞭草苷、齐墩果酸、挥发油、熊果酸等。

【功效】苦，凉。活血散瘀，解毒，利水，退黄，截疟。

金钱草（Lysimachiae Herba）

【来源】为报春花科植物过路黄 *Lysimachia christinae* Hance 的干燥全草。

【原植物鉴定】多年生草本，无毛或微被毛；茎细长，绿色或带紫红色，匍匐地面生长。单叶对生，叶片心脏形或宽卵形，先端钝形，基部截形或浅心形，全缘，仅主脉 1 条明显；鲜时透光，可见密布透明腺条，干时变为紫黑色。花单生于叶腋，每节上生花 2 朵，花梗长达叶端；花萼 5 深裂，裂片披针形；花冠黄色，5 深裂，基部合生，裂片椭圆形，长约为萼片的两倍；雄蕊 5 枚，与花瓣对生，均短于花冠，花丝基部连合成筒。蒴果球形；种子小而多，边缘稍具膜翅。如图 9－14 所示。

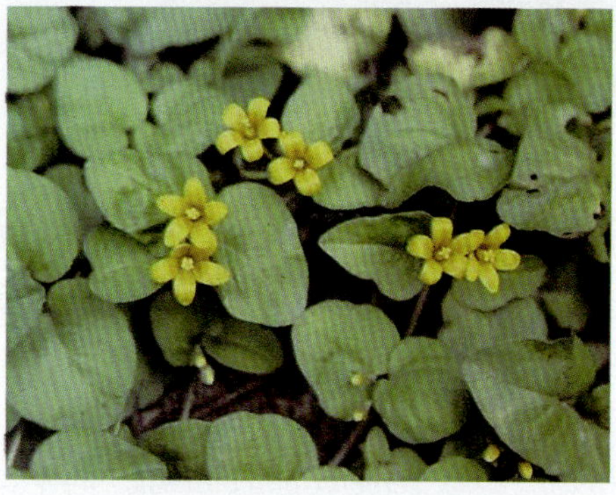

图 9－14　过路黄植物图

【产地】主产于四川省，长江流域及山西、陕西、云南、贵州等省亦产。

【采收加工】夏、秋二季采收，除去杂质，晒干。

【性状鉴定】常缠结成团，无毛或被疏柔毛。茎扭曲，表面棕色或暗棕红色，有纵纹，下部茎节上有时具须根，断面实心。叶对生，多皱缩，展平后呈宽卵形或心形，长1～4cm，宽1～5cm，基部微凹，全缘；上表面灰绿色或棕褐色，下表面色较浅，主脉明显突起，用水浸后，对光透视可见黑色或褐色条纹；叶柄长1～4cm。有的带花，花黄色，单生叶腋，具长梗。蒴果球形。气微，味淡。如图9－15所示。

以叶大、色绿者为佳。

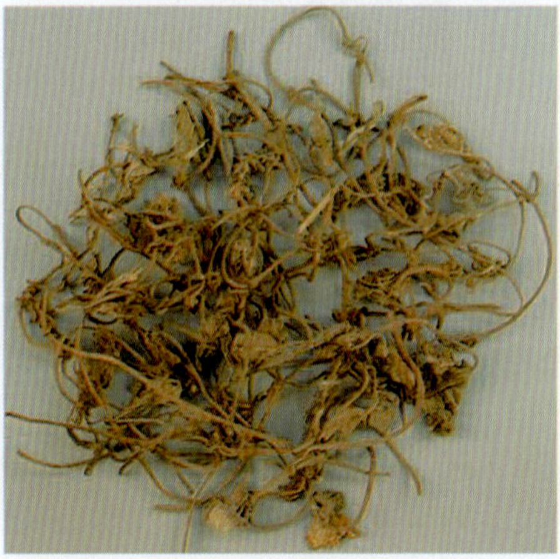

图9－15 金钱草药材图

【显微鉴定】

1. 茎横切面 表皮细胞外被角质层，有时可见腺毛，头部单细胞，柄部1～2细胞。栓内层宽广，细胞中有的含红棕色分泌物；分泌道散在，周围分泌细胞5～10个，内含红棕色块状分泌物；内皮层明显。中柱鞘纤维断续排列成环，壁微木化。韧皮部狭窄。木质部连接成环。髓常成空腔。薄壁细胞含淀粉粒。如图9－16所示。

2. 粉末 灰黄色。腺毛常破碎，只有一个细胞头，或带有柄细胞的断片，偶可见非腺毛碎片。下表皮细胞垂周壁波状弯曲，气孔为不等式或不定式。纤维甚长，腔大，木化。表皮细胞垂周壁弯曲，可见角质纹理和腺毛脱落后的圆形痕，含有红棕色物质；薄壁细胞碎片中有的含有红棕色块状或长条状物质。淀粉粒众多，单粒类圆形、半圆形盔帽状，脐点裂隙状或点状；复粒少数，多由2～3单粒组成。导管多为螺纹、网纹或孔纹。如图9－17所示。

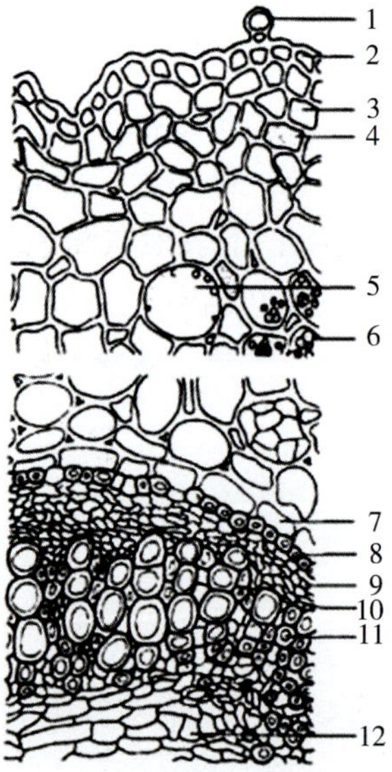

图 9－16　金钱草茎横切面详图

1. 腺毛　2. 表皮细胞　3. 皮层　4. 棕色块
5. 分泌道　6. 薄壁细胞含淀粉粒　7. 内皮层
8. 中柱鞘纤维　9. 韧皮部　10. 形成层
11. 木质部　12. 髓

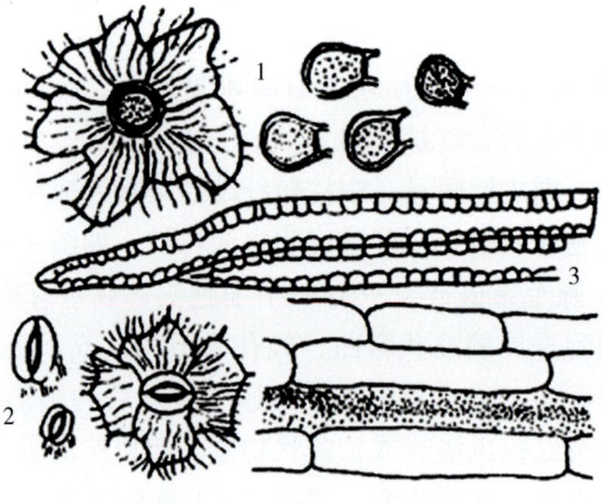

图 9－17　金钱草粉末图

1. 腺毛　2. 气孔　3. 纤维

【化学成分】含酚性成分、甾醇、黄酮类、氨基酸、鞣质、挥发油、胆碱等。

【理化鉴定】薄层色谱　以本品作为供试品，以金钱草药材作为对照药材，以槲皮素和山柰素作为对照品。照《中国药典》薄层色谱法试验，应有相对应、同颜色的荧光斑点。

【检查】

1. 杂质　不得过8%。

2. 总灰分　不得过13.0%。

3. 酸不溶性灰分　不得过5.0%。

【含量测定】《中国药典》规定，采用高效液相色谱法测定，本品含槲皮素（$C_{15}H_{10}O_7$）和山柰素（$C_{15}H_{10}O_6$）的总量不得少于0.10%。

【功效】甘、咸，微寒。利湿退黄，利尿通淋，解毒消肿。

市场动态

连钱草别名金钱草、铜钱草、活血丹等，由于其形态与金钱草相似，市场常有混淆情况。连钱草为唇形科植物活血丹 *Glechoma longituba*（Nakai）Kupr. 的全草，其识别要点为：叶对生，肾形至圆心形，边缘有圆锯齿，下表面多紫色；轮伞花序腋生，每轮2～6花，花冠2唇形，淡蓝色至紫色。如图9-18所示。

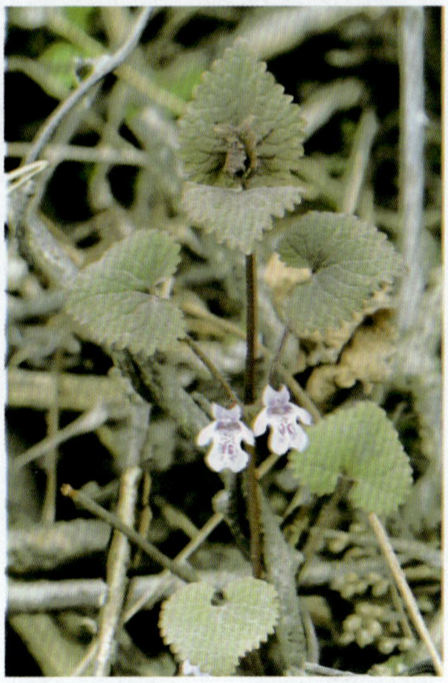

图9-18　金钱草伪品——连钱草（活血丹）图

广藿香（Pogostemonis Herba）

【来源】为唇形科植物广藿香 *Pogostemon cablin*（Blanco）Benth. 的干燥地上部分。

【原植物鉴定】多年生草本，茎直立，上部多分枝。老枝粗壮，近圆形，外表木栓化。幼枝方形，密被灰黄色毛茸。叶对生，有柄，揉之有清淡的特异香气。叶片阔卵形、卵形或卵状椭圆形，先端短尖或钝，基部阔楔形或近心形，边缘具不整齐钝锯齿，两面均被灰白色茸毛，沿叶脉处及背面尤甚，叶柄长2～5cm。轮伞花序集成穗状，密被短柔毛，顶生或腋生。如图9-19所示。

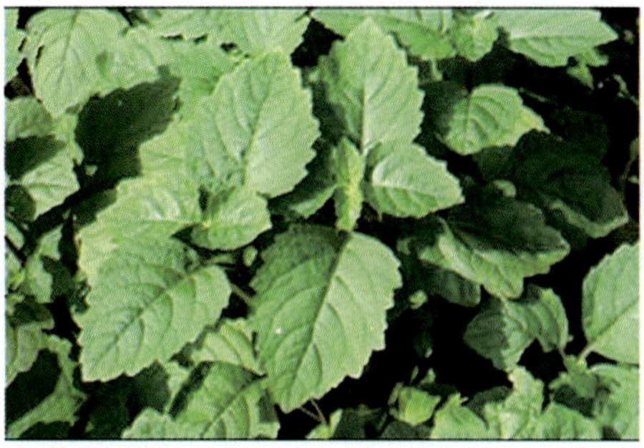

图 9－19　广藿香植物图

【产地】主产于广东省广州市的石牌，海南、台湾、广西、云南等省区亦有栽培。

【采收加工】夏季枝叶茂盛时采割，日晒夜闷，反复至干。

【性状鉴定】茎略呈方柱形，多分枝，枝条稍曲折，长 30～60cm，直径 0.2～0.7cm；表面被柔毛；质脆，易折断，断面中部有髓；老茎类圆柱形，直径 1～1.2cm，被灰褐色栓皮。叶对生，皱缩成团，展平后叶片呈卵形或椭圆形，长 4～9cm，宽 3～7cm；两面均被灰白色绒毛；先端短尖或钝圆，基部楔形或钝圆，边缘具大小不规则的钝齿；叶柄细，长 2～5cm，被柔毛。气香特异，味微苦。

以茎叶粗壮、不带须根、香气浓郁者为佳。

【显微鉴定】叶片粉末　淡棕色。叶表皮细胞呈不规则形，气孔直轴式。非腺毛 1～6 细胞，平直或先端弯曲，长约至 590μm，壁具疣状突起，有的胞腔含黄棕色物。腺鳞头部 8 细胞，直径 37～70μm；柄单细胞，极短。间隙腺毛存在于叶肉组织的细胞间隙中，头部单细胞，呈不规则囊状，直径 13～50μm，长约至 113μm；柄短，单细胞。小腺毛头部 2 细胞；柄 1～3 细胞，甚短。草酸钙针晶细小，散在于叶肉细胞中，长约至 27μm。如图 9－20 所示。

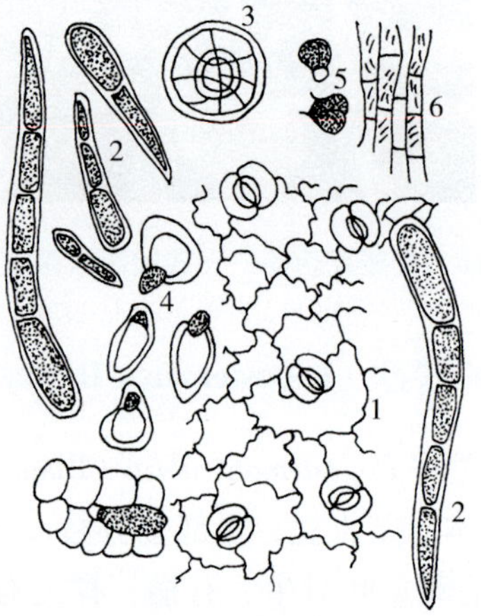

图 9－20　广藿香粉末图

1. 表皮细胞及气孔　2. 非腺毛　3. 腺鳞
4. 间隙腺毛　5. 小腺毛　6. 针晶

【化学成分】主要含挥发油。挥发油中的主要成分为百秋李醇，占52%～57%。主要抗真菌成分为广藿香酮。另含少量苯甲醛、丁香酚、桂皮醛等

【检查】

1. 杂质　不得过2%。

2. 叶　不得少于20%。

【含量测定】《中国药典》规定，采用气相色谱法测定，本品含百秋李醇（$C_{15}H_{26}O$）不得少于0.10%。

【功效】辛，微温。芳香化浊，和中止呕，发表解暑。

【附注】藿香　为唇形科植物藿香 *Agastache rugosa*（Fisch. et Mey.）O. Ktze. 的干燥地上部分。茎呈方柱形，多分枝；质脆，易折断，断面白色，中空。叶对生，呈卵形或长卵形，边缘有钝锯齿，上表面深绿色，下表浅绿色，两面微具毛茸，叶柄长。穗状轮伞花序顶生。气香而特异，味淡而微凉。如图9－21所示。

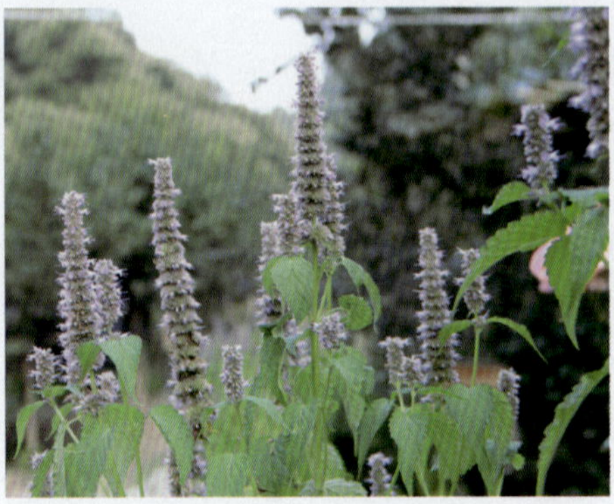

图9－21　藿香植物图

荆芥（Schizonepetae Herba）

【来源】为唇形科植物荆芥 *Schizonepeta tenuifolia* Briq. 的干燥地上部分。

【性状鉴定】茎呈方柱形，上部有分枝，长50～80cm，直径0.2～0.4cm；表面淡黄绿色或淡紫红色，被短柔毛；体轻，质脆，断面类白色。叶对生，多已脱落，叶片3～5羽状分裂，裂片细长。穗状轮伞花序顶生，长2～9cm，直径约0.7cm。花冠多脱落，宿萼钟状，先端5齿裂，淡棕色或黄绿色，被短柔毛；小坚果棕黑色。气芳香，味微涩而辛凉。如图9－22所示。

以色淡黄绿、穗长而密、香气浓者为佳。

【化学成分】主要含挥发油，油中主要成分为右旋薄荷酮、消旋薄荷酮、左旋胡薄荷酮及少量右旋柠檬烯等。

【功效】

荆芥　辛，微温。解表散风，透疹，消疮。

荆芥炭　辛、涩，微温。收敛止血。

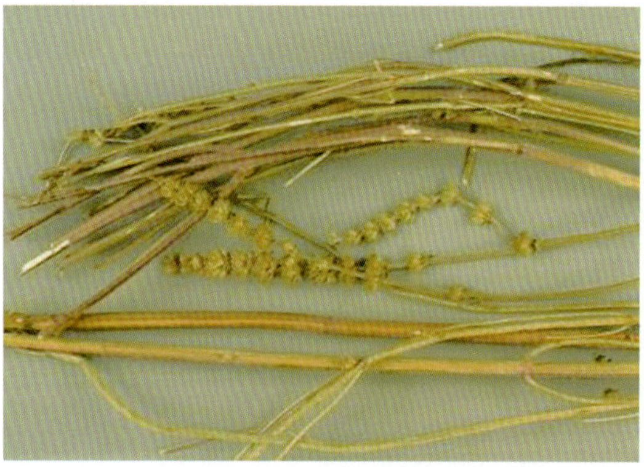

图 9-22 荆芥药材图

香薷（Moslae Herba）

【来源】为唇形科植物石香薷 *Mosla chinensis* Maxim. 或江香薷 *Mosla chinensis* 'Jiangxiangru' 的干燥地上部分。前者习称“青香薷”，后者习称“江香薷”。

【性状鉴定】

青香薷　长30~50cm，基部紫红色，上部黄绿色或淡黄色，全体密被白色茸毛。茎方柱形，基部类圆形，直径1~2mm，节明显，节间长4~7cm；质脆，易折断。叶对生，多皱缩或脱落，叶片展平后呈长卵形或披针形，暗绿色或黄绿色，边缘有3~5疏浅锯齿。穗状花序顶生及腋生，苞片圆卵形或圆倒卵形，脱落或残存；花萼宿存，钟状，淡紫红色或灰绿色，先端5裂，密被茸毛。小坚果4，直径0.7~1.1mm，近圆球形，具网纹。气清香而浓，味微辛而凉。

江香薷　长55~66cm。表面黄绿色，质较柔软。边缘有5~9疏浅锯齿。果实直径0.9~1.4mm，表面具疏网纹。

以枝嫩、穗多、香气浓者为佳。

【化学成分】两种香薷均含挥发油，油中主含香荆芥酚、麝香草酚等。

【功效】辛，微温。发汗解表，化湿和中。

益母草（Leonuri Herba）

【来源】为唇形科植物益母草 *Leonurus japonicus* Houtt. 的新鲜或干燥地上部分。

【性状鉴定】

鲜益母草　幼苗期无茎，基生叶圆心形，5~9浅裂，每裂片有2~3钝齿。花前期茎呈方柱形，上部多分枝，四面凹下成纵沟，长30~60cm，直径0.2~0.5cm；表面青绿色；质鲜嫩，断面中部有髓。叶交互对生，有柄；叶片青绿色，质鲜嫩，揉之有汁；下部茎生叶掌状3裂，上部叶羽状深裂或浅裂成3片，裂片全缘或具少数锯齿。气微，味微苦。

干益母草　茎表面灰绿色或黄绿色；体轻，质韧，断面中部有髓。叶片灰绿色，多皱缩、破碎，易脱落。轮伞花序腋生，小花淡紫色，花萼筒状，花冠二唇形。切段者长约 2cm。如图 9-23、图 9-24 所示。

以质嫩、叶多、色灰绿者为佳；质老、枯黄、无叶者不可供药用。

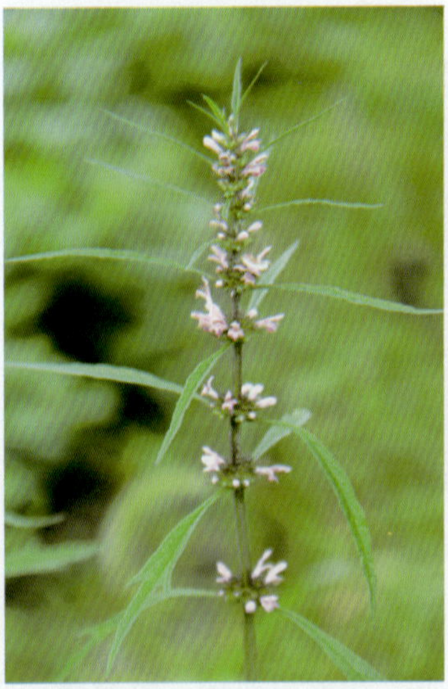

图 9-23　益母草植物图

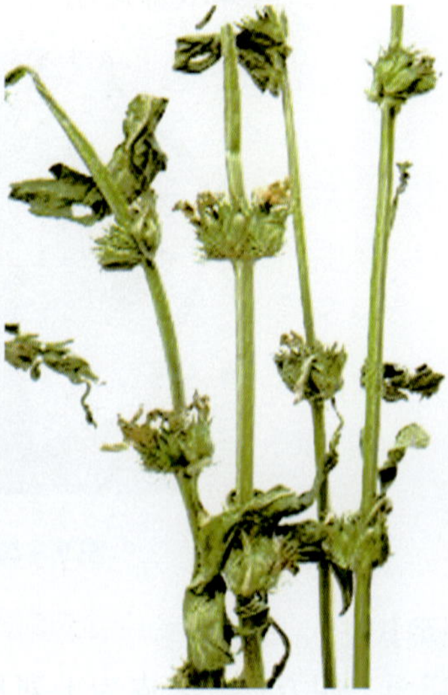

图 9-24　益母草药材图

【化学成分】主含益母草碱、水苏碱、芸香碱、芦丁、延胡索酸、亚麻酸、苯甲酸等。

【功效】苦、辛，微寒。活血调经，利尿消肿，清热解毒。

薄荷（Menthae Haplocalycis Herba）

【来源】为唇形科植物薄荷 *Mentha haplocalyx* Briq. 的干燥地上部分。

【原植物鉴定】多年生草本，高 10～80cm，全株具清凉香气。根状茎匍匐，茎直立或基部外倾，方形，被逆生长柔毛和腺鳞。叶对生，叶片卵形或长圆形，先端稍尖，基部楔形，边缘具细锯齿，两面有疏短毛。轮伞花序腋生；花萼钟形，先端 5 裂；花冠二唇形，淡紫色。小坚果卵圆形。花期 8～10 月，果期 9～11 月。如图 9-25 所示。

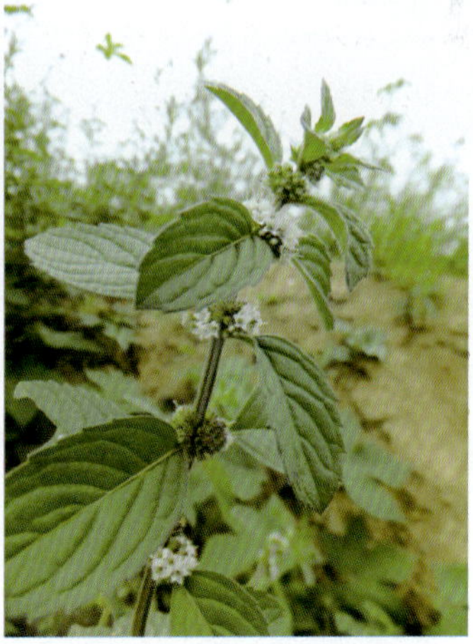

图 9-25　薄荷植物图

【产地】主产于江苏的太仓及浙江、湖南等省。江苏省为薄荷的主产区。

【采收加工】夏、秋二季茎叶茂盛或花开至三轮时，选晴天，分次采割，晒干或阴干。

【性状鉴定】茎呈方柱形，有对生分枝，长 15～40cm，直径 0.2～0.4cm；表面紫棕色或淡绿色，棱角处具茸毛，节间长 2～5cm；质脆，断面白色，髓部中空。叶对生，有短柄；叶片皱缩卷曲，完整者展平后呈宽披针形、长椭圆形或卵形，长2～7cm，宽1～3cm；上表面深绿色，下表面灰绿色，稀被茸毛，有凹点状腺鳞。轮伞花序腋生，花萼钟状，先端5齿裂，花冠淡紫色。揉搓后有特殊清凉香气，味辛凉。如图9－26所示。

以叶多、色绿深、气味浓者为佳。

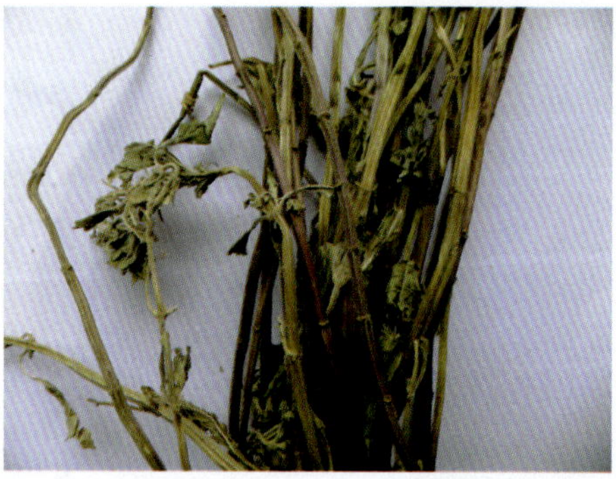

图9－26 薄荷药材图

【显微鉴定】

1. 茎横切面 四方形。表皮为1列长方形细胞，外被角质层，有腺鳞，腺毛和非腺毛。皮层薄壁细胞数列，排列疏松，四棱角处有厚角细胞。内皮层明显。维管束在四角处较发达。韧皮部狭；形成层成环。木质部在四棱处发达。髓部宽广，中心常呈空洞。薄壁细胞中含有针簇状橙皮苷结晶。如图9－27所示。

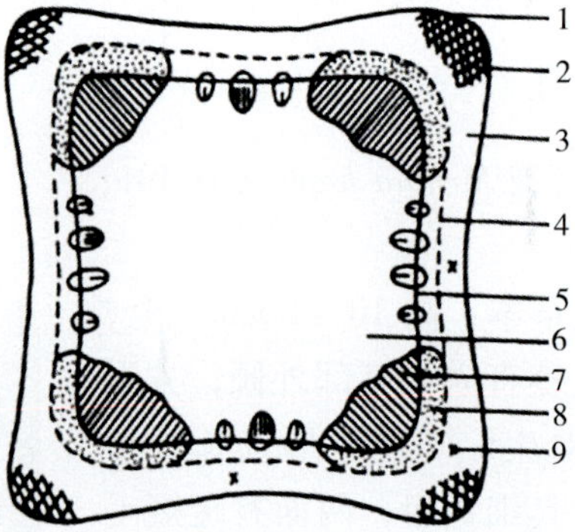

图9－27 薄荷茎横切面简图

1. 表皮 2. 厚角细胞 3. 皮层 4. 内皮层
5. 形成层 6. 髓部 7. 木质部
8. 韧皮部 9. 橙皮苷结晶

2. 叶粉末 绿色。腺鳞头部顶面观呈圆形，侧面观扁球形，由8个细胞组成；内含淡黄色分泌物，柄单细胞，极短。非腺毛1～8细胞，稍弯曲，壁厚，外壁有疣状突起。小腺毛为单细胞头、单细胞柄。叶片下表皮细胞垂周壁波状弯曲，有众多直轴式气孔。叶肉及表皮薄壁细胞内有淡黄色针簇状或呈扇形橙皮苷结晶。如图9－28所示。

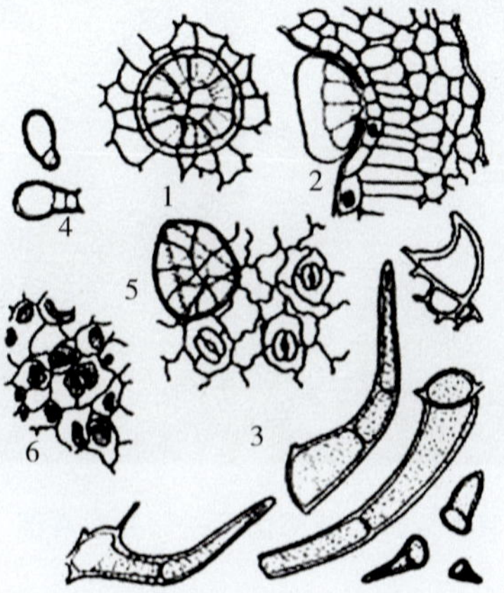

图9-28 薄荷（叶）粉末图

1. 腺鳞顶面观 2. 腺鳞侧面观 3. 非腺毛

4. 小腺毛 5. 气孔 6. 橙皮苷结晶

【化学成分】含挥发油，称薄荷油。油中主要成分为L-薄荷醇（薄荷脑），其次为L-薄荷酮、异薄荷酮、胡薄荷酮及薄荷酯类。

【理化鉴定】

1. 微量升华 取本品叶的粉末少量，经微量升华得油状物，加硫酸2滴及香草醛结晶少量，初显黄色至橙黄色，再加水1滴，即变紫红色。

2. 薄层色谱 以本品作为供试品，以薄荷药材作为对照药材，以薄荷脑作为对照品。按《中国药典》薄层色谱法试验，应有相对应、同颜色的色谱斑点。

【检查】

1. 叶 不得少于30%。

2. 水分 不得少于15.0%。

【含量测定】《中国药典》规定，采用挥发油测定法测定，本品含挥发油不得少于0.8%（mL/g）。

【功效】辛，凉。疏散风热，清利头目，利咽，透疹，疏肝行气。

市场动态

留兰香别名南薄荷、香薄荷、绿薄荷，由于形态相似，气味相近，市场多有混淆。留兰香来源于唇形科植物留兰香 *Mentha spicata* L. 的干燥地上部分，其识别要点为：叶脉明显，凹陷，叶片较圆，较厚；轮伞花序密集成顶生的穗状花序，花冠唇形，淡紫色。以此鉴别，比较容易。如图9-29所示。

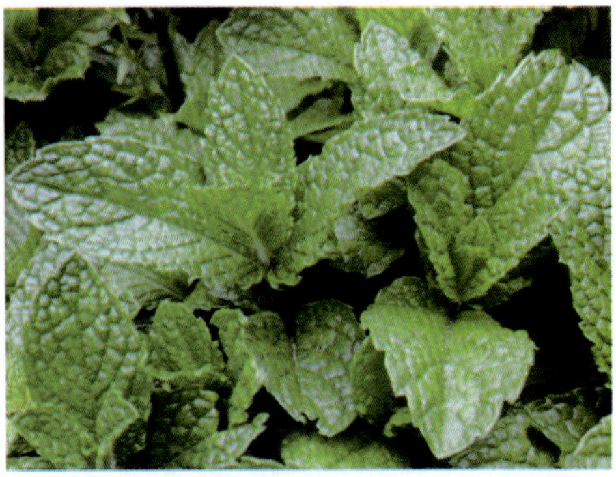

图9－29 薄荷伪品——留兰香图

肉苁蓉（Cistanches Herba）

【来源】为列当科植物肉苁蓉 *Cistanche deserticola* Y. C. Ma 或管花肉苁蓉 *Cistanche tubulosa*（Schrenk）Wight 干燥带鳞叶的肉质茎。

【性状鉴定】

肉苁蓉 呈扁圆柱形，稍弯曲，长3～15cm，直径2～8cm。表面棕褐色或灰棕色，密被覆瓦状排列的肉质鳞叶，通常鳞叶先端已断。体重，质硬，微有柔性，不易折断，断面棕褐色，有淡棕色点状维管束，排列成波状环纹。气微，味甜、微苦。如图9－30所示。

管花肉苁蓉 呈类纺锤形、扁纺锤形或扁柱形，稍弯曲，长5～25cm，直径2.5～9cm。表面棕褐色至黑褐色。断面颗粒状，灰棕色至灰褐色，散生点状维管束。

以条粗壮、密被鳞片、色棕褐、质柔润者为佳。

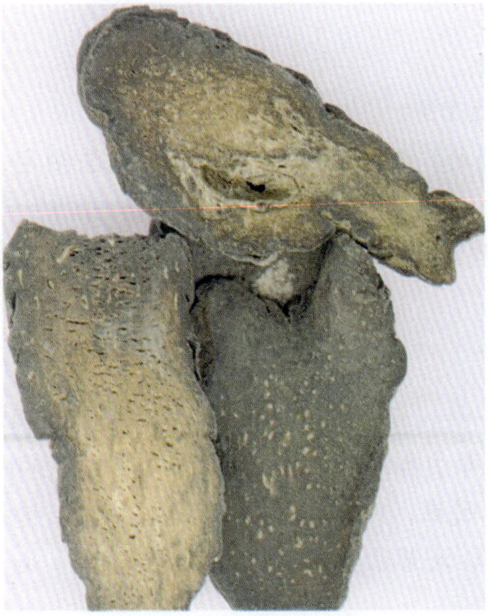

图9－30 肉苁蓉饮片图

【化学成分】含松果菊苷、毛蕊花糖苷、6-甲基吲哚、甜菜碱、肉苁蓉多糖、麦角甾苷等。

【功效】甘、咸，温。补肾阳，益精血，润肠通便。

穿心莲（Andrographis Herba）

【来源】为爵床科植物穿心莲 *Andrographis paniculata*（Burm. f.）Nees 的干燥地上部分。

【原植物鉴定】一年生草本，茎四方形，多分枝且对生，节稍膨大。叶对生，卵状披针形至披针形，纸质，叶面光亮，深绿色，叶柄短。圆锥花序顶生或腋生；花淡紫色，二唇形；花萼5深裂，外被腺毛；花冠唇瓣向外反卷，外面有毛，下唇三裂，内面有紫色花斑；雄蕊2；子房上位，2室。蒴果长椭圆形至线形，似橄榄状，2瓣裂；种子多数。花期5~9月，果期7~10月。如图9-31所示。

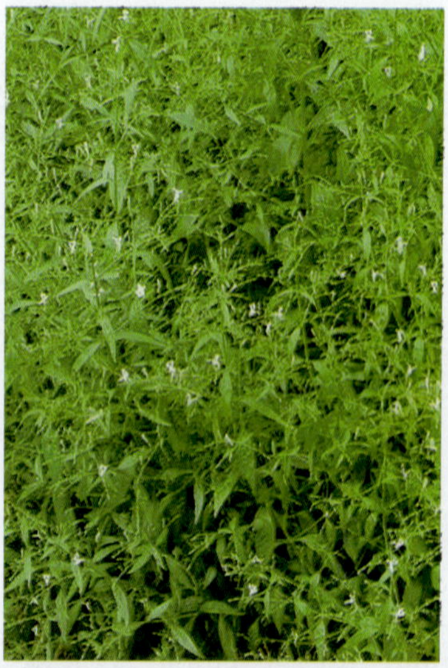

图9-31　穿心莲植物图

【产地】主要栽培于广东、广西、福建等省区。现云南、四川、江西、江苏等省也有栽培。

【采收加工】秋初茎叶茂盛时采割，晒干。

【性状鉴定】茎呈方柱形，多分枝，长50~70cm，节稍膨大；质脆，易折断。单叶对生，叶柄短或近无柄；叶片皱缩、易碎，完整者展平后呈披针形或卵状披针形，长3~12cm，宽2~5cm，先端渐尖，基部楔形下延，全缘或波状；上表面绿色，下表面灰绿色，两面光滑。气微，味极苦。如图9-32所示。

以色绿、叶多者为佳。

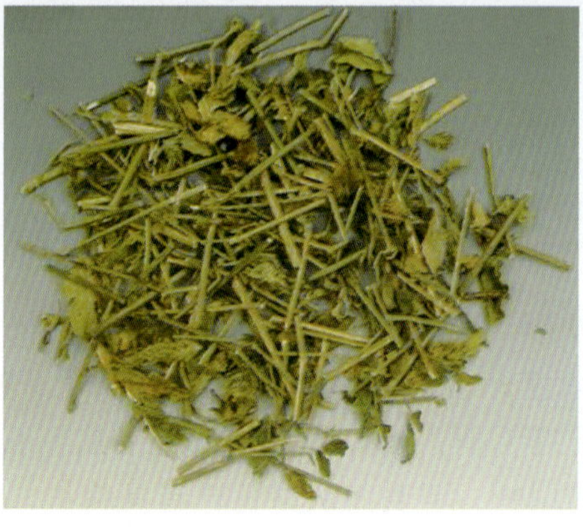

图9-32　穿心莲饮片图

【显微鉴定】

1. 叶横切面　上表皮细胞类方形或长方形，下表皮细胞较小，上、下表皮均有含圆形、长椭圆形或棒状钟乳体的晶细胞；并有腺鳞，有时可见非腺毛。栅栏组织为1～2列细胞，贯穿于主脉上方；海绵组织排列疏松。主脉维管束外韧型，呈凹槽状，木质部上方亦有晶细胞。如图9－33所示。

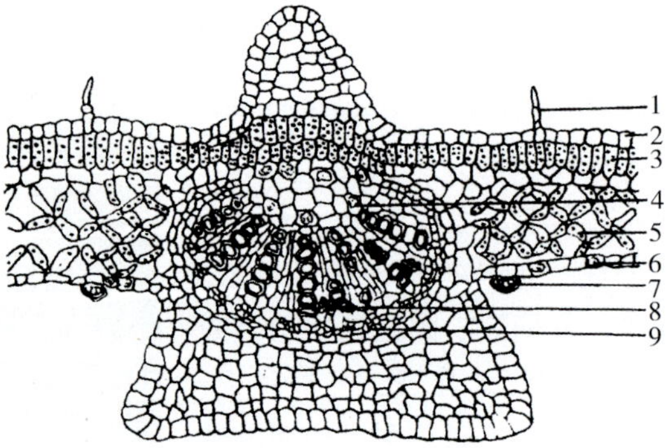

图9－33 穿心莲（叶）横切面详图

1. 非腺毛 2. 上表皮细胞 3. 栅栏组织 4、6. 钟乳体 5. 海绵组织 7. 腺鳞 8. 木质部导管 9. 韧皮部

2. 叶表面观 上下表皮均有增大的晶细胞，内含大型螺状钟乳体，直径约至36μm，长约至180μm，较大端有脐样点痕，层纹波状。下表皮气孔密布，直轴式，副卫细胞大小悬殊，也有不定式。腺鳞头部扁球形，4、6（8）细胞，直径至40μm，柄极短。非腺毛1～4细胞，长约至160μm，基部直径约至40μm，表面有角质纹理。

【化学成分】 含苦味素，为二萜内酯类化合物，主要为穿心莲内酯、新穿心莲内酯、脱水穿心莲内酯和去氧穿心莲内酯等。

【检查】 叶：不得少于30%。

【含量测定】 《中国药典》规定，采用高效液相色谱法测定，本品含穿心莲内酯（$C_{20}H_{30}O_5$）和脱水穿心莲内酯（$C_{20}H_{28}O_4$）的总量不得少于0.80%。

【功效】 苦，寒。清热解毒，凉血，消肿。

泽兰（Lycopi Herba）

【来源】 为唇形科植物毛叶地瓜儿苗 *Lycopus lucidus* Turcz. var. *hirtus* Regel 的干燥地上部分。

【性状鉴定】 茎呈方柱形，少分枝，四面均有浅纵沟，长50～100cm，直径0.2～0.6cm；表面黄绿色或带紫色，节处紫色明显，有白色茸毛；质脆，断面黄白色，髓部中空。叶对生，有短柄或近无柄；叶片多皱缩，展平后呈披针形或长圆形，长5～10cm；上表面黑绿色或暗绿色，下表面灰绿色，密具腺点，两面均有短毛；先端尖，基部渐狭，边缘有锯齿。轮伞花序腋生，花冠多脱落，苞片及花萼宿存，小苞片披针形，花萼钟形，5齿。气微，味淡。如图9－34、图9－35所示。

以质嫩、叶多、色绿者为佳。

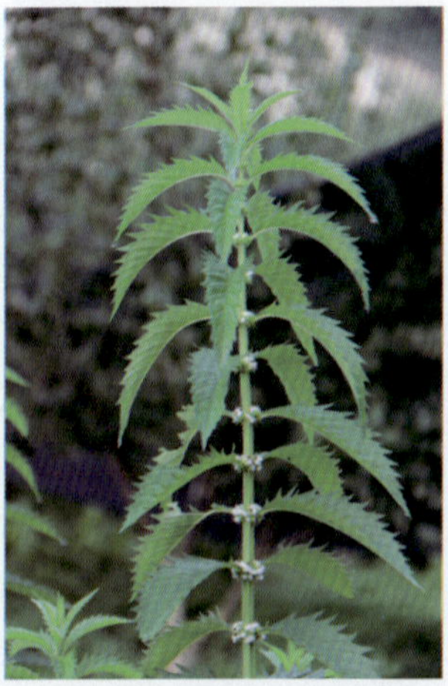

图 9－34　毛叶地瓜儿苗植物图

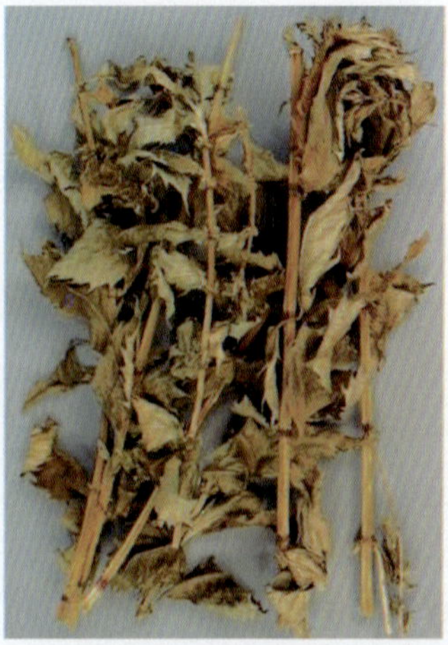

图 9－35　泽兰药材图

【化学成分】含挥发油、熊果酸、鞣质、黄酮类、酚类、氨基酸、有机酸等。

【功效】苦、辛，微温。活血调经，祛瘀消痈，利水消肿。

佩兰（Eupatorii Herba）

【来源】为菊科植物佩兰 *Eupatorium fortunei* Turcz. 的干燥地上部分。

【性状鉴定】茎呈圆柱形，长 30～100cm，直径 0.2～0.5cm；表面黄棕色或黄绿色，有的带紫色，有明显的节和纵棱线；质脆，断面髓部白色或中空。叶对生，有柄，叶片多皱缩、破碎，绿褐色；完整叶片 3 裂或不分裂，分裂者中间裂片较大，展平后呈披针形或长圆状披针形，基部狭窄，边缘有锯齿；不分裂者展平后呈卵圆形、卵状披针形或椭圆形。气芳香，味微苦。如图 9－36、图 9－37 所示。

以质嫩、叶多、色绿、香气浓者为佳。

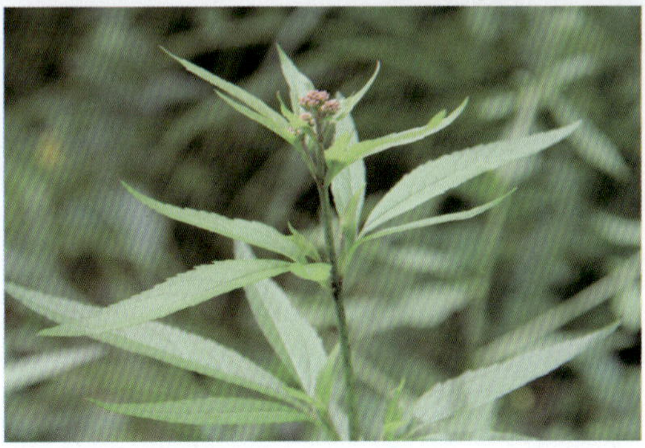

图 9－36　佩兰植物图

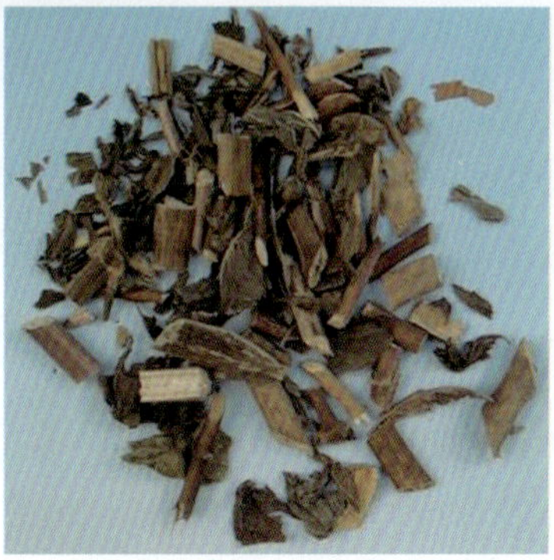

图 9－37　佩兰饮片图

【化学成分】含挥发油、蒲公英甾醇、豆甾醇等。

【功效】辛，平。芳香化湿，醒脾开胃，发表解暑。

茵陈（Artemisiae Scopariae Herba）

【来源】为菊科植物滨蒿 *Artemisia scoparia* Waldst. et Kit. 或茵陈蒿 *Artemisia capillaris* Thunb. 的干燥地上部分。春季采收的习称“绵茵陈”，秋季采割的称“花茵陈”。

【性状鉴定】

绵茵陈　多卷曲成团状，灰白色或灰绿色，全体密被白色茸毛，绵软如绒。茎细小，长 1.5～2.5cm，直径 0.1～0.2cm，除去表面白色茸毛后可见明显纵纹；质脆，易折断。叶具柄；展平后叶片呈一至三回羽状分裂，叶片长 1～3cm，宽约 1cm；小裂片卵形或稍呈倒披针形、条形，先端锐尖。气清香，味微苦。如图 9－38 所示。

花茵陈　茎呈圆柱形，多分枝，长 30～100cm，直径 2～8mm；表面淡紫色或紫色，有纵条纹，被短柔毛；体轻，质脆，断面类白色。叶密集，或多脱落；下部叶二至三回羽状深裂，裂片条形或细条形，两面密被白色柔毛；茎生叶一至二回羽状全裂，基部抱茎，裂片细丝状。头状花序卵形，多数集成圆锥状；总苞片 3～4 层。瘦果长圆形，黄棕色。气芳香，味微苦。

以质嫩、绵软、色灰白、香气浓者为佳。

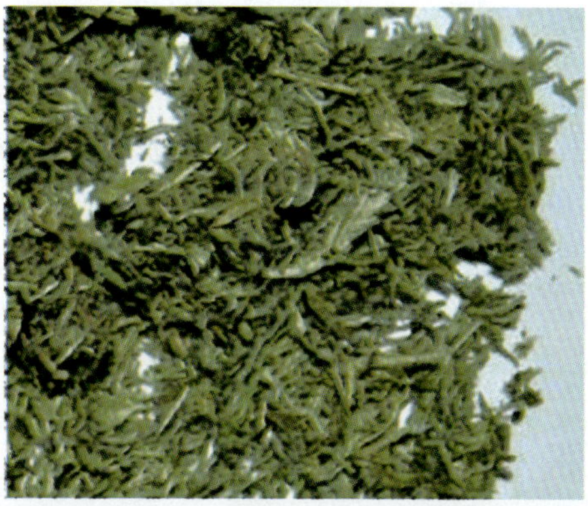

图 9－38　茵陈饮片图

【化学成分】含滨蒿内酯、绿原酸、挥发油、茵陈色酮等。

【功效】苦、辛，微寒。清利湿热，利胆退黄。

青蒿（Artemisiae Annuae Herba）

【来源】为菊科植物黄花蒿 *Artemisia annua* L. 的干燥地上部分。

【原植物鉴定】黄花蒿为一年生草本，高达 150cm。全株黄绿色。茎直立，多分枝。茎基部及下部的叶在花期枯萎，中部叶卵形，三回羽状深裂，上面绿色，下面色较浅，两面被微短毛，上部叶小，常一次羽状细裂。头状花序多数，球形，直径 1.5～2mm，有短梗，下垂，总苞球形，苞片 2～3 层，无毛，小花均为管状，黄色。雌花较少围于外层，雌蕊 1，柱头 2 裂，呈长叉状开展，内为两性花，花冠长约 1 mm，先端分裂，雄蕊 5，聚药。瘦果椭圆形，长约 0.7 mm，无毛。花期 7～10 月，果期 9～11 月。如图9－39 所示。

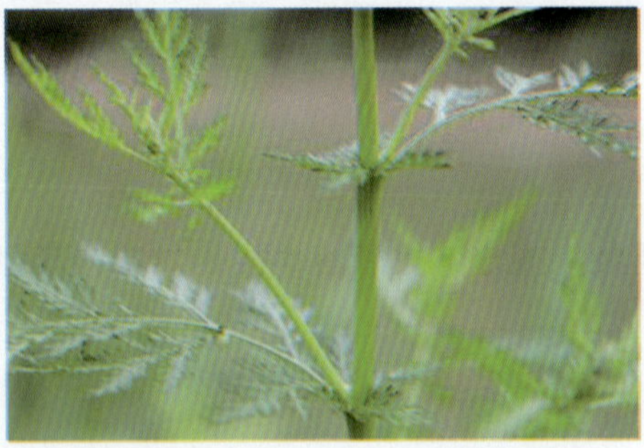

图 9－39 黄花蒿植物图

【产地】全国各地均产。

【采收加工】秋季花盛开时采割，除去老茎，阴干。

【性状鉴定】茎呈圆柱形，上部多分枝，长 30～80cm，直径 0.2～0.6cm；表面黄绿色或棕黄色，具纵棱线；质略硬，易折断，断面中部有髓。叶互生，暗绿色或棕绿色，卷缩易碎，完整者展平后为三回羽状深裂，裂片和小裂片矩圆形或长椭圆形，两面被短毛。气香特异，味微苦。如图 9－40 所示。

以色绿、叶多、香气浓者为佳。

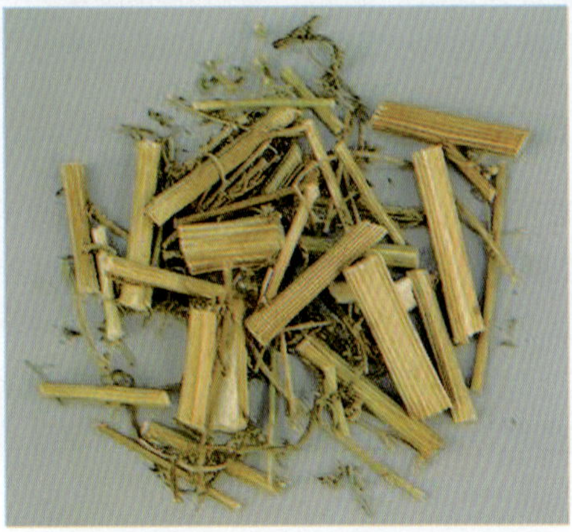

图 9－40 青蒿饮片图

【显微鉴定】

1. 叶表面制片 上下表皮细胞不规则，垂周壁波状弯曲，脉脊上的表皮细胞为窄长方形。不定式气孔微突于表面，保卫细胞肾形。腺毛呈椭圆形，常充满黄色挥发油，其两个半圆形分泌细胞的排列方向一般与最终裂片的中脉平行。表面密布 T 字形非腺毛，其壁横向延伸或在柄部着生处折成 V 字形，长 240～480（816）μm，柄细胞细小，单列，3～8 个，在中脉附近可见只具柄细胞的毛。

2. 通过最终裂片的中脉横切面 表皮细胞 1 列，长椭圆形，排列紧密，可见有气孔、丁字毛及腺毛。叶肉组织等面型。上面栅栏组织细胞延续至中脉，下面于中脉处中断。维管束位于中心。

【化学成分】含挥发油、青蒿素、青蒿酸、青蒿内酯、青蒿醇等。

【检查】

1. 水分　不得过14.0%。

2. 总灰分　不得过8.0%

【含量测定】《中国药典》规定，按醇溶性浸出物冷浸法测定，无水乙醇浸出物不得少于1.9%。

【功效】苦、辛，寒。清虚热，除骨蒸，解暑热，截疟，退黄。

蒲公英（Taraxaci Herba）

【来源】为菊科植物蒲公英 *Taraxacum mongolicum* Hand. – Mazz.、碱地蒲公英 *Taraxacum Borealisinense* Kitam. 或同属数种植物的干燥全草。

【性状鉴定】呈皱缩卷曲的团块。根呈圆锥状，多弯曲；表面棕褐色，抽皱；根头部有棕褐色或黄白色的茸毛，有的已脱落。叶基生，多皱缩破碎，完整叶片呈倒披针形，绿褐色或暗灰绿色，先端尖或钝，边缘浅裂或羽状分裂，基部渐狭，下延呈柄状，下表面主脉明显。气微，味微苦。

以叶多、色绿、根完整者为佳。

【化学成分】全草含蒲公英甾醇、胆碱、菊糖和果胶等。

【功效】苦、甘，寒。清热解毒，消肿散结，利尿通淋。

千里光（Senecionis Scandentis Hebra）

【来源】为菊科植物千里光 *Senecio scandens* Buch. – Ham. 的干燥地上部分。

【性状鉴定】茎呈细圆柱形，稍弯曲，上部有分枝；表面灰绿色、黄棕色或紫褐色，具纵棱，密被灰白色柔毛。叶互生，多皱缩破碎，完整叶片展平后呈卵状披针形或长三角形，有时具1~6侧裂片，边缘有不规则锯齿，基部戟形或截形，两面有细柔毛。头状花序；总苞钟形；花黄色至棕色，冠毛白色。气微，味苦。如图9–41所示。

以叶多、色绿者为佳。

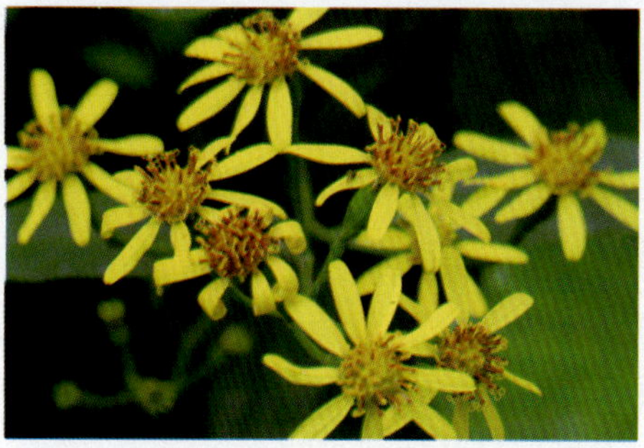

图9–41　千里光植物图

【化学成分】主含毛茛黄素、菊黄质，以及少量的β–胡萝卜素。

【功效】苦，寒。清热解毒，明目，利湿。

紫花地丁（Violae Herba）

【来源】为堇菜科植物紫花地丁 *Viola yedoensis* Makino 的干燥全草。

【性状鉴定】多皱缩成团。主根长圆锥形，直径 1～3mm；淡黄棕色，有细纵皱纹。叶基生，灰绿色，展平后叶片呈披针形或卵状披针形，长 1.5～6cm，宽 1～2cm；先端钝，基部截形或稍心形，边缘具钝锯齿，两面有毛；叶柄细，长 2～6cm，上部具明显狭翅。花茎纤细；花瓣 5，紫堇色或淡棕色；花距细管状。蒴果椭圆形或 3 裂，种子多数，淡棕色。气微，味微苦而稍黏。如图 9－42 所示。

以根、花、叶、果齐全，叶灰绿色，花紫色，根黄，味微苦者为佳。

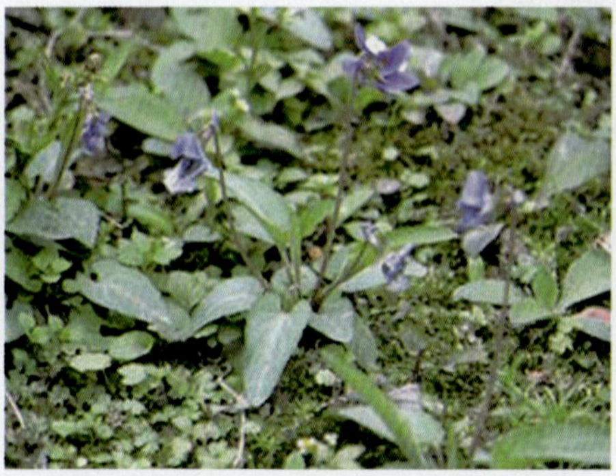

图 9－42　紫花地丁植物图

【化学成分】含苷类、黄酮类、黏液质及蜡。

【功效】苦、辛，寒。清热解毒，凉血消肿。

甜地丁（Gueldenstaedtiae Herba）

【来源】为豆科植物米口袋 *Gueldenstaedtia verna*（Georgi）A. Bor. 的干燥全草。

【性状鉴定】根呈长圆锥形，略扭曲；表面红棕色，有纵皱纹；质地坚硬，不易折断，断面有放射状纹理，边缘乳白色，绵毛状；单数羽状复叶多皱缩破碎，完整小叶片椭圆形，灰绿色，被白色柔毛；花紫色；荚果圆筒状，被白色柔毛，花萼多宿存；种子细小，多皱缩；气微，味淡而后微甜。如图 9－43 所示。

以根粗壮而长、叶绿、无杂质者为佳。

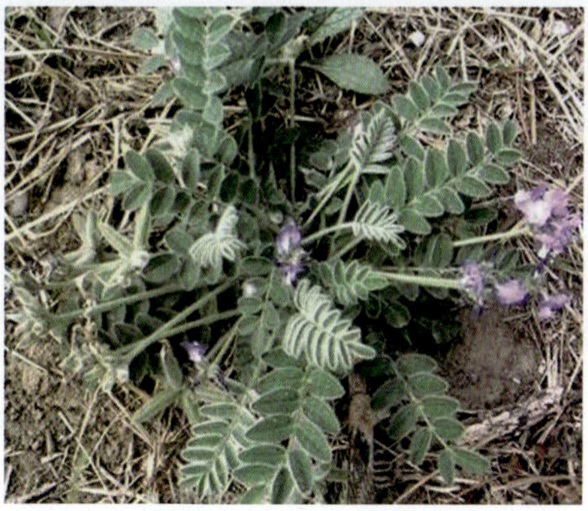

图 9－43　米口袋植物图

【化学成分】主含苷类、黄酮类、蜡、蜡酸及不饱和酸等的酯类。

【功效】甘、苦，寒。清热解毒，凉血消肿。

绞股蓝（Gynostemmatis Pentaphylli Herba）

【来源】为葫芦科植物绞股蓝 *Gynostemma pentaphyllum*（Thunb.）Makino 的全草。

【性状鉴定】全草干燥皱缩，茎纤细，灰棕色或暗棕色，表面具纵沟纹，被稀疏绒毛，小叶膜质，被糙毛；侧生小叶卵状长圆形或长圆状披针形，先端渐尖，基部楔形，两面被粗毛，叶缘有锯齿，齿尖具芒。果实圆球形。味苦，有草腥气。如图 9－44、图 9－45 所示。

以具草腥气者为佳。

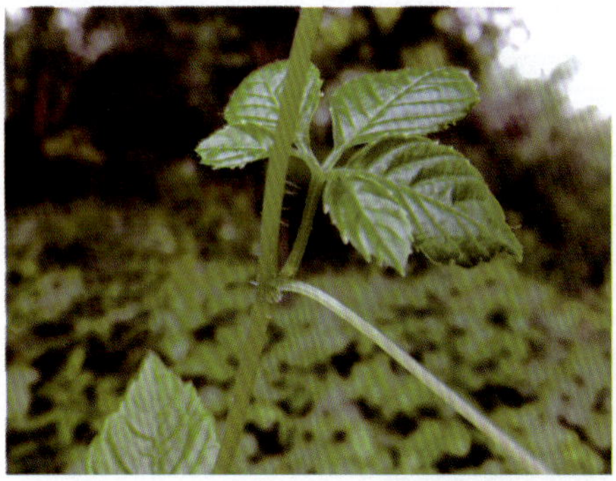

图 9－44　绞股蓝植物图

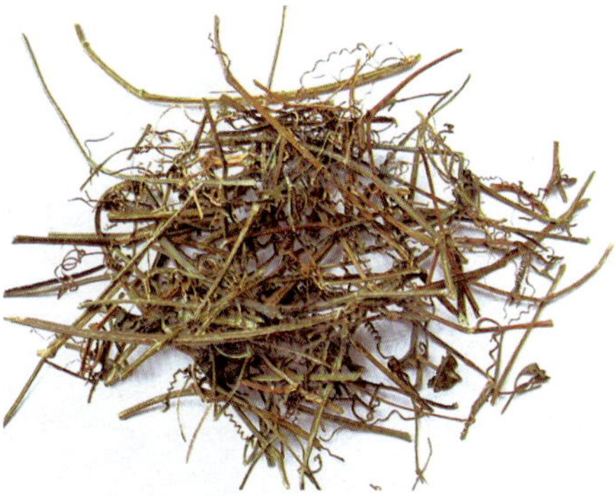

图 9－45　绞股蓝药材图

【化学成分】含绞股蓝皂苷。

【功效】苦、微甘，微寒。益气健脾，化痰止咳，清热解毒。

市场动态

绞股蓝是一味集“食、药、饮”一体的治病养生中药，常用于降压、抗癌、改善睡眠、美容乌发、延缓衰老等，被称为“南方人参”，需求量较大。由于与乌蔹莓形态相似，市场常有错采错收情况。乌蔹莓来源于葡萄科植物乌蔹莓 *Cayratia japonica*（Thunb.）Gagnep. 的干燥全草，两者主要区别为：绞股蓝的卷须为腋生，乌蔹莓的卷须为与叶对生；绞股蓝的花序为圆锥花序，乌蔹莓的花序为聚伞花序；绞股蓝为雌雄异株，乌蔹莓为雌雄同株。如图 9－46 所示。

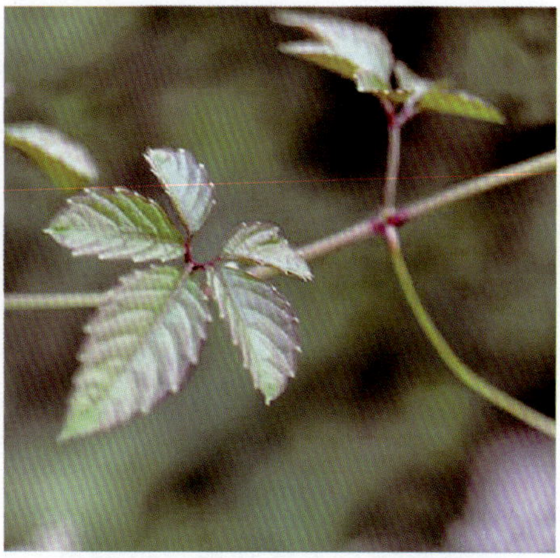

图 9－46　绞股蓝伪品——乌蔹莓图

其他全草类中药

表9-1　其他全草类中药简表

药名	来源	鉴别要点	功效
桑寄生	为桑寄生科植物桑寄生 *Taxillus chinensis*（DC.）Danser 的干燥带叶茎枝	茎枝呈圆柱形；表面红褐色或灰褐色，具细纵纹，并有多数细小突起的棕色皮孔，嫩枝有的可见棕褐色茸毛；质坚硬，断面不整齐，皮部红棕色，木质部色较浅	祛风湿，补肝肾，强筋骨，安胎元
槲寄生	为桑寄生科植物槲寄生 *Viscum coloratum*（Komar.）Nakai 的干燥带叶茎枝	茎枝呈圆柱形；节膨大，节上有分枝或枝痕；体轻，质脆，易折断，断面不平坦，皮部黄色，木质部色较浅，射线放射状，髓部常偏向一边。气微，味微苦，嚼之有黏性	祛风湿，补肝肾，强筋骨，安胎元
半枝莲	为唇形科植物半枝莲 *Scutellaria barbata* D. Don 的干燥全草	无毛或花轴上疏被毛。根纤细。茎丛生，较细，方柱形；表面暗紫色或棕绿色。花单生于茎枝上部叶腋，花萼裂片钝或较圆；花冠二唇形，棕黄色或浅蓝紫色，被毛	清热解毒，化瘀利尿
锁阳	为锁阳科植物锁阳 *Cynomorium songaricum* Rupr. 的干燥肉质茎	呈扁圆柱形。表面棕色或棕褐色，粗糙，具明显纵沟及不规则凹陷，有的残存三角形的黑棕色鳞片。体重，质硬，难折断，断面浅棕色或棕褐色，有黄色三角状维管束。气微，味甘而涩	补肾阳，益精血，润肠通便
车前草	为车前科植物车前 *Plantago asiatica* L. 或平车前 *Plantago depressa* Willd. 的干燥全草	车前　根丛生，须状。叶基生，具长柄；叶片表面灰绿色或污绿色，具明显弧形脉5～7条。穗状花序数条，花茎长。气微香，味微苦 平车前　主根直而长。叶片较狭，长椭圆形或椭圆状披针形	清热利尿通淋，祛痰，凉血，解毒
白花蛇舌草	为茜草科植物白花蛇舌草 *Hedyotis diffusa* Willd. 的干燥全草	全草扭缠成团状，灰绿色或灰棕色。主根1条，须根纤细。茎细而卷曲，具纵棱。叶对生，完整叶片线形；花通常单生于叶腋，多具梗	清热解毒，利尿消肿，活血止痛
大蓟	为菊科植物蓟 *Cirsium japonicum* Fisch. ex DC. 的干燥地上部分	茎呈圆柱形；表面绿褐色或棕褐色，有数条纵棱，被丝状毛；断面灰白色，髓部疏松或中空。叶皱缩，多破碎，完整叶片展平后呈倒披针形或倒卵状椭圆形，羽状深裂，边缘具不等长的针刺	凉血止血，散瘀解毒消痈
小蓟	为菊科植物刺儿菜 *Cirsium setosum*（Willd.）MB. 的干燥地上部分	茎呈圆柱形；叶片皱缩或破碎，完整者展平后呈长椭圆形或长圆状披针形；全缘或微齿裂至羽状深裂，齿尖具针刺；上表面绿褐色，下表面灰绿色，两面均具白色柔毛	凉血止血，散瘀解毒消痈

续表

药名	来源	鉴别要点	功效
淡竹叶	为禾本科植物淡竹叶 *Lophatherum gracile* Brongn. 的干燥茎叶	茎呈圆柱形，有节，表面淡黄绿色，断面中空。叶片披针形，有的皱缩卷曲；表面浅绿色或黄绿色。叶脉平行，具横行小脉，形成长方形的网格状，下表面尤为明显	清热泻火，除烦止渴，利尿通淋
石斛	为兰科植物金钗石斛 *Dendrobium nobile* Lindl.、鼓槌石斛 *Dendrobium chrysotoxum* Lindl. 或流苏石斛 *Dendrobium fimbriatum* Hook. 的栽培品及其同属植物近似种的新鲜或干燥茎	鲜石斛：呈圆柱形或扁圆柱形。表面黄绿色，光滑或有纵纹，节明显，色较深，节上有膜质叶鞘。肉质多汁，易折断。气微，味微苦而回甜，嚼之有黏性 金钗石斛：呈扁圆柱形。表面金黄色或黄中带绿色，有深纵沟。质硬而脆，断面较平坦而疏松。气微，味苦	益胃生津，滋阴清热

目标检测

一、单选题

1. 麻黄的药用部位是（　　）
   A. 草质茎　B. 叶片　C. 根茎　D. 木质茎　E. 全草
2. 麻黄的生物碱主要存在于麻黄茎的（　　）
   A. 韧皮部　B. 皮层　C. 表皮　D. 木质部　E. 髓部
3. 下列那项为仙鹤草的性状特征（　　）
   A. 叶片有大小 2 种，相间生于叶轴上　B. 茎髓红棕色
   C. 单叶互生　D. 萼筒上部光滑
   E. 茎圆柱形
4. 金钱草为（　　）
   A. 木犀科植物过路黄的全草　B. 唇形科活血丹的全草
   C. 报春花科过路黄的全草　D. 报春花科聚花过路黄的全草
   E. 伞形科破铜钱的全草
5. 下列哪项不是荆芥的鉴定特征（　　）
   A. 小坚果　B. 叶互生
   C. 断面类白色　D. 穗状轮伞花序
   E. 茎方柱形
6. 薄荷叶经微量升华所得的油状物，加硫酸 2 滴及香草醛结晶少量，则显（　　）
   A. 黄色至橙黄色　B. 橙黄色至红色
   C. 蓝紫色至蓝色　D. 紫色至紫黑色
   E. 黄白色至黄色

7. 肉苁蓉为（　　）
A. 列当科植物肉苁蓉的鳞茎
B. 列当科植物肉苁蓉的根茎
C. 列当科植物肉苁蓉带鳞叶的肉质茎
D. 列当科植物肉苁蓉带叶柄残基的根茎
E. 列当科植物肉苁蓉的根

8. 茎方柱形，味极苦的中药材为（　　）
A. 马鞭草　　B. 穿心莲
C. 仙鹤草　　D. 千里光
E. 益母草

9. 组织中含碳酸钙结晶（钟乳体）的药材是（　　）
A. 细辛　　B. 薄荷　　C. 麻黄　　D. 穿心莲　　E. 广藿香

10. 泽兰的原植物为（　　）
A. 菊科植物泽兰　　B. 唇形科植物泽兰
C. 菊科植物毛叶地瓜儿苗　　D. 唇形科植物毛叶地瓜儿苗
E. 菊科植物佩兰

二、多选题

1. 麻黄的粉末显微特征有（　　）
A. 嵌晶纤维　　B. 棕色块　　C. 内陷气孔
D. 表皮及角质层突起　　E. 非腺毛

2. 关于鱼腥草的正确描述为（　　）
A. 为三白草科植物　　B. 茎节明显
C. 叶互生，叶片心形　　D. 叶柄基部与托叶合生成鞘状
E. 穗状花序

3. 主含挥发油的药材有（　　）
A. 鱼腥草　　B. 广藿香　　C. 荆芥　　D. 益母草　　E. 薄荷

4. 穿心莲的主要特征为（　　）
A. 气微，味极苦　　B. 叶中含钟乳体
C. 主成分为生物碱　　D. 气孔直轴式
E. 有腺鳞

5. 来源于菊科的药材有（　　）
A. 佩兰　　B. 青蒿　　C. 茵陈　　D. 豨莶草　　E. 泽兰

三、简答题

1. 写出金钱草粉末的显微鉴定特征。
2. 试比较荆芥、薄荷、泽兰在性状上的异同点。
3. 简述绞股蓝与伪品乌蔹莓的区别。

第十章　藻、菌、地衣类中药

藻类、菌类和地衣类均为低等植物。在形态上无根、茎、叶的分化，是单细胞或多细胞的叶状体或菌丝体，在构造上一般无组织分化，无中柱和胚胎。

用藻类、菌类和地衣类作为中药材，这类中药称为“藻、菌、地衣类中药”。

第一节　藻、菌、地衣类中药概述

一、藻类中药

藻类植物含有不同的色素，如叶绿素、胡萝卜素、叶黄素及藻蓝素、藻红素、藻褐素等，使得藻体呈现不同的颜色，能进行光合作用，是能独立生活的一类自养原植体植物。藻类植物约有3万种，在自然界分布广泛，主要生长在水中。植物体在形态上千差万别，小的直径只有几微米，在显微镜下才能见到；大的体长可达60m以上，如太平洋的巨藻。

藻类植物种类繁多，资源丰富，其中与药用关系密切的藻类主要是绿藻门、红藻门及褐藻门。

绿藻多数生活在淡水中，极少数生活在海水中。植物体呈草绿色。贮存的养分主要是淀粉，其次是油类。细胞壁内层为纤维素，外层为果胶质，少数具有膜质鞘。药用的绿藻有石莼、孔石莼等。

红藻绝大多数生长在海水中。多数种类呈红色至紫色。植物体少数为简单的丝状体，多数为假薄壁组织体。贮存的养分通常为红藻淀粉，遇碘试液不呈蓝紫色，而是变成葡萄红色至紫色。有些养分是可溶性的红藻糖。细胞壁内层为纤维素，外层为果胶质，在热水中果胶可溶解成琼脂糖溶液，在稀酸中可分解成半乳糖。药用的红藻有紫菜、鹧鸪菜等。

褐藻是藻类中比较高级的一大类群，绝大多数生活在海水中。植物体常呈褐色。贮存的养分主要是可溶性的褐藻淀粉和甘露醇，还有油类和还原糖，细胞中常含碘，如海带中含碘量高达0.34%。细胞壁内层为纤维素，外层为褐藻胶。药用的褐藻有海带、海蒿子、羊栖菜、昆布等。

二、菌类中药

菌类植物一般不含有光合作用的色素，不能进行光合作用和独立生活，是一类异养原植体植物。与药用关系密切的是细菌门和真菌门。

细菌是单细胞植物，有细胞壁，无细胞核，细胞壁主要由蛋白质、类脂质和多糖复合物组成，一般不具纤维素壁。放线菌是抗生素的主要产生菌，迄今已知的抗生素中，有2/3是由放线菌产生的，如氯霉素、链霉素、土霉素、四环素等。

真菌是有细胞核、细胞壁的典型异养植物。细胞壁的成分大多为几丁质，少数为纤维素。真菌的营养体除少数原始种类是单细胞外，一般都是由多数分枝或不分枝，分隔或不分隔的菌丝交织在一起，组成菌丝体。储藏的营养物质是肝糖、油脂和菌蛋白，而不含淀粉粒。真菌是生物界中很大的一个类群，约10万种，通常分为四纲，即藻菌纲、子囊菌纲、担子菌纲、半知菌纲。与药用关系密切的是子囊菌纲和担子菌纲。

子囊菌的主要特征是在特殊的子囊中形成子囊孢子来繁殖。如冬虫夏草、蝉花、竹黄等药用真菌。

担子菌的主要特征是不形成子囊，而依靠担子形成担孢子来繁殖。药用的部分主要是子实体（如马勃、灵芝等）和菌核（如猪苓、茯苓、雷丸等）。

三、地衣类中药

地衣是藻类和真菌共生的复合体，具有独特的形态、构造、生理和遗传等生物学特性。

组成地衣的真菌绝大多数为子囊菌，少数为担子菌。组成地衣的藻类是蓝藻及绿藻。地衣类按形态可分为三种类型：壳状地衣，地衣体是壳状物，菌丝与基质紧密相连；叶状地衣，地衣体呈叶片状，叶片下有假根或脐附着于基质上，易与基质分离；枝状地衣，地衣体呈分枝状，其基部附着于基质上。

地衣类含特有的地衣酸、地衣色素、地衣多糖、地衣淀粉，以及蒽醌类等。地衣酸有的只存在于地衣体中。据报道，大约有50%地衣类含有抗菌活性物质，如抗菌消炎的松萝酸。

第二节　藻、菌、地衣类中药的鉴定

昆布（Laminariae Thallus Eckloniae Thallus）

【来源】昆布为海带科植物海带 *Laminaria japonica* Aresch. 或翅藻科植物昆布 *Ecklonia kurome* Okam. 的干燥叶状体。

【性状鉴定】

海带叶状体　卷曲折叠成团状，或缠结成把。全体呈黑褐色或绿褐色，表面附有白霜。用水浸软则膨胀成扁平长带状，长 50 ~ 150cm，宽 10 ~ 40cm，中部较厚，边缘较薄而呈波状。类革质，残存柄部扁圆柱状。气腥，味咸。如图 10 - 1 所示。

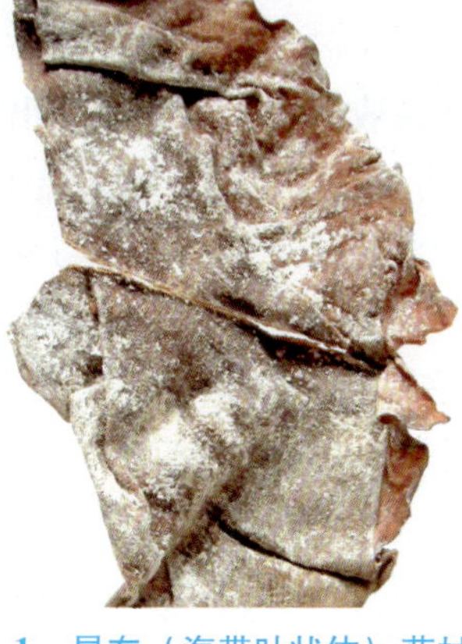

图 10 - 1　昆布（海带叶状体）药材图

昆布叶状体　卷曲皱缩成不规则团状。全体呈黑色，表面附有白霜 。用水浸软则膨胀成扁平的叶状，长宽为 16 ~ 26cm，厚约 1.6mm；两侧呈羽状深裂，裂片呈长舌状，边缘有小齿或全缘。质柔滑。用手捻之可剥离为二层。有腥气，味咸。

【化学成分】含藻胶酸、昆布素、甘露醇、碘等。

【功效】咸，寒。消痰软坚散结，利水消肿。

冬虫夏草（Cordyceps）

【来源】为麦角菌科真菌冬虫夏草菌 *Cordyceps sinensis*（BerK.）Sacc. 寄生在蝙蝠蛾科昆虫幼虫上的子座和幼虫尸体的干燥复合体。

【原植物鉴定】子座出自寄主幼虫的头部，单生，细长棒状，长 4 ~ 11cm。上部为子座，头部稍膨大，呈圆柱形，长 1.5 ~ 4cm，褐色，密生多数子囊壳。子囊壳大部分陷入子座中，先端突出于子座之外，卵形或椭圆形，长 273 ~ 550μm，直径 140 ~ 245μm；每一子囊壳内有多数细长的子囊，每一子囊内具 2 ~ 8 个线形、有横隔的子囊孢子。如图 10 - 2 所示。

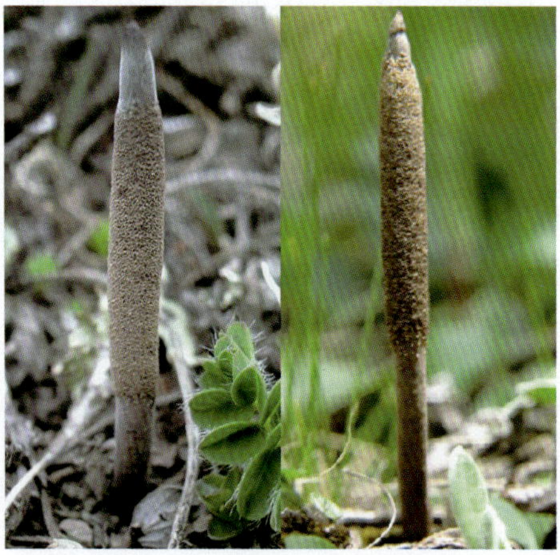

图 10 - 2　冬虫夏草地上子座图

【产地】主产于四川、青海、西藏、云南等地。分布于海拔 3000 ~ 4500m 的高山草甸区。

【采收加工】夏初子座出土、孢子未发散时挖取，晒至六七成干，除去似纤维状的附着物及杂质，晒干或低温干燥。

【性状鉴定】由虫体与从虫头部长出的真菌子座相连而成。虫体似蚕，长 3 ~ 5cm，直径 0.3 ~ 0.8cm。表面深黄色至黄棕色，有环纹 20 ~ 30 个，近头部的环纹较细。头部红棕色；足 8 对，中部 4 对较明显。质脆，易折断。断面略平坦，淡黄白色。子座细长，圆柱形，长 4 ~ 7cm，直径约 0.3cm；表面深棕色至棕褐色，有细纵皱纹，上部稍膨大；质柔韧，断面类白色。气微腥，味微苦。如图 10 - 3 所示。

以完整、虫体肥大、外表黄亮、内部色白、子座短者为佳。

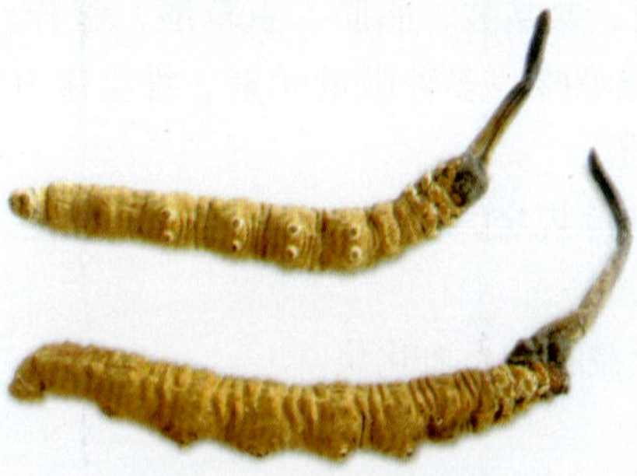

图 10－3　冬虫夏草药材图

经验鉴别

“三看一捏”识别冬虫夏草

有经验的药工常从以下四个方面鉴定冬虫夏草：

1. 看头　正品头部红棕色，大部分包埋在子座内，伪品多黑色、紫色。

2. 看体　正品表面深黄色至黄棕色，有环纹 20～30 个，环纹清晰，伪品虫体环纹不清晰或数目较少。

3. 看足　正品足 8 对，中部 4 对较明显，伪品足常常多于 8 对，一般大小均匀。

4. 手捏　正品质脆而稍有韧性，手轻捏可弯曲，插有铁丝或竹签的劣质品，手捏较硬，不易弯曲。

【显微鉴定】

子座头部横切面　子座周围 1 列子囊壳，子囊壳卵形至椭圆形，下半部埋于凹陷的子座内。子囊壳内有多数线形子囊，每个子囊内又有 2～8 个线形的子囊孢子。子座中央充满菌丝，其间有裂隙。具不育顶端（子座先端无子囊壳部分）。如图 10－4 所示。

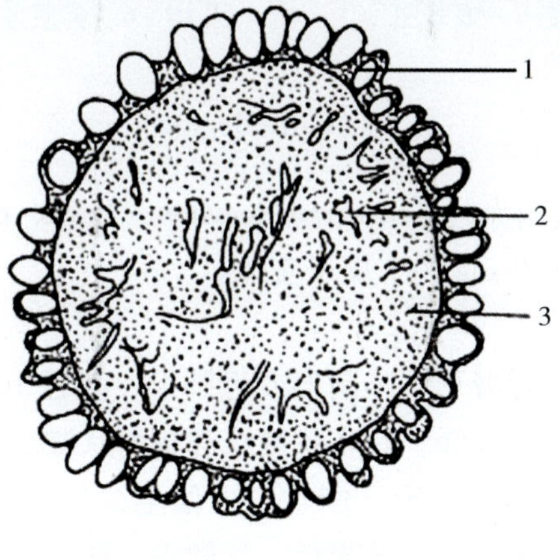

图 10－4　冬虫夏草子座头部横切面简图

1. 子囊壳　2. 裂隙　3. 菌丝

【化学成分】含粗蛋白、氨基酸、脂肪、虫草酸、腺苷、虫草素、麦角甾醇、虫草多糖、生物碱、尿嘧啶、腺嘌呤、多种微量元素、维生素 B_{12}。腺苷、虫草酸和虫草素是冬虫夏草的主要活性物质。

【含量测定】《中国药典》规定，以高效液相色谱法测定，含腺苷（$C_{10}H_{13}N_5O_4$）不得少于0.010%。

【功效】甘，平。补肾益肺，止血化痰。

市场动态

冬虫夏草为名贵药材，其伪品、掺假增重情况比较常见，是目前消费者和商家最为关注的药材之一。不法商贩常以"机制虫草""北虫草"作为正品冬虫夏草出售，或体内插入铁丝或竹签掺假增重。其识别要点为：①机制虫草：为面粉、玉米粉、石膏等加工压模而成，虫体光滑，质硬而脆，手捏即断。②北虫草：为蛹草 *Cordyceps militaris*（L.）Link. 的干燥子座及虫体，子座顶端椭圆形，虫体为蛹，无明显的足部。③插有铁丝或竹签增重者：手捏较硬，不易弯曲。如图10-5、图10-6所示。

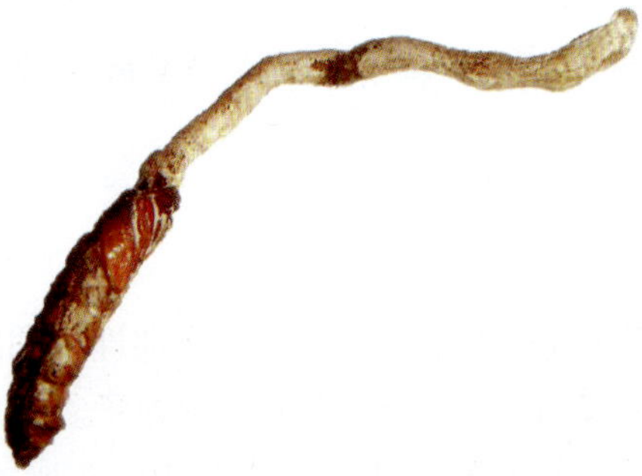

图10-5　冬虫夏草伪品——蛹草图

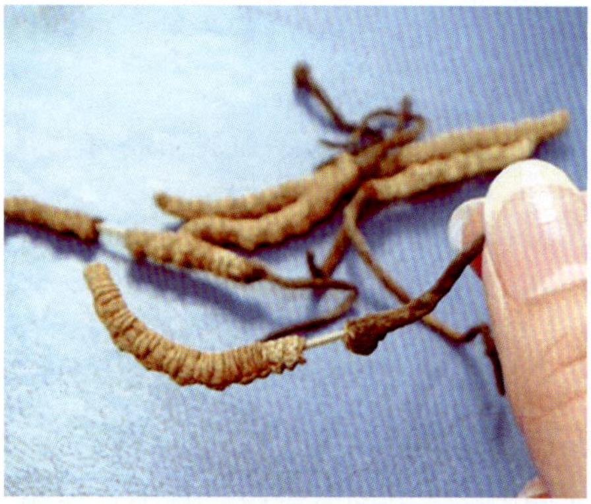

图10-6　劣质冬虫夏草——插有铁丝者图

灵芝（Ganoderma）

【来源】为多孔菌科真菌赤芝 *Ganoderma lucidum*（Leyss. ex Fr.）Karst. 或紫芝 *Ganoderma sinense* Zhao, Xu et Zhang 的干燥子实体。

【性状鉴定】

赤芝　外形呈伞状，菌盖肾形、半圆形或近圆形，直径10~18cm，厚1~2cm。皮壳坚硬，黄褐色至红褐色，有光泽，具环状棱纹和辐射状皱纹，边缘薄而平截，常稍内卷。菌肉白色至淡棕色。菌柄圆柱形，侧生，少偏生，长7~15cm，直径1~3.5cm，红褐色至紫褐色，光亮。孢子细小，黄褐色。气微香，味苦涩。如图10-7所示。

紫芝　皮壳紫黑色，有漆样光泽。菌肉锈褐色。菌柄长17~23cm。如图10-8所示。

栽培品　子实体较粗壮、肥厚，直径12~22cm，厚1.5~4cm。皮壳外常被有大量粉尘样的黄褐色孢子。

均以个大、完整、菌盖厚者为佳。

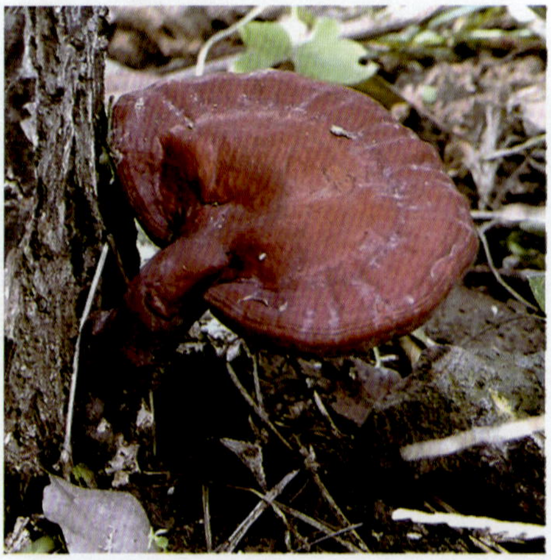

图 10-7　赤芝植物图

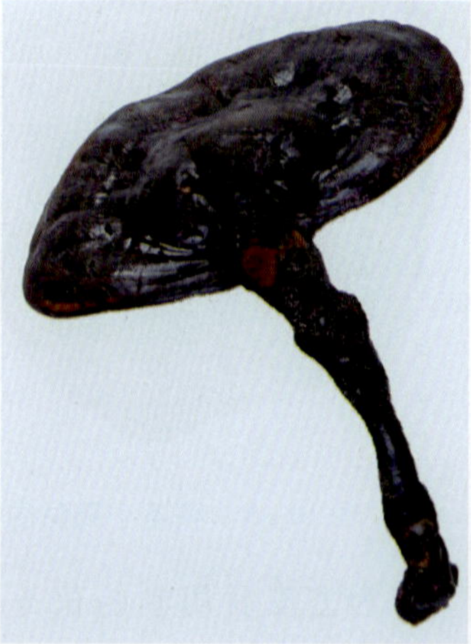

图 10-8　紫芝药材图

【化学成分】含灵芝多糖、灵芝酸、腺苷、赤芝孢子内酯、赤芝孢子酸 A、灵芝碱、麦角甾醇、灵芝多肽、氨基酸类、甘露醇等。

【功效】甘，平。补气安神，止咳平喘。

茯苓（Poria）

【来源】为多孔菌科真菌茯苓 *Poria cocos*（Schw.）Wolf 的干燥菌核。

【原植物鉴定】菌核多呈球状、不规则块状或长椭圆形，大小不等，小者如拳，大者直径达 20～30cm。表面凹凸不平，有皱纹及瘤状突起，淡灰棕色或黑褐色，断面近外皮处带粉红色，内部白色。子实体平伏，伞形，直径 0.5～2mm，生长于菌核表面成一薄层，幼时白色，老时变浅褐色。菌管单层，孔为多角形。担子棒状，担孢子椭圆形至圆柱形，一端尖，平滑，无色。有特殊臭气。

【产地】主产于湖北、安徽、云南和贵州等省。栽培或野生，栽培者以湖北、安徽产量大，野生者以云南产者质优，称“云苓”。

【采收加工】多于 7～9 月采挖，挖出后除去泥沙，堆置“发汗”后，摊开晾至表面干燥，再“发汗”，反复数次至现皱纹、内部水分大部散失后，阴干，称为“茯苓个”；或将鲜茯苓按不同部位切制，阴干，分别称为“茯苓块”和“茯苓片”。

【性状鉴定】

茯苓个　呈类球形、椭圆形、扁圆形或不规则团块，大小不一。外皮薄而粗糙，棕褐色至黑褐色，有明显的皱缩纹理。体重，质坚实。断面颗粒性，有的具裂隙，外层淡棕色，内部白色，少数淡红色，有的中间抱有松根。气微，味淡，嚼之粘牙。如图10-9 所示。

茯苓块　为去皮后切制的茯苓，呈立方块状或方块状厚片，大小不一。白色（习称“白茯苓”）、淡红色或淡棕色（习称“赤茯苓”），有的附有切断的一块松根（习称“茯神”）。如图 10-10 所示。

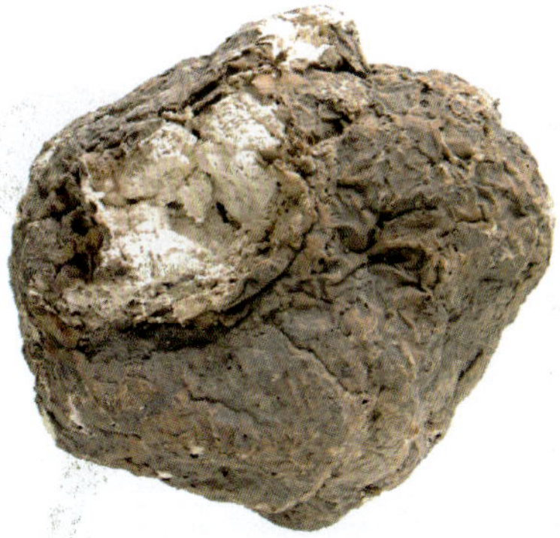

图 10－9　茯苓个药材图

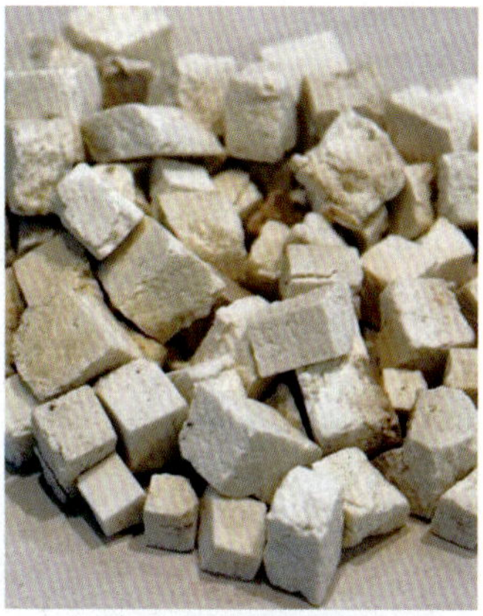

图 10－10　茯苓块药材图

茯苓片　为去皮后切制的茯苓，呈不规则厚片，厚薄不一。白色、淡红色或淡棕色。

均以体重、坚实、断面白色细腻、粘牙力强者为佳。

茯苓皮　为削下的茯苓外皮，形状大小不一。外面棕褐色至黑褐色，内面白色或淡棕色。质较松软，略具弹性。

【显微鉴定】粉末　灰白色。不规则颗粒状团块和分枝状团块，无色，遇水合氯醛液渐溶化。菌丝无色或淡棕色，姜状，有分枝，末端钝圆，直径 3～8μm，少数至 16μm。不含淀粉粒和草酸钙晶体。如图 10－11 所示。

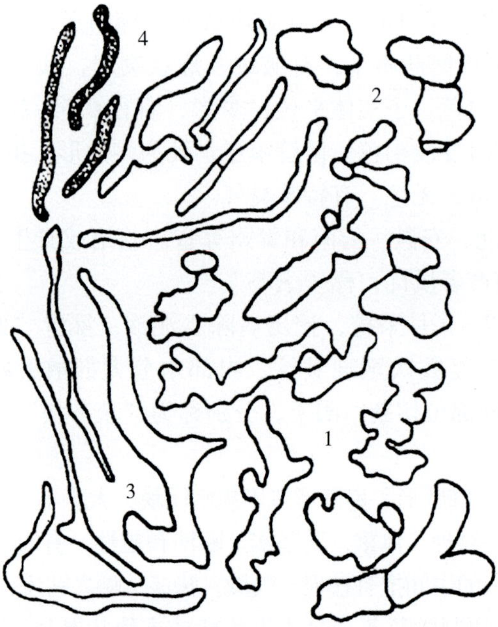

图 10－11　茯苓粉末图

1. 分枝状团块　2. 颗粒状团块　3. 无色菌丝　4. 有色菌丝

【化学成分】含茯苓聚糖、茯苓酸、麦角甾醇、β－谷甾醇、胆碱、腺嘌呤、卵磷脂、β－茯苓聚糖分解酶、蛋白酶等。茯苓聚糖无抗肿瘤活性，茯苓次聚糖具有抗肿瘤活性。

【理化鉴定】取茯苓粉末少量，加碘化钾－碘试液1滴，显深红色。

【检查】

1. 水分　水分不得过18.0%。

2. 总灰分　总灰分不得过2.0%。

【浸出物】按醇溶性浸出物测定法（热浸法）测定，含稀乙醇浸出物不得少于2.5%。

【功效】甘、淡，平。利水渗湿，健脾，宁心。

猪苓（Polyporus）

【来源】为多孔菌科真菌猪苓 *Polyporus umbellatus*（Pers.）Fries 的干燥菌核。

【产地】主产于陕西、云南、河南、山西等省。野生。人工栽培已获成功。

【性状鉴定】

猪苓　呈条形、类圆形或扁块状，有的有分枝，长5～25cm，直径2～6cm。表面黑色、灰黑色或棕黑色，皱缩或有瘤状突起。体轻，质硬。断面类白色或黄白色，略呈颗粒状。气微，味淡。如图10－12所示。

饮片　为类圆形或不规则厚片。外表黑色或棕黑色，切面类白色或者黄白色，略呈颗粒状。气微，味淡。

以个大、皮黑、肉白者为佳。

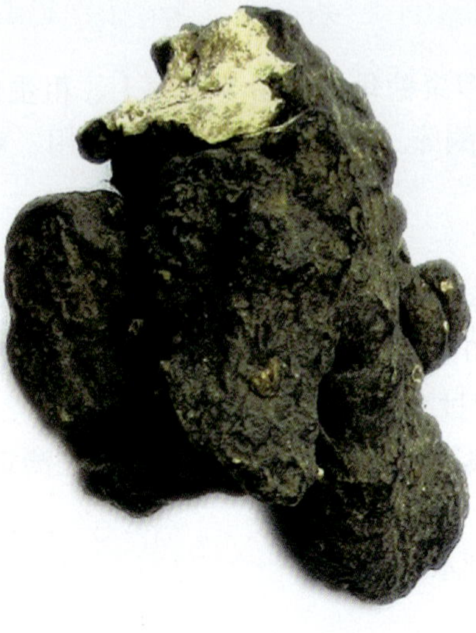

图10－12　猪苓药材图

【显微鉴定】粉末　灰黄白色。菌丝团大多无色（内部菌丝），少数棕色（外层菌丝）。散在的菌丝细长、弯曲，有分枝，直径2～10μm，有的可见横隔。草酸钙结晶呈正八面体形、规则的双锥八面体形或不规则多面体，直径 3～32～60μm，长至 68μm，有时数个结晶集合。如图 10－13 所示。

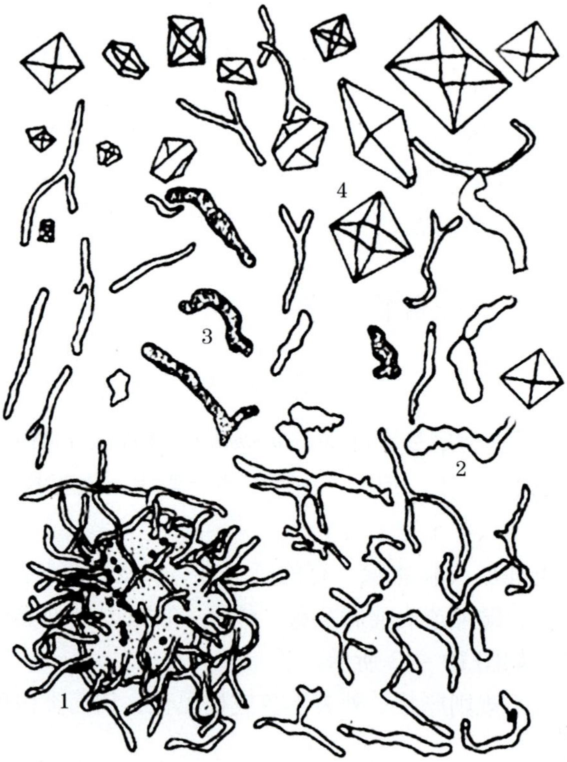

图 10－13　猪苓粉末图

1. 菌丝黏结成团　2. 无色菌丝　3. 棕色菌丝　4. 草酸钙晶体

【化学成分】含水溶性多聚糖化合物猪苓聚糖Ⅰ、粗蛋白、麦角甾醇、α－羟基二十四碳酸、维生素 H、猪苓酮等。猪苓多糖有抗肿瘤作用，对细胞免疫功能的恢复有明显的促进作用。

【检查】

1. 水分　不得过 14.0%。

2. 总灰分　不得过 12.0%。

3. 酸不溶性灰分　不得过 5.0%。

【含量测定】《中国药典》规定，以高效液相色谱法测定，含麦角甾醇（$C_{28}H_{44}O$）不得少于 0.070%。

【功效】甘、淡，平。利水渗湿。

其他藻、菌、地衣类中药

表 10-1　其他藻、菌、地衣类中药简表

药名	来源	鉴别要点	功效
海藻	为马尾藻科植物海蒿子 *Sargassum pallidum* (Turn.) C. Ag. 或羊栖菜 *Sargassum fusiforme* (Harv.) Setch. 的干燥藻体	大叶海藻　皱缩卷曲，黑褐色，有的被白霜，长 30~60cm。主干圆柱形，具圆锥状突起，主枝及侧枝具短小的刺状突起。初生叶披针形或倒卵形，次生叶条形或披针形。气囊黑褐色，球形或卵圆形。质脆，潮湿时柔软，水浸后膨胀，肉质，黏滑。气腥，味微咸 小叶海藻　主干较小，无刺状突起，长 15~40cm。叶条形或细匙形，先端稍膨大，中空。气囊腋生，囊柄较长。质较硬	消痰软坚散结，利水消肿
雷丸	为白蘑科真菌雷丸 *Omphalia lapidescens* Schroet. 的干燥菌核	为类球形或不规则团块，直径 1~3cm。表面黑褐色或棕褐色，有略隆起的不规则网状细纹。质坚实，不易破裂。断面不平坦，白色或浅灰黄色，常有黄白色大理石样纹理。气微，味微苦，嚼之有颗粒感，微带黏性，久嚼无渣。断面色褐呈角质样者，不可供药用	杀虫消积
松萝	为松萝科植物松萝 *Usnea diffracta* Vain. 和长松萝 *Usnea longissima* Ach. 的干燥地衣体	松萝　地衣体长 10~40cm，呈二叉状分枝，基部直径 0.8~1.5mm。表面灰绿色或黄绿色，粗枝表面有明显的环状裂纹。质柔韧，略有弹性，不易折断。断面可见中央有线状强韧的中轴。气微，味酸 长松萝　地衣体呈丝状，长可达 1.3m。主轴单一，两侧侧枝密生，侧枝长 0.3~1.5cm，似蜈蚣足状	止咳平喘，活血通络，清热解毒

目标检测

一、单选题

1. 下列哪一项不是冬虫夏草的性状特征（　　）
   A. 虫体形如蚕　　B. 外表土黄色，环纹明显
   C. 足 8 对，前部 5 对明显　　D. 质脆，断面略平坦
   E. 子座细长圆柱形，上部稍膨大，质柔韧
2. 按 HPLC 法测定，冬虫夏草含腺苷不得少于（　　）
   A. 0.010%　　B. 0.10%　　C. 1.0%　　D. 2.0%　　E. 10.0%

3. 下列哪一项不是猪苓的性状特征（　　）
   A. 呈不规则条形、块状或扁块状
   B. 表面乌黑色或棕黑色，有瘤状突起
   C. 体重质坚实，入水下沉
   D. 断面类白色，略呈颗粒性
   E. 气微，味淡
4. 来源于多孔菌科的中药是（　　）
   A. 茯苓　B. 没药　C. 冬虫夏草　D. 昆布　E. 松萝
5. 显微鉴定可见草酸钙八面体结晶的药材是（　　）
   A. 茯苓　B. 猪苓　C. 冬虫夏草　D. 灵芝　E. 昆布

二、多选题

1. 地衣含有（　　）
   A. 地衣酸　B. 地衣色素　C. 地衣多糖　D. 蒽醌类　E. 地衣淀粉
2. 冬虫夏草子座头部横切面可见（　　）
   A. 子座周围 1 列子囊壳　B. 子囊壳全埋生于子座内
   C. 子囊壳内有多数线形子囊　D. 每个子囊内有 2～8 个线形的子囊孢子
   E. 具不育顶端（子座先端部分无子囊壳）
3. 灵芝的性状特征是（　　）
   A. 菌盖半圆形或肾形　B. 上表面红褐色，具环棱纹和辐射纹
   C. 下表面菌肉白色至浅棕色　D. 菌柄生于菌盖的中央
   E. 上表面有漆样光泽
4. 茯苓含（　　）
   A. 茯苓聚糖　B. 茯苓酸等　C. 麦角甾醇　D. 胆碱　E. 卵磷脂等

三、简答题

1. 简述冬虫夏草的性状鉴定特征。
2. 简述茯苓与猪苓的性状区别。

第十一章　树脂及其他类中药

树脂类中药是指从植物体内得到的正常代谢产物或割伤后的分泌产物；其他类中药是指本教材其他各章中所未能收载的药物。

第一节　树脂及其他类中药概述

一、树脂类中药

树脂类中药均为天然产物，中成药中应用树脂类中药较多，如苏合香丸等。有的树脂类中药还可作为填齿料及硬膏制剂的原料。

1. 树脂的来源　树脂通常是植物体的分泌物，广泛存在于植物界，特别是种子植物。如松科（松油脂、松香、加拿大油树脂）、豆科（秘鲁香、吐鲁香）、金缕梅科（苏合香、枫香脂）、橄榄科（乳香、没药）、漆树科（洋乳香）、伞形科（阿魏）、安息香科（安息香）、藤黄科（藤黄）、棕榈科（血竭）等。树脂是植物组织的正常代谢产物或分泌产物，它亦可因植物受机械损伤如割伤后分泌物逐渐增加，如松树中的松油脂；但有些植物原来组织中并无分泌组织，只有损伤后才形成分泌组织或树脂道而渗出树脂，如吐鲁香树、安息香树、苏合香树等。

2. 树脂的采取　树脂的采取，通常是将植物的某些部分经过简单的切割或加工而得到的。如刀切割树皮，树脂便从伤口流出。有的植物经一次切割后，可持续流出树脂的时间长达数日乃至数月之久，有的则需经常切割才能继续流出。切割的方法随着植株的大小而定，最常用的方法是自下而上作等距离的切口，在切口处的下端放接收树脂的容器，必要时插竹片或引流物使树脂流出。

3. 树脂的性质　大多为无定形的固体或半固体，极少数是液体。表面微有光泽，质硬而脆。不溶于水，也不吸水膨胀，易溶于醇、乙醚、氯仿等大多数有机溶剂中，在碱性溶液中能部分或完全溶解，加酸酸化后又产生沉淀。加热后则软化，最后熔融，冷却后又变硬。燃烧时有浓烟，并有特殊的香气或臭气。将树脂的乙醇溶液蒸干，则形成薄膜状物质。树胶和树脂是化学组成完全不同的两类化合物。树胶属于碳水化合物，为多糖类，能溶于水或吸水膨胀，或能在水中成为混悬液，不溶于有机溶剂。加热至最后则焦炭化而分解，发出焦糖样臭气，无一定的熔点。

二、其他类中药

其他类中药主要包括：①以植物体的某一部分或间接使用植物的某些制品为原料，经过不同的加工处理（如浸泡、加热或蒸馏提炼等）所得到的产品，如樟脑、冰片、芦荟和青黛等。②蕨类植物的成熟孢子，如海金沙等。③由某些昆虫寄生于植物体上所形成的虫瘿，如五倍子等。④植物体分泌或渗出的非树脂类混合物，如天竺黄。

其他类中药一般采用性状鉴定法。少数中药可采用显微鉴定法，如海金沙、五倍子等。理化鉴定法较为常用，尤其对一些加工品，如青黛、芦荟、冰片等，可依据其主要成分或有效成分的性质进行定性鉴定和质量评价。

第二节　树脂及其他类中药的鉴定

乳香（Olibanum）

【来源】 橄榄科植物乳香树 *Boswellia carterii* Birdw. 及同属植物 *Boswellia bhaw - dajiana* Birdw. 树皮切伤后渗出的油胶树脂。

【性状鉴定】 长卵形滴乳状、类圆形颗粒或黏合成大小不等的不规则块状物。大者长达 2cm（乳香珠）或 5cm（原乳香）。表面黄白色，半透明，被有黄白色粉末，久存则颜色加深。质脆，遇热软化。破碎面有玻璃样或蜡样光泽。具特异香气，味微苦。

嚼之先破碎成小块，迅即软化成胶块，黏附于牙齿上，唾液成为乳状，并微有香辣感。燃烧时显油性，冒黑烟，有香气。如图 11 - 1 所示。

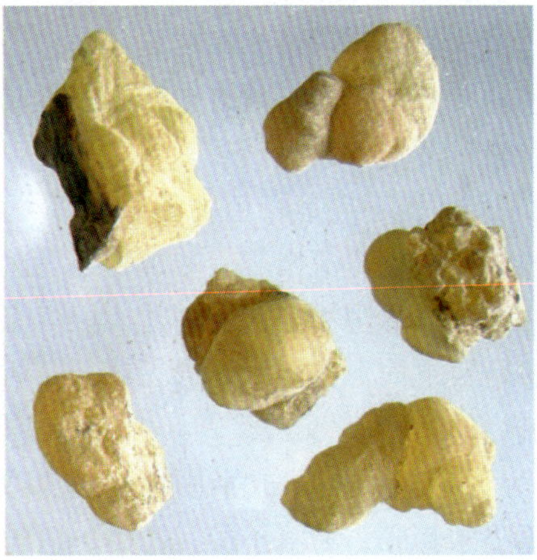

图 11 - 1　乳香药材图

【化学成分】 含树脂、树胶及挥发油。含树脂 60% ~70%；树胶 27% ~35%；挥发油 3% ~8%。

【功效】 辛、苦，温。活血定痛，消肿生肌。

没药（Myrrha）

【来源】橄榄科植物地丁树 *Commiphora myrrha* Engl. 或哈地丁树 *Commiphora molmol* Engl. 的树干皮部渗出的油胶树脂。分为“天然没药”和“胶质没药”。

【性状鉴定】

天然没药　呈不规则颗粒性团块。大小不等，大者直径长达 6cm 以上。表面黄棕色或红棕色，近半透明部分呈棕黑色，被有黄色粉尘。质坚脆。破碎面不整齐，无光泽。有特异香气，味苦而微辛。如图 11 – 2 所示。

胶质没药　呈不规则块状和颗粒，多黏结成大小不等的团块。大者直径长达 6cm 以上。表面棕黄色至棕褐色，不透明。质坚实或疏松。有特异香气，味苦而有黏性。

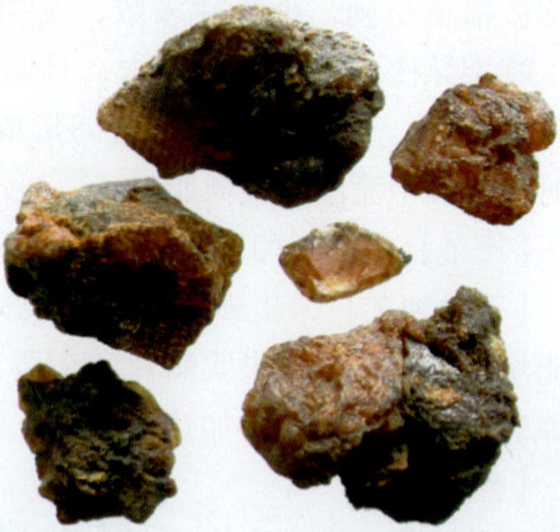

图 11 – 2　没药药材图

【化学成分】含树脂、挥发油及树胶，一般商品含树脂 25% ~35%，树胶 57% ~61%，挥发油 7% ~17%。

【功效】辛、苦，平。散瘀定痛，消肿生肌。

经验鉴别

乳香、没药易混淆，用水研磨可区别

乳香储存时间较久，颜色会加深，与没药颜色相近，尤其两者炮制加工后，外形相似，颜色接近，容易混淆。但乳香、没药用水研磨后，乳香呈白色或黄白色乳状液，而没药为黄棕色乳状液。以此区别，比较容易。如图 11 – 3 所示。

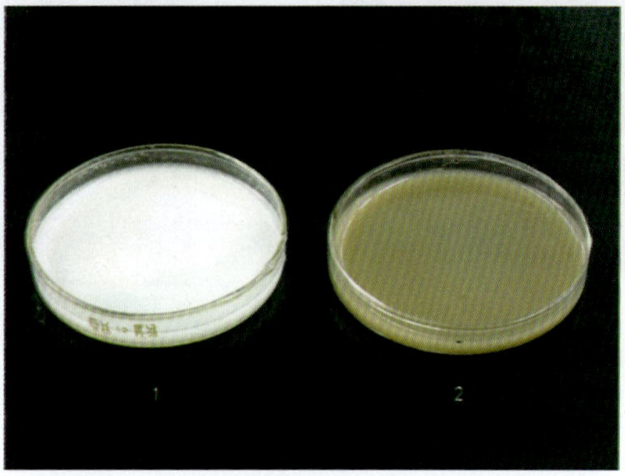

图 11 – 3　乳香、没药水试鉴别图

1. 乳香　2. 没药

血竭（Draconis Sanguis）

【来源】为棕榈科植物麒麟竭 *Daemonorops draco* Bl. 果实渗出的树脂经加工制成。

【原植物鉴定】为高大藤本。羽状复叶在枝稍互生，基部有时近于对生；叶柄和叶轴均被稀疏小刺，小叶片多数，互生，条形至披针形。长达30cm，宽1～2cm。花单性，雌雄异株，肉穗花序形大，具圆锥状分枝；基部外被长形蓖苞；花黄色，花被片6，排成2轮。果实核果状，阔卵形或近球形，果皮猩红色，表皮密被覆瓦状鳞片，成熟时鳞片缝中流出红色树脂。

【产地】主产于印度尼西亚的加里曼丹和苏门答腊及印度、马来西亚等国。

【采收加工】采集麒麟竭成熟果实，充分晒干，加贝壳同入笼中强力振摇，松脆的树脂块即脱落，筛去果实鳞片和杂质，用布包起，入热水中使软化成团，取出放冷，即为原装血竭。加入辅料如达玛树脂、原白树脂等，称加工血竭。

【性状鉴定】

原装血竭　呈四方形或不定形块状，大小不等，表面铁黑色或红色，有光泽，附有因摩擦而成的红粉。断面有光泽或粗糙而无光泽，黑红色，研成粉末血红色。

加工血竭　略呈扁圆四方形，直径6～8cm，厚约4cm，重250～280g。表面暗红色或黑红色，有光泽，底部平圆并盖有商标金印，顶部有包扎成型时所成的纵折纹。质硬而脆，破碎面红色，研粉为砖红色。无臭，味淡。在水中不溶，在热水中软化。以火烧时则有呛鼻的烟气。如图11－4、图11－5所示。

以表面铁黑色、粉末血红色、火烧呛鼻、无松香气、无杂质者为佳。

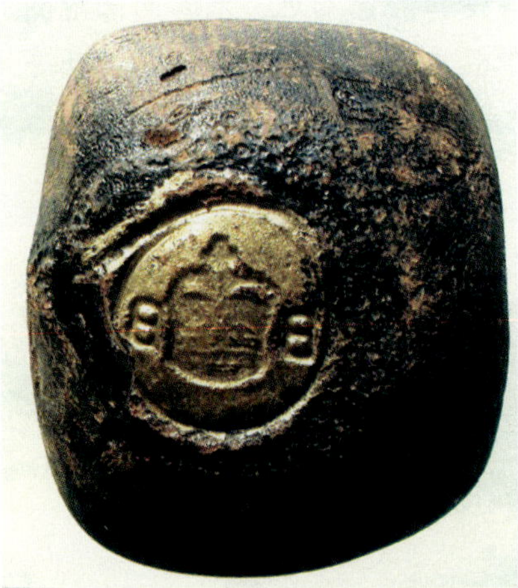

图11－4　血竭药材图

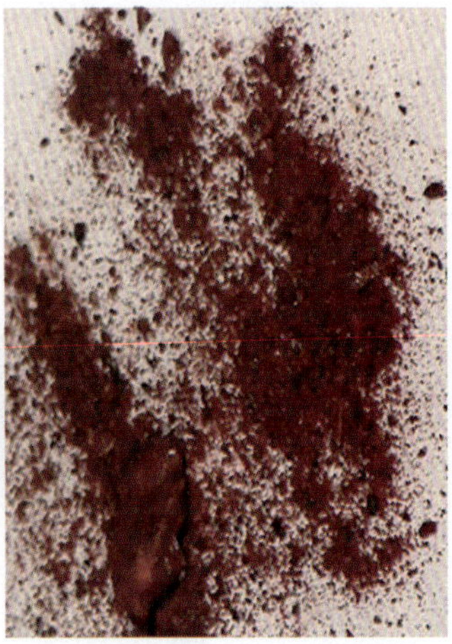

图11－5　血竭粉末图

实例解析

实例：如何鉴别血竭伪品？

解析：血竭伪品一般由松香、泥土、颜料等物质加工成血竭状物。外观与正品相似，但质地不及正品硬，表面暗红色，略具光泽，用刀刮之起白色粉痕；粉末粉红色，放入水中，水染成暗红色，置白纸上用火烤，油迹会扩散。

火烧冒浓黑烟，有明显的松香气。

【化学成分】主含红色树脂约57%，主要成分为血竭红素、血竭素等。药理实验显示，血竭素和血竭红素有抑菌作用，同时具有抗凝血作用。

【理化鉴定】

1. 火试鉴别 取本品粉末置白纸上，用火烘烤即熔化，应无扩散的油迹，对光照视呈鲜艳的血红色。以火燃烧则产生呛鼻烟气。

2. 检查松香 取本品粉末0.1g，置具塞试管中，加石油醚（60℃～90℃）10mL，振摇数分钟，滤过，取滤液5mL，置另一试管中，加新配制的0.5%醋酸铜溶液5mL，振摇后，静置分层，石油醚层不得显绿色。

【检查】总灰分不得过6.0%。

【含量测定】《中国药典》规定，以高效液相色谱法测定，含血竭素（$C_{17}H_{14}O_3$）不得少于1.0%。

【功效】甘、咸，平。活血定痛，化瘀止血，生肌敛疮。

海金沙（Lygodii Spora）

【来源】为海金沙科植物海金沙 *Lygodium japonicum*（Thunb.）Sw. 的干燥成熟孢子。

【性状鉴定】呈粉末状，棕黄色或浅棕黄色。体轻，手捻有光滑感，置手中易由指缝滑落。气微，味淡。取本品少量，撒于火上，即发出轻微爆鸣声及明亮的火焰。如图11－6所示。

图11－6 海金沙药材图

实例解析

实例：海金沙为粉末中药，容易掺假，如何鉴别？

解析：在海金沙商品药材中常有掺杂细沙、砖粉或泥土者。鉴别方法：将海金沙撒在水中，则浮于水面，若有明显下沉，或水变混浊，说明掺假增重。将海金沙撒于火中，燃烧后残渣很多，说明掺假明显。

【功效】甘、咸，寒。清利湿热，通淋止痛。

青黛（Indigo Naturalis）

【来源】为爵床科植物马蓝 *Baphicacanthus cusia*（Nees）Bremek.、蓼科植物蓼蓝 *Polygonum tinctorium.* Ait. 或十字花科植物菘蓝 *Isatis indigotica* Fort. 的叶或茎叶经加工制得的干燥粉末、团块或颗粒。

【产地】产于福建、河北、江苏、云南、安徽等省。

【采收加工】夏、秋二季采收茎叶，置大缸或水桶内，加水浸泡2~3昼夜，至叶腐烂，茎脱皮时，捞去茎枝叶渣，每5kg茎叶加石灰0.5kg，充分搅拌，待浸液由乌绿色变为紫红色时，捞取液面产生的蓝色泡沫状物，晒干。

【性状鉴定】为深蓝色粉末，体轻，易飞扬；或呈不规则多孔性的团块、颗粒，用手搓捻即成细末。微有草腥气，味淡。本品用微火灼烧，有紫红色的烟雾产生。如图11-7所示。

以蓝色均匀、体轻能浮于水面、火烧产生紫红色烟雾时间长者为佳。

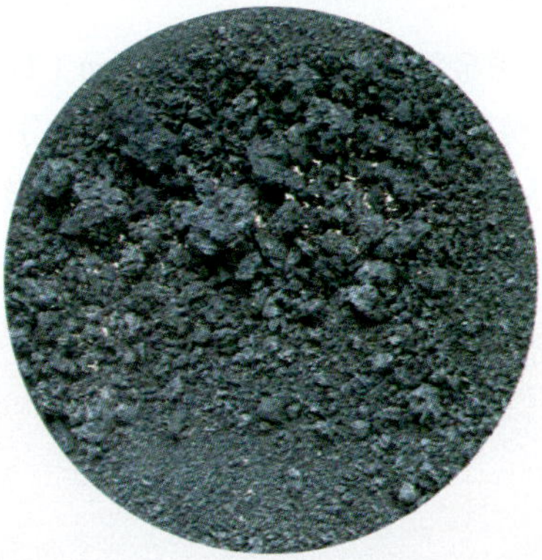

图11-7 青黛药材图

【化学成分】马蓝制成的青黛含靛玉红、靛蓝、异靛蓝、靛黄、靛棕等。蓼蓝制成的青黛尚含靛苷、菘蓝苷、色氨酮、青黛酮等。菘蓝制成的青黛尚含靛红。

【理化鉴定】

1. 取本品少量，滴加硝酸，产生气泡，并显棕红色或黄棕色。
2. 取粉末0.5g，加水10mL，振摇后放置片刻，水层不得显深蓝色。

【检查】水分不得超过7.0%。

【含量测定】《中国药典》规定，以高效液相色谱法测定，按干燥品计算，含靛蓝（$C_{16}H_{10}N_2O_2$）不得少于2.0%。

【功效】咸，寒。清热解毒，凉血消斑，泻火定惊。

冰片（Borneolum Syntheticum）

【来源】为樟脑、松节油等化学原料经化学合成而得的结晶状物，又称“合成龙脑”，为目前商品冰片的主要来源，又名“机制冰片”。

【性状鉴定】为无色透明或白色半透明的片状松脆结晶；气清香，味辛、凉；具挥发性，点燃发生浓烟，并有带光的火焰。本品易溶于乙醇、三氯甲烷或乙醚，几乎不溶于水。如图 11－8 所示。

以片大、菲薄、色洁白、质松脆、气味浓厚者为佳。

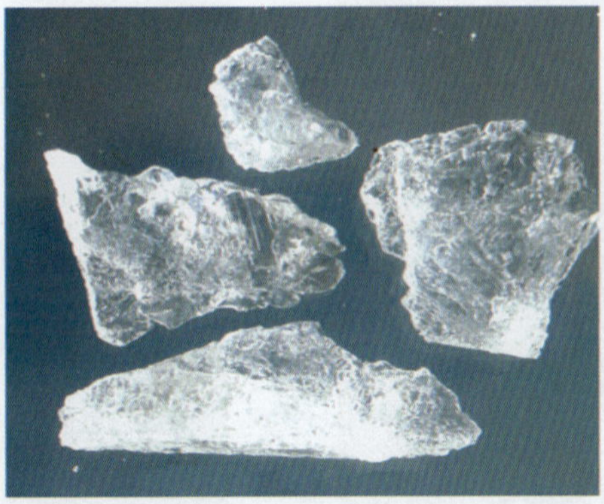

图 11－8　冰片药材图

【化学成分】主要成分为消旋龙脑。

【功效】辛、苦，微寒。开窍醒脑，清热止痛。

【附注】

1. 天然冰片　樟科植物樟 *Cinnamomum camphora*（L.）Presl 的新鲜枝、叶经提取加工制成的结晶。本品为白色结晶性粉末或片状结晶，直径 0.5～1.5cm，厚 2～3mm。表面有冰样裂纹。质松脆有层，可剥离成薄片，手捻即粉碎。气清香，味辛、凉。具挥发性，点燃时有浓烟，火焰呈黄色。主含右旋龙脑。功效应用同冰片。

2. 艾片　为菊科植物艾纳香（大艾）*Blumea balsamifera* DC. 叶中提取的结晶。主含左旋龙脑。功效应用同冰片。

五倍子（Galla Chinensis）

【来源】为漆树科植物盐肤木 *Rhus chinensis* Mill.、青麸杨 *Rhus potaninii* Maxim. 或红麸杨 *Rhus punjabensis* Stew. var. *sinica*（Diels）Rehd. et Wils. 叶上的虫瘿，主要由五倍子蚜 *Melaphis chinensis*（Bell）Baker 寄生而形成。

【原植物鉴定】

盐肤木　盐肤木为落叶灌木或小乔木，高 3～8m，小枝、叶柄及花序均密生褐色柔毛。奇数羽状复叶，互生，小叶 7～13 片；叶轴及叶柄常有翅；小叶片无柄，卵状椭圆形或长卵形，边缘具粗锯齿，下面密生灰褐色柔毛。圆锥花序顶生；花小，杂性，黄白色。果序直立，核果近扁圆形，成熟时红色。花期8~9月，果期10月。如图11-9所示。

青麸杨　与盐肤木的主要区别是：小枝平滑或有微柔毛；叶轴无翅或仅上部有狭翅；小叶7~9片，全缘，具极短而明显的柄，背面仅脉上被短柔毛或几无毛；果序下垂。如图11-10所示。

红麸杨　极似青麸杨，但小枝被短柔毛，小叶片7~13，近无柄，叶背面脉上有短柔毛。

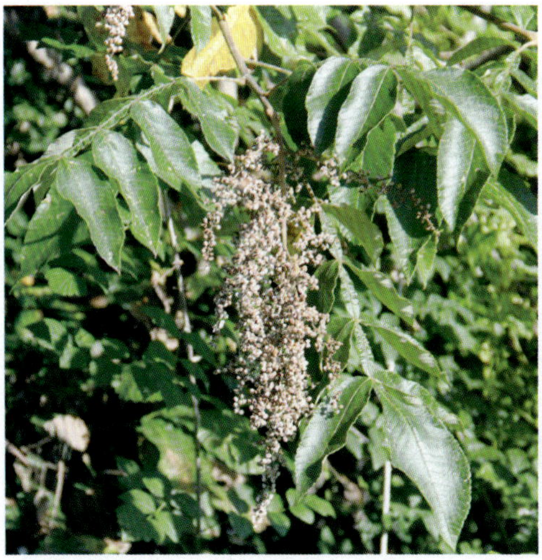

图11-9　盐肤木植物图

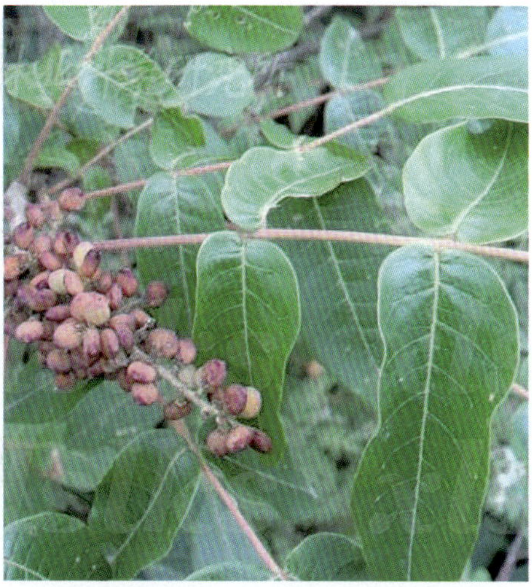

图11-10　青麸杨植物图

【产地】主产于四川、贵州、云南、陕西、湖北、福建等省。

【采收加工】秋季采摘，置沸水中略煮或蒸至表面呈灰色，杀死蚜虫，取出，干燥。按外形不同，分为“肚倍”和“角倍”。

【性状鉴定】

肚倍　呈长圆形或纺锤形囊状，长2.5~9cm，直径1.5~4cm。表面灰褐色或灰棕色，微有柔毛。质硬而脆，易破碎，断面角质样，有光泽，壁厚2~3mm，内壁平滑，有黑褐色死蚜及灰色粉末状排泄物。气特异，味涩。如图11-11所示。

角倍　呈菱角形，具不规则的角状分枝，表面被灰白色滑软的柔毛，壁较薄。其他与肚倍同。如图11-12所示。

均以个大、完整、色灰褐、壁厚者为佳。

【化学成分】含五倍子鞣质，医药上称五倍子鞣酸，含量50%~70%，有的达78%（角倍约50%，肚倍约70%）；另含没食子酸（2%~4%）、脂肪、树脂及蜡质等。

【功效】酸、涩，寒。敛肺降火，涩肠止泻，敛汗，止血，收湿敛疮。

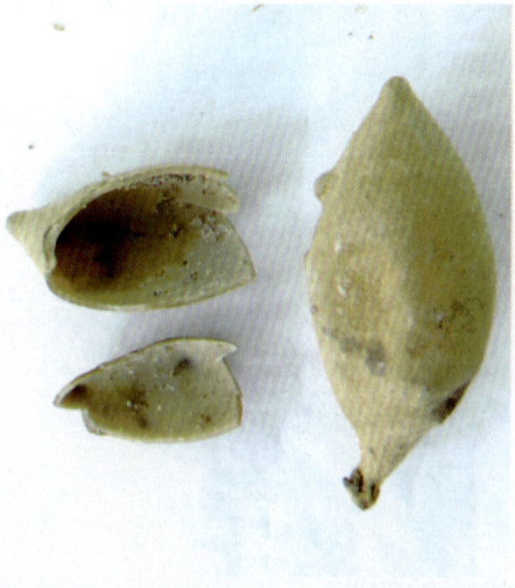

图 11-11　五倍子（肚倍）药材图

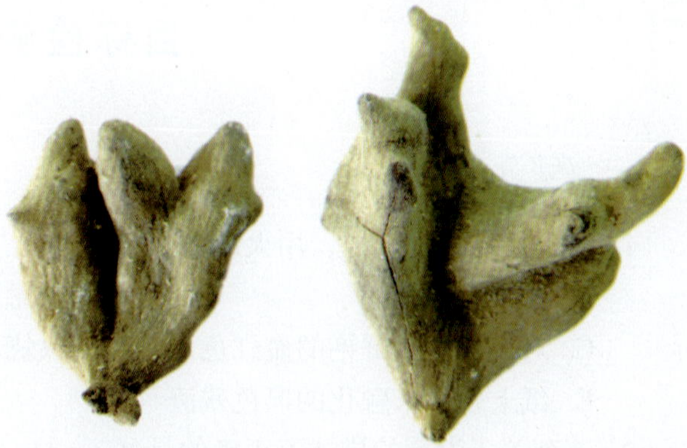

图 11-12　五倍子（角倍）药材图

其他中药

表 11-1　树脂及其他类中药简表

药名	来源	鉴别要点	功效
苏合香	为金缕梅科植物苏合香树 *Liquidambar orientalis* Mill. 树干渗出的香树脂经加工精制而成	为半流动性的浓稠液体。棕黄色或暗棕色，半透明。质黏稠，挑起时呈胶样。较水重。气芳香，味苦、辣，嚼之粘牙	开窍，辟秽，止痛
安息香	为安息香科植物白花树 *Styrax tonkinensis*（Pierre）Craib. ex Hart. 的干燥树脂	为不规则的小块，稍扁平，常黏结成团块。表面橙黄色，具蜡样光泽（自然出脂）；或为不规则的圆柱状、扁平块状。表面灰白色至淡黄白色（人工割脂）。质脆，易碎。断面平坦，白色，放置后逐渐变为淡黄棕色至红棕色。加热则软化熔融。气芳香，味微辛，嚼之有沙粒感	开窍醒神，行气活血，止痛
天竺黄	为禾本科植物青皮竹 *Bambusa textilis* McClure 或华思劳竹 *Schizostachyum chinense* Rendle 等秆内分泌液干燥后的块状物	为不规则的片块或颗粒，大小不一。表面灰蓝色、灰黄色或灰白色，有的洁白，半透明，略带光泽，表面常附有尘粉。体轻，质硬而脆，易破碎，断面灰白色，吸湿性强。无臭，味淡，舔之粘舌	清热豁痰，凉心定惊
芦荟	为百合科植物库拉索芦荟 *Aloe barbadensis* Miller 叶的汁液浓缩而成的干燥物。习称“老芦荟”	呈不规则块状，常破裂为多角形，大小不一，表面暗红褐色或深褐色，无光泽。体轻，质硬，不易破碎，断面粗糙或显麻纹，富吸湿性，有特殊臭气，味极苦	泻下通便，清肝泻火，杀虫疗疳

目标检测

一、单选题

1. 血竭颗粒置白纸上，用火烘烤，不应出现（　　）
   A. 无扩散的油迹　　B. 颗粒融化
   C. 对光照视呈鲜艳的血红色　　D. 以火烧之则发生呛鼻烟气
   E. 纸上残留未融化的黑色残渣
2. 下列关于没药的描述不正确的是（　　）
   A. 橄榄科植物没药树及同属其他植物树干皮部渗出的树脂
   B. 主产于非洲东北部、阿拉伯半岛和印度
   C. 不规则的颗粒状或黏结成团块状，气香而特异
   D. 主要含树脂、树胶、挥发油
   E. 质坚碎，破碎面呈颗粒状
3. 乳香的特征为（　　）
   A. 与水共研形成黄棕色乳状液
   B. 来源为棕榈科植物果实中渗出的红色树脂
   C. 呈乳头状、油滴状或不规则小块，淡黄色，与水共研形成白色乳状液
   D. 微有黏性，与水共研形成黄棕色乳状液
   E. 半透明，色红棕
4. 青黛为（　　）
   A. 提取加工品　　B. 花粉　　C. 孢子　　D. 菌丝　　E. 树脂
5. 火烧时有紫红色烟雾发生的中药是（　　）
   A. 蒲黄　　B. 青黛　　C. 儿茶　　D. 松花粉　　E. 海金沙
6. 冰片主含（　　）
   A. 樟脑　　B. 异龙脑　　C. 左旋龙脑　　D. 右旋龙脑　　E. 消旋龙脑
7. 撒在火上，发出爆鸣声且有闪光的药材是（　　）
   A. 海金沙　　B. 冰片　　C. 青黛　　D. 天竺黄　　E. 石膏
8. 海金沙的药用部位为（　　）
   A. 种子　　B. 孢子　　C. 菌丝　　D. 花粉　　E. 加工品
9. 五倍子的药用部位为（　　）
   A. 孢子　　B. 去皮枝、干的干燥煎膏
   C. 带叶嫩枝的干燥煎膏　　D. 虫瘿
   E. 以上都不是
10. 五倍子主含（　　）
   A. 鞣质　　B. 没食子酸　　C. 脂肪　　D. 树脂　　E. 蜡质

二、多选题

1. 下列说法正确的是（　　）
   A. 青黛来源于十字花科植物茎的汁液加工品
   B. 青黛以微火灼烧有紫红色烟雾产生
   C. 海金沙撒火中，有轻微的爆鸣声及火光，无灰渣残留
   D. 芦荟来源于百合科植物
   E. 天竺黄味涩，吸舌
2. 五倍子的寄主有（　　）
   A. 盐肤木　B. 萝芙木　C. 青肤杨　D. 红肤杨　E. 白杨
3. 青黛的鉴定特征有（　　）
   A. 呈极细的深蓝色粉末
   B. 质轻，易飞扬，撒于水中能浮于水面
   C. 火烧时产生紫红色烟雾
   D. 粉末少量加硝酸产生气泡，并显棕红色或黄棕色
   E. 粉末加水振摇，水层显深蓝色
4. 血竭的鉴定特征有（　　）
   A. 表面铁黑色，粉末血红色
   B. 用火燃烧，冒烟呛鼻，有苯甲酸样香气
   C. 于石油醚中振摇，过滤，滤液加醋酸铜溶液振摇，醚层显绿色
   D. 不溶于乙醚
   E. 薄层层析可检出血竭素、血竭红素
5. 可用于加工青黛的植物有（　　）
   A. 爵床科马蓝　B. 蓼科蓼蓝
   C. 十字花科菘蓝　D. 马鞭草科大青
   E. 豆科儿茶

三、简答题

简述乳香与没药的性状区别。

第十二章　动物类中药

动物类中药是指用动物的整体或动物体的某一部分、动物体的生理或病理产物、动物体的加工品等供药用的一类中药。

第一节　动物类中药概述

动物类药材在我国应用有着悠久的历史。蜂蜜、鹿茸、阿胶、麝香等在我国已应用了两三千年之久。从历代本草记载来看，《神农本草经》收载动物药65种，《新修本草》收载128种，《本草纲目》收载416种，《本草纲目拾遗》收载160种，《中华本草》收载1047种。《中国中药资源志要》统计显示，中国药用动物1581种，占全部中药资源总数的12%。在临床应用中，动物药的种类和植物药一样，都在不断地发展和扩大。近代，在野生药用动物的家养，动物药材的综合利用，代用品的寻找，野生资源的保护等方面都取得不少新的成就。

一、药用动物的分类

动物类中药分类方法很多，可按动物分类系统、药用部位、化学成分、药理及功能主治等进行分类。如按药用部位分类如下：

1. 动物的干燥整体　如水蛭、全蝎、斑蝥、蜈蚣、土鳖虫等。

2. 除去内脏的动物体　如金钱白花蛇、蕲蛇、乌梢蛇、蛤蚧等。

3. 动物体的某一部分

（1）角类　如鹿茸、鹿角、羚羊角、水牛角等。

（2）甲、鳞类　如龟甲、鳖甲、穿山甲等。

（3）骨类　如豹骨、狗骨、猴骨等。

（4）贝壳类　如牡蛎、石决明、珍珠母、瓦楞子、海螵蛸等。

（5）脏器类　如熊胆、鸡内金、紫河车、海狗肾、鹿鞭等。

4. 动物的生理产物

（1）分泌物　如蟾酥、麝香、熊胆粉等。

（2）排泄物　如五灵脂、夜明砂、蚕砂等。

（3）其他生理产物　如蝉蜕、蛇蜕、蜂房、蜂蜜等。

5. 动物的病理产物　如牛黄、僵蚕、马宝、狗宝、珍珠等。

6. 动物体某一部分的加工品　如阿胶、鹿角胶、鹿角霜、龟甲胶、水牛角浓缩粉等。

二、动物类中药的鉴定方法

动物类中药的的鉴定方法，包括来源鉴定、性状鉴定、显微鉴定和理化鉴定等。其中性状鉴定最为常用，近年来显微鉴定越来越多地用于动物药的鉴定，如贵重药材麝香、牛黄、羚羊角及蛇类药材，药用贝壳类等。由于某些动物类药材入药部位的特殊性（生理产物、病理产物、加工品或动物体某一部分）仅凭性状鉴定、显微鉴定和一般理化鉴定不能有效鉴定动物类药材质量优劣，现代分析手段大量应用于动物类药材的鉴定。

第二节　动物类中药的鉴定

珍珠（Margarita）

【来源】为珍珠贝科动物马氏珍珠贝 *Pteria martensii*（Dunker）、蚌科动物三角帆蚌 *Hyriopsis cumingii*（Lea）或褶纹冠蚌 *Cristaria plicata*（Leach）等双壳类动物受刺激形成的珍珠。

【性状鉴定】呈类球形、长圆形、卵圆形或棒状，直径1.5～8mm。表面类白色、浅粉红色、浅黄绿色或浅蓝色，半透明，光滑或微有凹凸，具特有的彩色光泽。质坚硬，破碎面显层纹。气微，味淡。如图12－1所示。

以纯净、质地坚硬、彩光明显者为佳。

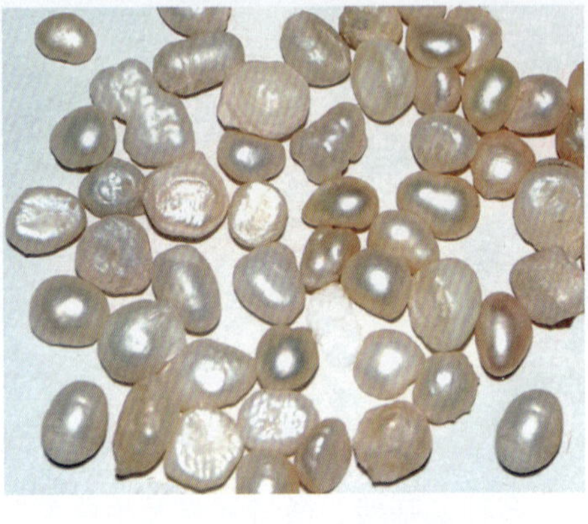

图12－1　珍珠药材图

【显微鉴定】

1. 磨片　可见粗细两种类型的同心环状层纹，粗层纹较明显，连续成环，层间距离60～500μm，细层纹多不甚明显，层间距不足32μm。置暗视野下观察，可见珍珠特有的彩虹般光环。断面应全部具同心层纹。如图12－2所示。

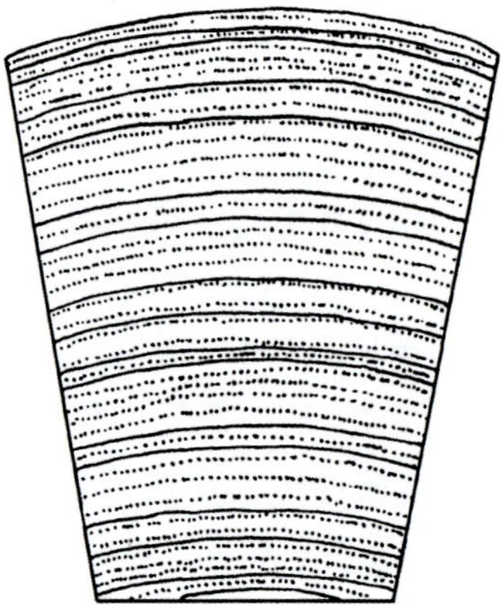

图 12－2 珍珠磨片图

2. 粉末 类白色。为不规则碎块，半透明，具彩虹样光泽。表面显颗粒性，由数至十数薄层重叠，片层结构排列紧密，可见致密的成层线条或极细密的微波状纹理。图 12－3 所示。

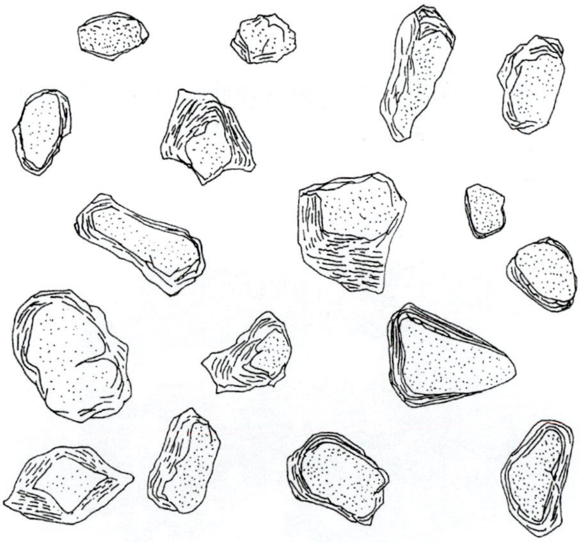

图 12－3 珍珠显微图

【化学成分】含碳酸钙、多种氨基酸、微量元素及牛磺酸等。

【理化鉴定】

1. 荧光试验 置紫外光灯（365nm）下观察，天然珍珠一般为淡蓝紫色荧光，养殖珍珠为亮黄绿色荧光，环周部分较明亮。

2. 化学定性 取本品粉末，加稀盐酸，即产生大量气泡，滤过，滤液显钙盐的鉴定反应。

【功效】甘、咸，寒。安神定惊，明目消翳，解毒生肌，润肤祛斑。

市场动态

珍珠既可药用，也可作为装饰品和美容品，市场伪品常见。伪品多为贝壳粉压制形成珠核，再外涂有毒的珠光层制成。其鉴别方法为：在紫外灯（365nm）下，伪品呈紫褐色荧光，个别为黄绿色，但中间明亮。另外，人工珍珠硬度较轻，从60cm高处掉在玻璃上，海水天然珍珠弹跳高度为15～25cm，淡水养殖珍珠弹跳5～10cm，伪品常更低，在5cm以下。

全蝎（Scorpio）

【来源】为钳蝎科动物东亚钳蝎 *Buthus martensii* Karsch 的干燥体。

【性状鉴定】头胸部与前腹部呈扁平长椭圆形，后腹部呈尾状。头胸部呈绿褐色，前面有1对短小的螯肢及1对长大的钳状脚须，形如蟹螯，背面覆有梯形背甲。腹面有足4对，均为7节，末端各具2爪钩。前腹部由7节组成。后腹部6节，节上均有纵沟，末节有锐钩状毒刺。毒刺下方无距。气微腥，味咸。如图12-4所示。

以完整、色黄褐、身干、腹中杂物少者为佳。

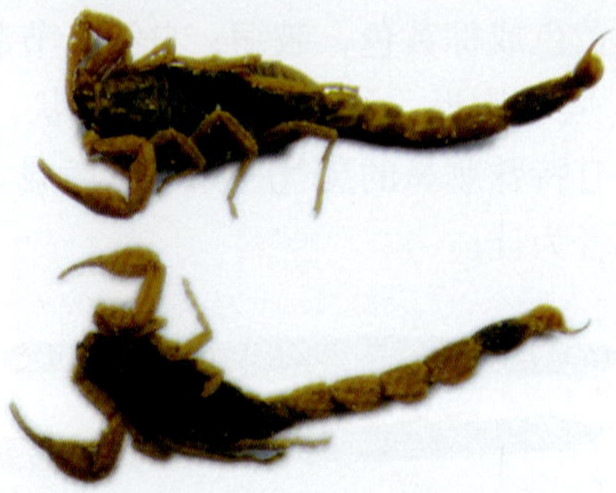

图12-4 全蝎药材图

【功效】辛，平。有毒。息风镇痉，通络止痛，攻毒散结。

斑蝥（Mylabris）

【来源】为芫青科昆虫南方大斑蝥 *Mylabris phalerata* Pallas 或黄黑小斑蝥 *Mylabris cichorii* Linnaeus 的干燥体。

【性状鉴定】

南方大斑蝥　呈长圆形，体长1.5～2.5cm，宽0.5～1cm。头及口器向下垂，有较大的复眼及触角各1对，触角末端数节膨大成棒状，触角多已脱落。背部具革质鞘翅1对，黑色，有3条黄色或棕黄色横纹。鞘翅下面有棕褐色薄膜状透明的内翅2片。胸腹部乌黑色，胸部有足3对。气特异而臭，刺激性强，不宜口尝。如图12-5所示。

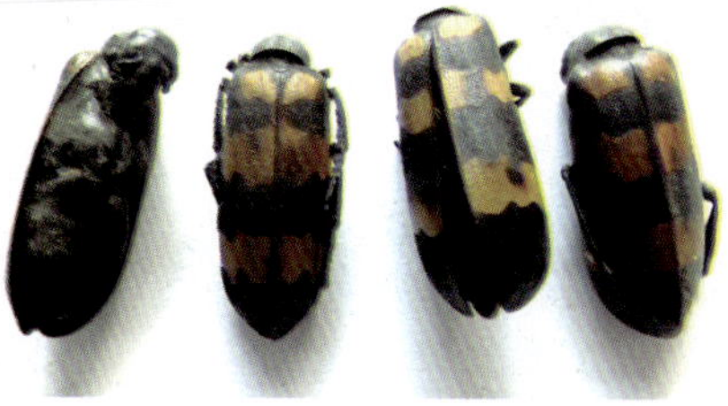

图 12-5 斑蝥（南方大斑蝥）药材图

黄黑小斑蝥 体型较小，长 1~1.5cm。完整的触角末节基部与前节等宽。

均以个大、完整、颜色鲜明者为佳。

【功效】辛，热。有大毒。破血逐瘀，散结消癥，攻毒蚀疮。

蜈蚣（Scolopendra）

【来源】为蜈蚣科动物少棘巨蜈蚣 *Scolopendra subspinipes multilans* L. Koch 的干燥全体。

【性状鉴定】呈扁平长条形，长 9~15cm，宽 0.5~1cm。由头部和躯干部组成，全体共 22 个环节。头部暗红色或红褐色，略有光泽，前端两侧有触角一对。躯干部第一背板与头板同色，其余 20 个背板为棕绿色或墨绿色，具光泽，自第 4 背板至第 20 背板上常有两条纵沟线；腹部淡黄色或棕黄色，皱缩；自第 2 节起每节两侧有步足 1 对，黄色或红褐色，偶有黄白色，呈弯钩形，最末 1 对步足尾状，故又称尾足，易脱落。质脆，断面有裂隙。气微腥，有特殊刺鼻的臭气，味辛、微咸。如图 12-6 所示。

以条大、完整、腹干瘪者为佳。

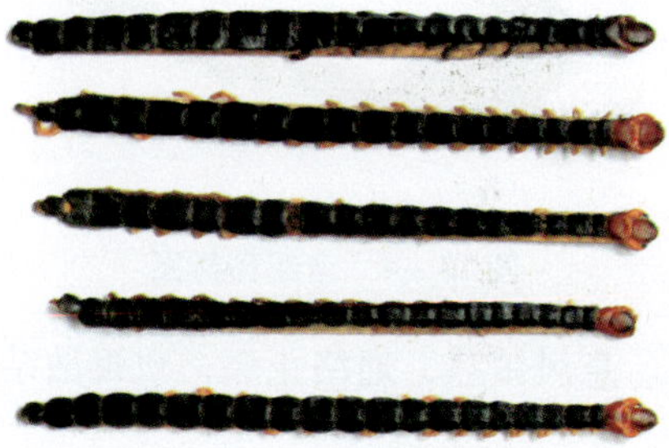

图 12-6 蜈蚣药材图

【功效】辛，温。有毒。息风镇痉，通络止痛，攻毒散结。

蜂蜜（Mel）

【来源】为蜜蜂科昆虫中华蜜蜂 *Apis cerana* Fabricius 或意大利蜂 *Apis mellifera* Linnaeus 所酿的蜜。

【性状鉴定】为半透明、带光泽、浓稠的液体，白色至淡黄色（白蜜），或橘黄色至黄褐色（黄蜜）。用木棒挑起时蜜汁下流如丝状不断，且盘曲如折叠状。放久或遇冷后即变成不透明，并有白色颗粒状结晶（葡萄糖）析出。气芳香，味极甜。

以稠如凝脂、气芳香、味甜而纯正者为佳。

【理化鉴定】

1. 检查淀粉和糊精　取本品2g，加水10mL，煮沸后放冷，加碘试液1滴，不得显蓝色、绿色或红褐色。

2. 检查酸度　取本品10g，加新沸过的冷水50mL，混匀，加酚酞指示液2滴与氢氧化钠滴定液（0.1 mol/L）4mL，应显粉红色，10秒内不消失。

【功效】甘，平。补中，润燥，止痛，解毒；外用生肌敛疮。

经验鉴别

蜂蜜的掺假识别

蜂蜜的需求量较大，市场制假的方式多种多样，常见的方法为掺水、掺米汤、掺其他杂质等。

1. 检查掺水　将蜂蜜滴于白纸（或餐巾纸或吸水纸）上，优质蜂蜜成珠形，不易渗开；劣质蜂蜜不成珠形，容易渗开；真蜂蜜用筷子挑起可见柔性长丝，不断流；掺水蜂蜜黏度小，挑起时呈滴状下落，有断流。

2. 检查掺糊精或米汤　掺有糊精或米汤的蜂蜜，极易生霉发酵，闻之酸臭。

3. 检查其他杂质　用烧红的铁丝插入蜂蜜中，铁丝拔出后，粘过蜂蜜的部位仍然光滑。若铁丝上附有黏物，说明掺有杂质。

海马（Hippocampus）

【来源】为海龙科动物线纹海马 *Hippocampus kelloggi* Jordan et Snyder、刺海马 *Hippocampus histrix* Kaup、大海马 *Hippocampus kuda* Bleeker、三斑海马 *Hippocampus trimaculatus* Leach 或小海马（海蛆）*Hippocampus japonicus* Kaup 的干燥体。

【性状鉴定】

线纹海马　扁长形而弯曲，体长约30cm。表面黄白色。头略似马头，有冠状突起，具管状长吻，口小，无牙，两眼深陷。躯干部七棱形，尾部四棱形，渐细卷曲，体上有瓦楞形的节纹并具短棘，习称“马头蛇尾瓦楞身”。体轻，骨质，坚硬。气微腥，味微咸。如图12－7所示。

刺海马　体长15～20cm，头部及体上环节间均有细而尖的棘，刺长2～4mm，第1节的棱刺更为明显，嘴上有棕色环。如图12－8所示。

大海马　体长20～30cm，黑褐色，体环上棘突不明显，嘴无棕色环，头部及体侧有细小暗黑色斑点。

三斑海马　体长10～18cm，黄褐色或黑褐色，体侧背部第1、4、7节的短棘基部各有1黑斑。如图12－9所示。

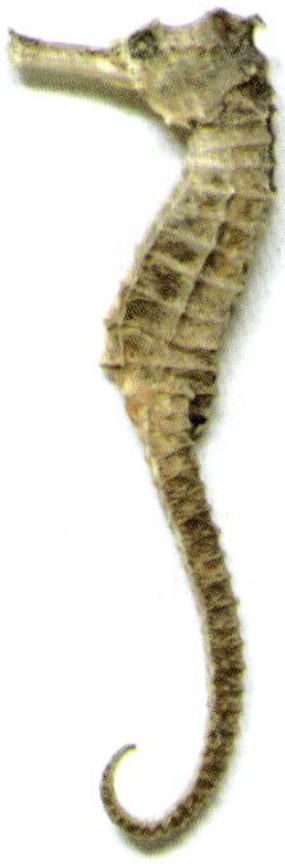

图 12－7　线纹海马药材图

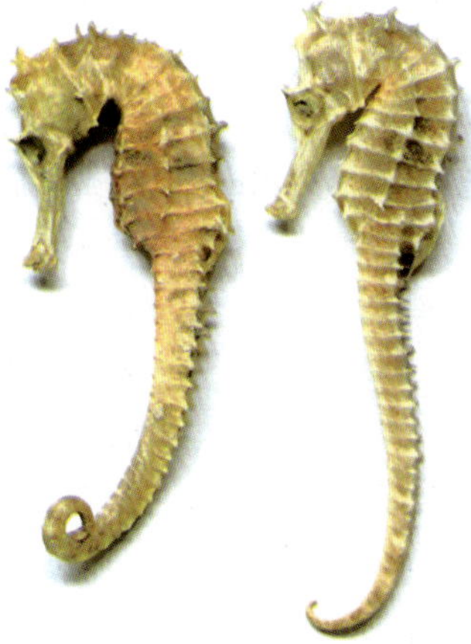

图 12－8　刺海马药材图

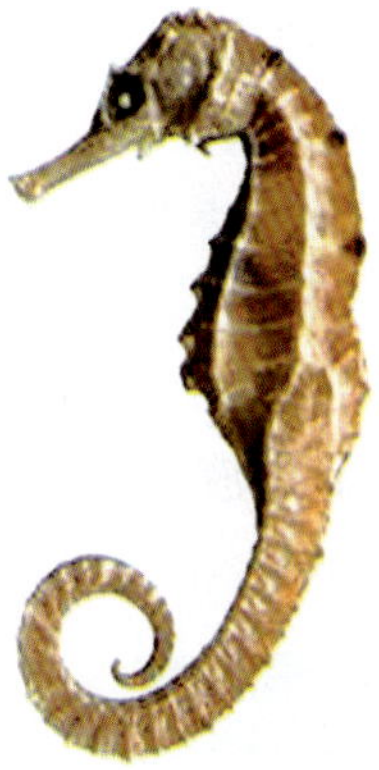

图 12－9　三斑海马药材图

小海马　体形小，长 7～10cm，黑褐色，节纹和短棘均较细小。

均以个大、坚实、头尾齐全者为佳。

【化学成分】含乙酰胆碱酯酶、胆碱酯酶、蛋白酶、蛋白质、氨基酸、脂肪酸、甾体类化合物及微量元素等。

【功效】甘、咸，温。温肾壮阳，散结消肿。

市场动态

海马为贵重药材，伪品少见，但市场多有掺假情况，尤以体形较大的海马。不法商贩将泥土、水泥、胶质注射于海马腹腔内，或将铁钉、铁屑置入，从外观上看，腹部膨大，手掂明显质重。鉴别办法：掰开后，腹内可见掺假物。如图 12－10 所示。

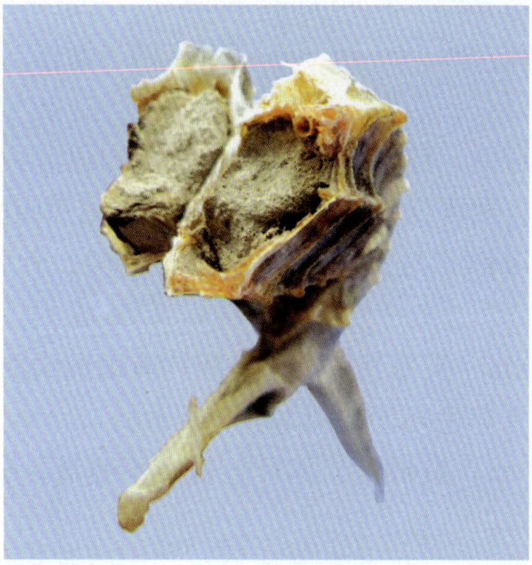

图 12－10　劣质海马图

海龙（Syngnathus）

【来源】为海龙科动物刁海龙 *Solenognathus hardwickii*（Gray）、拟海龙 *Syngnathoides biaculeatus*（Bioch）或尖海龙 *Syngnathus acus* Linnaeus 的干燥体。

【性状鉴定】

刁海龙　体狭长侧扁，长 30～50cm。表面黄白色或灰褐色。头部具管状长吻，口小，无牙，两眼圆而深陷，头部与体轴略呈钝角。躯干部宽 3cm，五棱形，尾部前方六棱形，后方渐细，四棱形，尾端卷曲。背棱两侧各有 1 列灰黑色斑点状色带。全体被以具有花纹的骨环及细横纹，各骨环内有突起粒状棘。背鳍较长，有的不明显，胸鳍短宽，无尾鳍。体轻，骨质，坚硬。气微腥，味微咸。

拟海龙　体长平扁，躯干部略呈四棱形，全长 20～22cm。表面灰黄色，头部常与体轴成一直线。无尾鳍。

尖海龙　体细长如鞭，全长 10～30cm，未去皮膜。表面黄褐色。有的腹面可见育儿囊，有尾鳍。质较脆弱，易撕裂。如图 12－11 所示。

均以体长、饱满、头尾齐全者为佳。

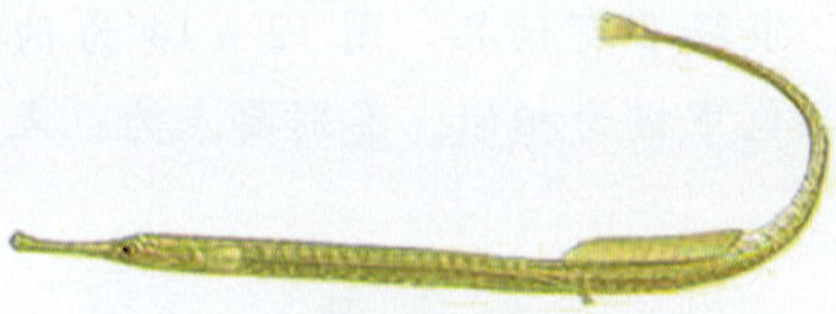

图 12－11　海龙（尖海龙）药材图

【功效】咸、甘，温。温肾壮阳，散结消肿。

龟甲（Testudinis Carapax et Plastrum）

【来源】为龟科动物乌龟 *Chinemys reevesii*（Gray）的背甲及腹甲。

【性状鉴定】背甲与腹甲由甲桥相连，背甲稍长于腹甲，与腹甲常分离。

背甲　呈长椭圆形拱状，长 7.5～22cm，宽 6～18cm；外表面棕褐色或黑褐色，脊棱 3 条；颈盾 1 块，前窄后宽；椎盾 5 块，第 1 椎盾长大于宽或近相等，第 2～4 椎盾宽大于长；肋盾两侧对称，各 4 块；缘盾每侧 11 块；臀盾 2 块。如图 12－12 所示。

腹甲　呈板片状，近长方椭圆形；外表面淡黄棕色至棕黑色，盾片 12 块，每块常具紫褐色放射状纹理，腹盾、胸盾和股盾中缝均长，喉盾、肛盾次之，肱盾中缝最短；内表面黄白色至灰白色，可见骨板 9 块，呈锯齿状嵌接；前端钝圆或平截，后端具三角形缺刻，两侧残存呈翼状向斜上方弯曲的甲桥。质坚硬。气微腥，味微咸。如图 12－13 所示。

以略带血迹、身干、个大、纯净者为佳。

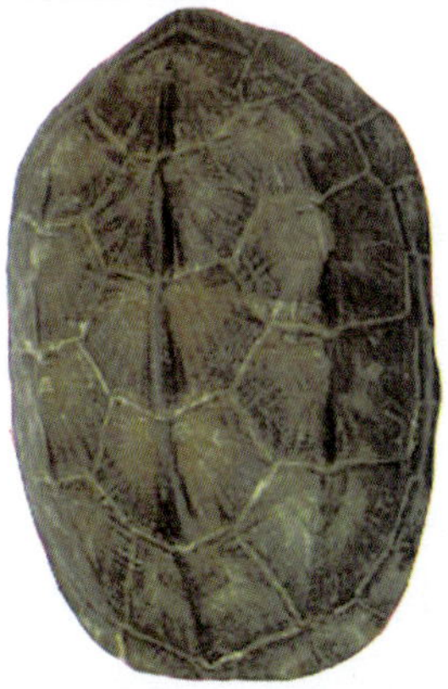

图 12－12　龟甲（背甲）药材图

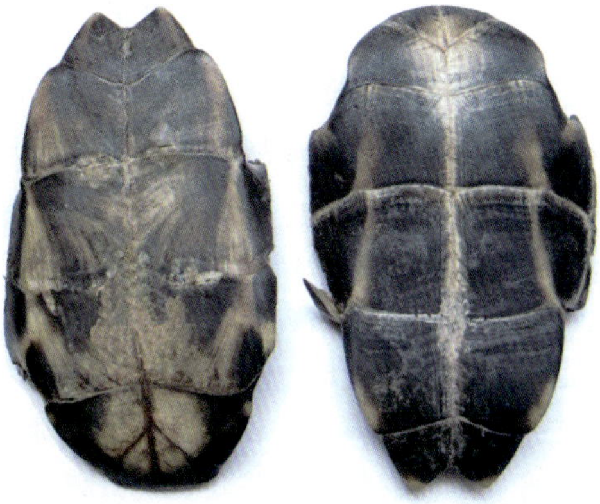

图 12－13　龟甲（腹甲）药材图

【功效】咸、甘，微寒。滋阴潜阳，益肾强骨，养血补心，固经止崩。

市场动态

龟甲为常用中药，市场多有伪品。图 12－14 为伪品龟甲——巴西龟甲（或巴西龟板），与正品龟甲极为相似，鉴别要点为：表面淡黄棕色，盾片上常有椭圆形斑纹。

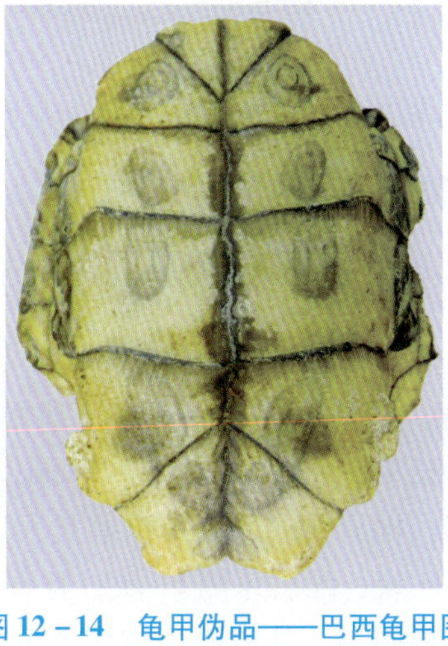

图 12－14　龟甲伪品——巴西龟甲图

鳖甲（Trionycis Carapax）

【来源】为鳖科动物鳖 *Trionyx sinensis* Wiegmann 的背甲。

【性状鉴定】呈椭圆形或卵圆形，背面隆起，长 10～15cm，宽 9～14cm。外表面黑褐色或墨绿色，略有光泽，具细网状皱纹及灰黄色或灰白色斑点，中间有 1 条纵棱，两侧各有左右对称的横凹纹 8 条，外皮脱落后，可见锯齿状嵌接缝。内表面类白色，中部有突起的脊椎骨，颈骨向内卷曲，两侧各有肋骨 8 条，伸出边缘。质坚硬。气微腥，味淡。如图 12－15 所示。

以块大、甲厚、纯净者为佳。

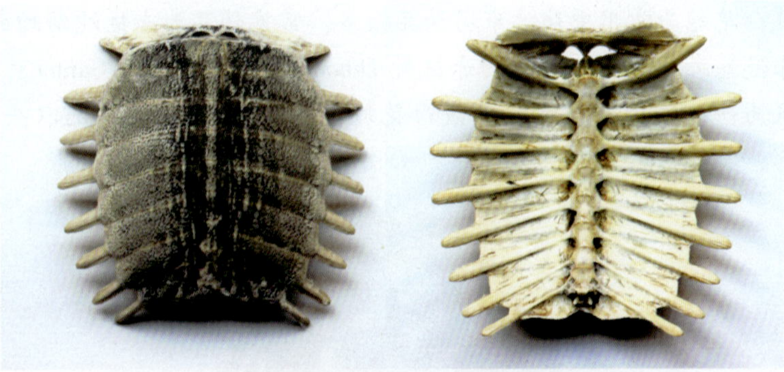

图 12－15　鳖甲药材图

【功效】咸，微寒。滋阴潜阳，退热除蒸，软坚散结。

金钱白花蛇（Bungarus Parvus）

【来源】为眼镜蛇科动物银环蛇 *Bungarus multicinctus* Blyth 的幼蛇干燥体。

【性状鉴定】呈圆盘状，盘径 3～6cm，蛇体直径 0.2～0.4cm；头盘在中间，尾细，常纳口内。口腔内上颌骨前端有毒沟牙 1 对，鼻间鳞 2 片，无颊鳞，上下唇鳞通常各为 7 片。背部黑色或灰黑色，有 45～58 条白色环纹，黑白相间，白环纹在背部宽 1～2 行鳞片，黑环纹宽 3～5 行鳞片，背正中明显突起 1 条脊棱，脊鳞扩大呈六角形，背鳞细密，通身 15 行，尾下鳞单行。气微腥，味微咸。如图 12－16 所示。

以身干、头尾齐全、色泽明亮、盘径小者为佳。

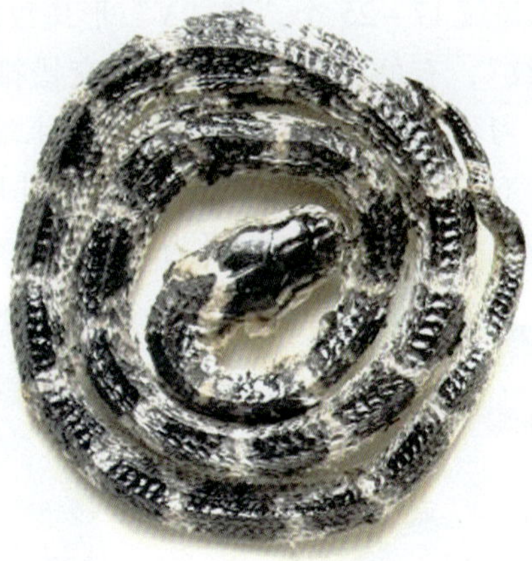

图 12－16　金钱白花蛇药材图

【功效】甘、咸，温；有毒。祛风，通络，止痉。

市场动态

金钱白花蛇为常用中药，市场伪品较多，常见伪品为赤链蛇幼蛇的加工干燥体。赤链蛇来源于游蛇科动物赤链蛇 *Dinodon rufozonatum*（Cantor）的幼蛇。识别要点为：全体白色环纹比金钱白花蛇多，约 70 个左右，尤以头部明显，长椭圆形，有“骷髅形”白色花纹。如图 12－17 所示。

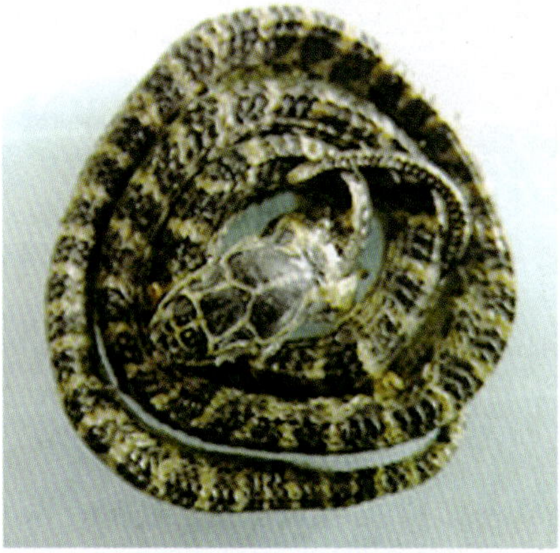

图 12－17　金钱白花蛇伪品——赤链蛇图

蕲蛇（Agkistrodon）

【来源】为蝰科动物五步蛇 *Agkistrodon acutus*（Güenther）的干燥体。

【性状鉴定】呈圆盘状，盘径 17～34cm，体长可达 2m。头在中间稍向上，呈扁平三角形，吻端尖而翘向前上方，习称“翘鼻头”。上腭有管状毒牙。背部两侧各有黑褐色与浅棕色组成的“V”形斑纹 17～25 个，其“V”形斑纹的两上端在背中线上相接，略呈菱方形，习称“方胜纹”，有的左右不相接，呈交错排列。腹部灰白色，鳞片较大，有黑色类圆形的斑点，习称“连珠斑”。尾部骤细，末端有三角形深灰色的角质鳞片 1 枚，习称“佛指甲”。气腥，味微咸。如图 12－18、图 12－19 所示。

以头尾齐全、条大、花纹明显、内壁洁净者为佳。

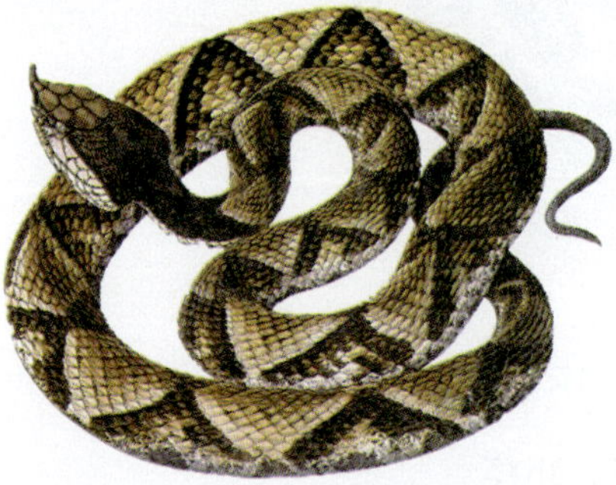

图 12－18　五步蛇动物图

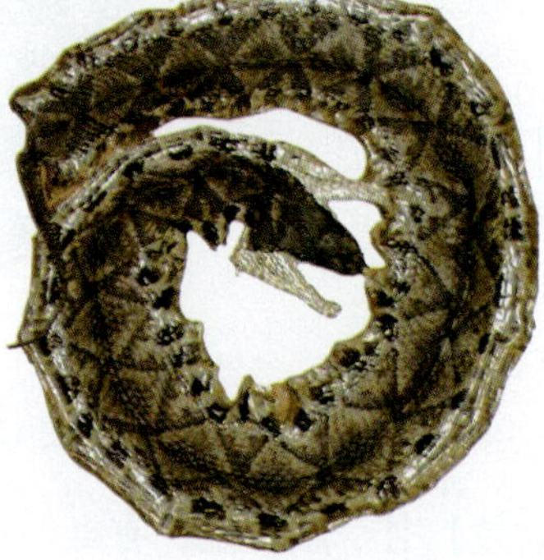

图 12－19　蕲蛇药材图

【功效】甘、咸，温；有毒。祛风，通络，止痉。

乌梢蛇（Zaocys）

【来源】为游蛇科动物乌梢蛇 *Zaocys dhumnades*（Cantor）的干燥体。

【性状鉴定】呈圆盘状，盘径约 16cm。表面黑褐色或绿黑色，密被菱形鳞片，背鳞行数成双，背部中央 2～4 行鳞片强烈起棱，形成两条纵贯全体的黑线，脊部高耸成屋脊状，俗称“剑脊”。头盘在中间，扁圆形，眼大而下陷，有光泽。腹部剖开，边缘内卷，可见排列整齐的肋骨。尾部渐细而长，尾下鳞双行。剥皮者仅留头尾之皮鳞，中段较光滑。气腥，味淡。如图 12－20、图 12－21 所示。

以身干、头尾齐全、皮黑、肉黄白色、质坚实者为佳

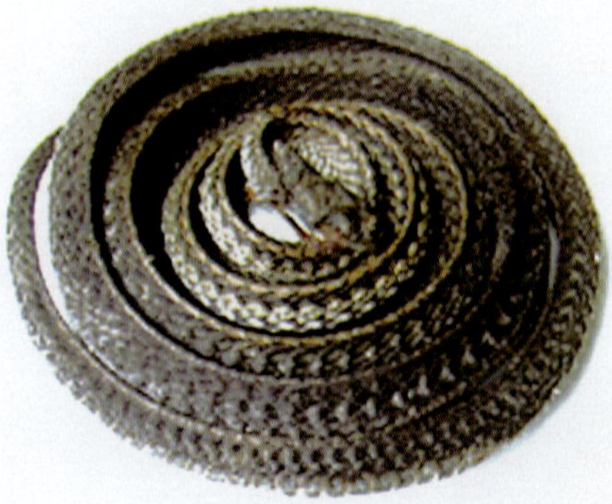

图 12－20　乌梢蛇药材图

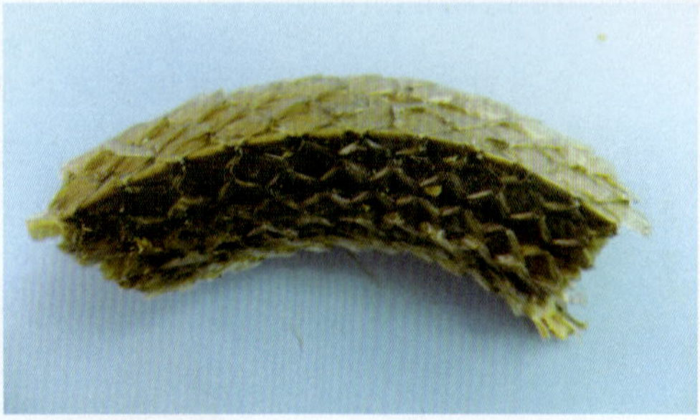

图 12－21　乌梢蛇背面鳞片图

【功效】甘，平。祛风，通络，止痉。

穿山甲（Manis Squama）

【来源】为鲮鲤科动物穿山甲 *Manis pentadactyla* Linnaeus 的鳞甲。

【性状鉴定】呈扇形、三角形、菱形或盾形的扁平片状或半折合状，中间较厚，边缘较薄，大小不一。长、宽各为 0.7～5cm。外表面黑褐色或黄褐色，有光泽，宽端有数十条排列整齐的纵纹及数条横线纹，窄端光滑。内表面色较浅，中部有 1 条明显突起的弓形横向棱线。角质，半透明，坚韧而有弹性，不易折断。气微腥，味淡。火烧时有特异腥气，未烧尽的边缘呈乳白色，酥脆 。如图 12－22、图 12－23 所示。

以片匀、表面光洁、黑褐色、半透明、不带皮肉者为佳。

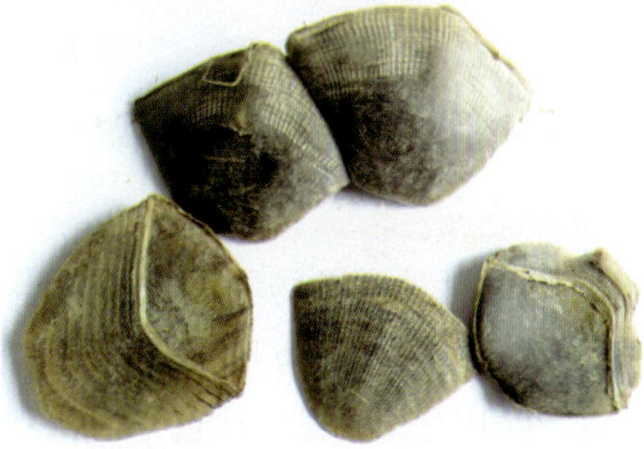

图 12－22　穿山甲药材图

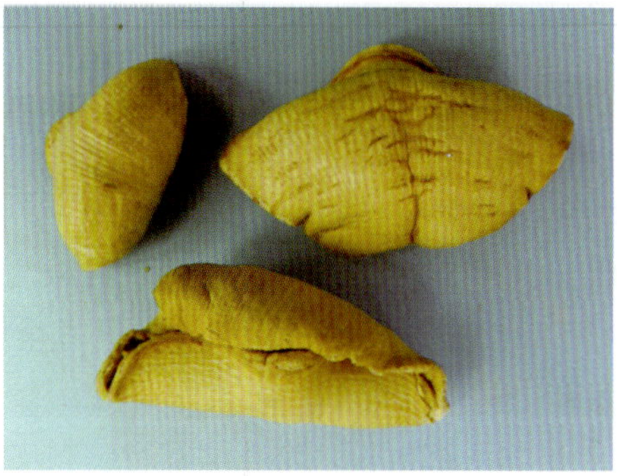

图 12－23　穿山甲饮片图

【功效】咸，微寒。活血消癥，通经下乳，消肿排脓，搜风通络。

市场动态

穿山甲为贵重药材，市场多有掺假情况。掺假多为将食盐或其他“增重粉”掺入穿山甲饮片中。识别要点：药材表面有明显的食盐颗粒或“增重粉”晶体，尤以凹陷处较多。如图 12－24 所示。

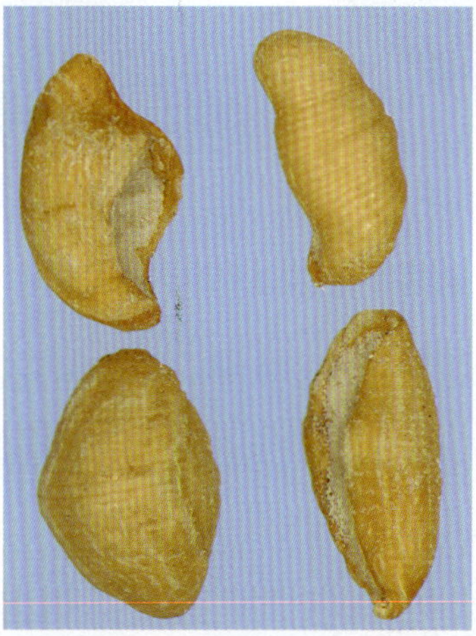

图 12－24　劣质穿山甲图

阿胶（Asini Corii Colla）

【来源】为马科动物驴 *Equus asinus* L. 的皮经煎煮、浓缩制成的固体胶。

【性状鉴定】呈长方形、方形或丁状胶块。棕色至黑褐色，有光泽。质硬而脆，断面光亮，碎片对光照视呈棕色半透明状。气微，味微甘。取本品少许，加 3 倍量沸水，搅拌 10～60 分钟使溶解，溶液呈透明的红茶色，清而不浊，冷却后，液面可见少数油滴，放置不凝集，微带腥气。置坩埚中灼烧，初则迸裂，随即熔化膨胀，冒白烟，有浓烈的胶香气，灰化后残渣呈灰白色。如图 12－25 所示。

以色匀、质脆、半透明、断面光亮者为佳。

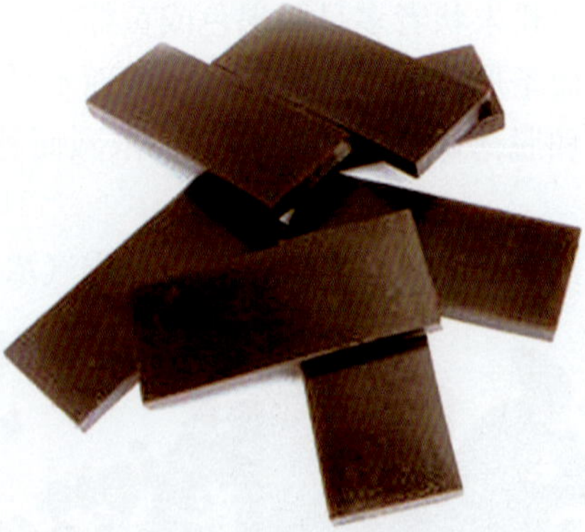

图 12-25 阿胶药材图

【功效】甘，平。补血滋阴，润燥，止血。

【附注】

1. 新阿胶 由于正品驴皮阿胶的价格较高，临床亦有用猪皮代替驴皮熬制的一种新阿胶——猪皮胶，猪皮胶药源丰富、价格低廉。临床观察表明，其成分与驴皮胶相似，可用于治疗一般性贫血、功能性子宫出血、再生障碍性贫血等。

2. 杂皮胶 有用马、骡、猪、牛等多种动物皮熬制而成的固体胶。呈方块状，厚薄不一，表面棕褐色；对光照视不透明，断面不光亮；取本品少许加入沸水溶解，水溶液呈棕褐色，混浊不透明，有肉眼可见的颗粒状异物，有较大异味或臭味，不可作为阿胶药用。

麝香（Moschus）

【来源】为鹿科动物林麝 *Moschus berezovskii* Flerov、马麝 *Moschus sifanicus* Przewalski 或原麝 *Moschus moschiferus* Linnaeus 成熟雄体香囊中的干燥分泌物。商品药材分“毛壳麝香”和“麝香仁”。

【性状鉴定】

毛壳麝香 为扁圆形或类椭圆形的囊状体。直径 3～7cm，厚 2～4cm；开口面的皮革质，棕褐色，密生白色或灰棕色短毛，从两侧围绕中心排列，中央有 1 小囊孔。另一面为棕褐色略带紫色皮膜，微皱缩，偶显肌肉纤维，略有弹性。剖开可见中层皮膜呈棕褐色或灰褐色。半透明，内层皮膜呈棕色，内含颗粒状、粉末状的麝香仁，并有少量细毛及脱落的内层皮膜（习称“银皮”）。质较柔软，捏之有弹性。麝香仁油润，颗粒疏松，无锐角，香气浓烈，无异臭或纤维等异物。如图 12-26 所示。

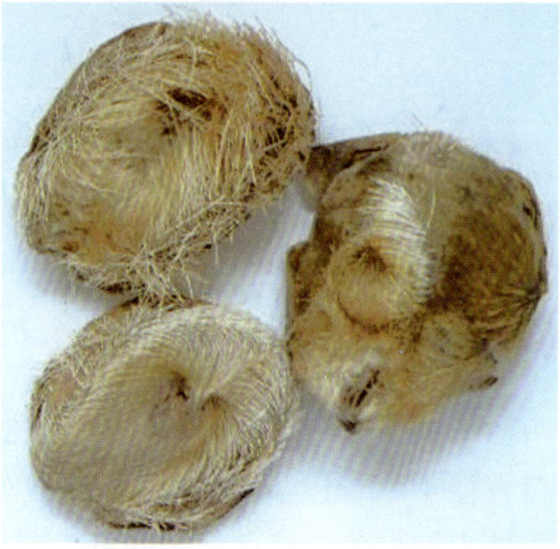

图 12-26 毛壳麝香图

麝香仁　不规则圆球形或颗粒状的麝香仁习称“当门子”，表面多呈紫黑色，微有麻纹，断面深棕色或黄棕色；粉末状者多呈棕褐色或黄棕色，并有少量脱落的内层皮膜和细毛。饲养品呈颗粒状、短条形或不规则的团块，表面不平，紫黑色或深棕色，显油性，微有光泽，并有少量毛和脱落的内层皮膜。气香浓烈而特异，味微辣、微苦带咸。如图 12-27 所示。

以当门子多、颗粒色紫黑、粉末色棕褐、质柔润、香气浓烈者为佳。

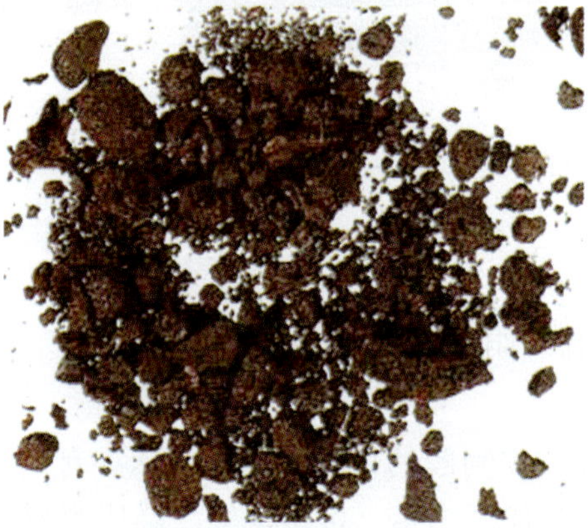

图 12-27　麝香（麝香仁）药材图

经验鉴别

麝香的“冒槽”与水试鉴别

1. 检查毛壳麝香　用特制槽针从囊孔插入，转动槽针，取出麝香仁，立即检视，槽内的麝香仁应有逐渐膨胀高出槽面的现象，习称“冒槽”。

2. 检查麝香仁　取麝香仁粉末少量，置手掌中，加水湿润，用手搓之能成团，再用手指轻揉即散，不应粘手、染手、顶指或结块。

【功效】辛，温。开窍醒神，活血通经，消肿止痛。

鹿茸（Cervi Cornu Pantotrichum）

【来源】为鹿科动物梅花鹿 *Cervus nippon* Temminck 或马鹿 *Cervus elaphus* Linnaeus 的雄鹿未骨化密生茸毛的幼角。前者习称“花鹿茸”（黄毛茸），后者习称“马鹿茸”（青毛茸）。

【性状鉴定】

1. 花鹿茸

(1) 锯茸　①二杠：具一个分枝，主枝呈圆柱形，习称“大挺”，长 17～20cm，锯口直径 4～5cm，离锯口约 1cm 处分出侧枝，习称“门庄”，长 9～15cm，较主枝略细。外皮红棕色或棕色，表面密生红黄色或棕黄色细茸毛，分岔间具 1 条灰黑色筋脉，皮茸紧贴。锯口黄白色，外围无骨质，中部密布蜂窝状细孔。体轻。气微腥，味微咸。

②三岔：具两个分枝，大挺长23～33cm，较二杠细，略呈弓形，微扁，枝端略尖，下部有纵棱筋及突起的小疙瘩。皮红黄色，茸毛较稀而粗。锯口外围多已骨化。③二茬茸：与头茬茸相似，但大挺长而不圆或上粗下细，下部有纵棱筋。皮灰黄色，茸毛较粗糙。锯口外围多已骨化。体较重。无腥气。如图12－28、图12－29所示。

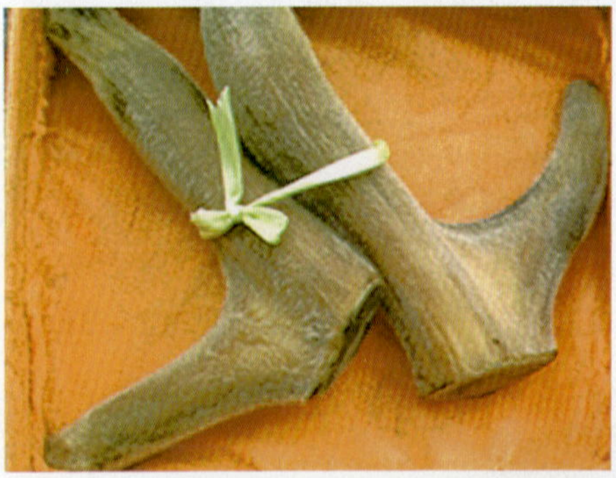

图12－28 花鹿茸药材图

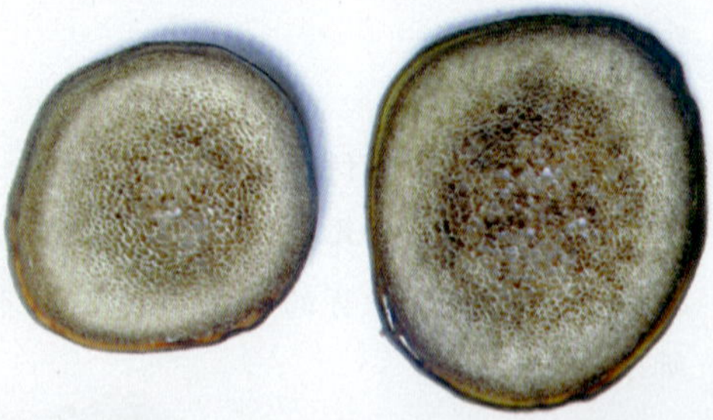

图12－29 花鹿茸饮片图

（2）砍茸 为带头骨的茸，茸形与锯茸相同，亦分二杠或三岔等规格。二茸相距约7cm。脑骨前端平齐，后端有1对弧形的骨，习称“虎牙”。脑骨白色，外附脑皮，脑皮上密生茸毛。

2. 马鹿茸

较花鹿茸粗大，分枝较多，具一个分枝者习称“单门”，2个者习称“莲花”，3个者习称“三岔”，4个者习称“四岔”等。按产地不同，分为“东马鹿茸”和“西马鹿茸”两类。

（1）东马鹿茸 单门，大挺长25～27cm，直径约3cm，外皮灰黑色，茸毛灰褐色或灰黄色，锯口面中部密布细孔，质嫩。莲花，大挺长可达33cm，下部有棱筋，锯口面蜂窝状小孔稍大。三岔，皮色深，质较老。四岔，茸毛粗而稀，大挺下部具棱筋及疙瘩，分枝顶端多无毛，习称“捻头”。

（2）西马鹿茸 大挺长30～100cm，顶端圆扁不一，分枝长而弯曲。表面有棱，多抽缩干瘪，茸毛粗长，灰色或黑灰色。锯口色较深，常见骨质。气腥臭，味咸。如图12－30所示。

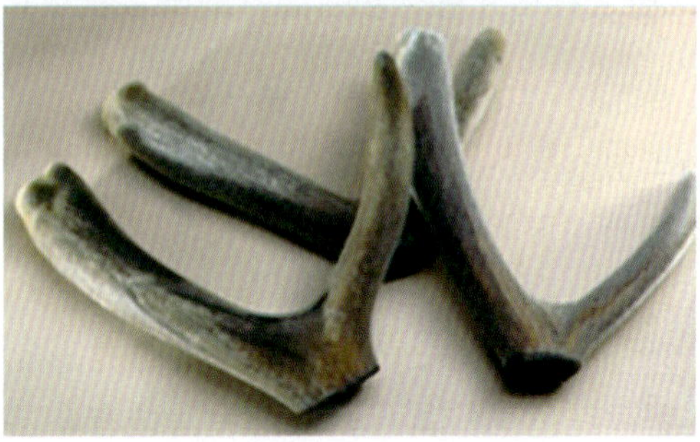

图12－30 马鹿茸药材图

均以茸形粗壮、饱满、皮毛完整、体轻、质嫩、无骨棱者为佳。

【理化鉴定】检查蛋白质和氨基酸　取本品粉末0.1g，加水4mL，水浴加热15分钟，放冷，滤过。取滤液1mL，加2%茚三酮溶液3滴，摇匀，加热煮沸数分钟，显蓝紫色。另取滤液1mL，加10%氢氧化钠溶液2滴，摇匀，滴加0.5%硫酸铜溶液，显蓝紫色。

【功效】甘、咸，温。壮肾阳，益精血，强筋骨，调冲任，托疮毒。

市场动态

鹿茸为贵重药材，市场多有伪品。不法商贩常将鹿腿剥皮后灌入鹿血或鹿皮裹鹿血后假冒鹿茸出售，其外形相似，不易区别。鉴别要点：断面血红色或暗红色，无鹿茸特有的蜂窝状小孔，有的可见鹿皮的对接缝隙。如图12－31所示。

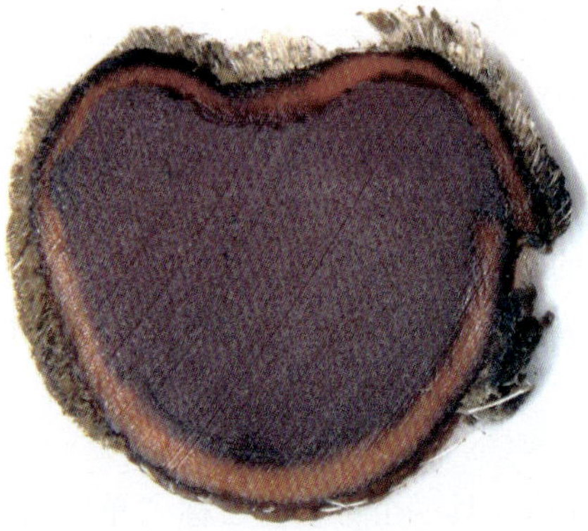

图12－31　鹿茸伪品图

【附注】

1. 鹿角　为马鹿或梅花鹿已骨化的角或锯茸后翌年春季脱落的角基，分别习称“马鹿角”“梅花鹿角”“鹿角脱盘”。功效温肾阳，强筋骨，行血消肿。

2. 鹿角胶　为鹿角经水煎煮、浓缩制成的固体胶。呈扁方形块，黄棕色或红棕色，半透明，有的上部有黄白色泡沫层。质脆，易碎，断面光亮。功效温补肝肾，益精养血。

3. 鹿角霜　为熬制鹿角胶后剩余的角块。呈长圆柱形或不规则块状，大小不一。表面灰白色，显粉性，常具纵棱。体轻，质酥，断面外层较致密，内层有蜂窝状小孔。有吸湿性。气微，味淡，嚼之有粘牙感。功效温肾助阳，收敛止血。

牛黄（Bovis Calculus）

【来源】为牛科动物牛 *Bos taurus domesticus* Gmelin 的干燥胆结石。在牛的胆囊中产生的结石称“胆黄”，在胆管或肝管中产生的称“管黄”。

【性状鉴定】

胆黄（又称蛋黄）　呈卵形、类球形、三角形或四方形，大小不一。直径0.6～3cm，少数达4.5cm。表面黄红色至棕黄色，有的表面挂有一层黑色光亮的薄膜，习称“乌金衣”。有的粗糙，具疣状突起。有的具龟裂纹。体轻，质酥脆，易分层剥落，断面金黄色，可见细密的同心层纹，有的夹有白心。气清香，味苦而后甘，有清凉感，嚼之易碎，不粘牙。如图 12－32 所示。

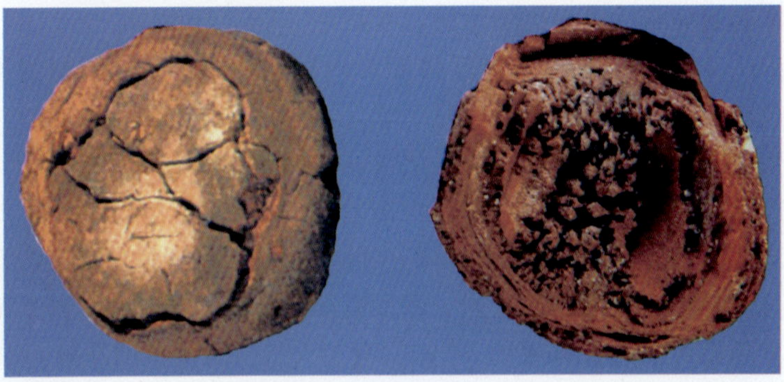

图 12－32　牛黄药材图

管黄　呈管状，表面不平或有横曲纹，或为破碎的小片，长约 3cm，直径 1～1.5cm。表面红棕色或棕褐色，有裂纹及小突起。断面有较少的层纹，有的中空，色较深。

以完整、色棕黄、断面金黄色、层纹清晰而细腻者为佳。

经验鉴别

牛黄的“挂甲”与水试鉴别

1. 挂甲　取牛黄粉末少量，加清水调和，涂于指甲上，能将指甲染成黄色，久不褪色，习称“挂甲”，指甲下面有清凉感习称“透甲”。

2. 水试　牛黄不溶于水，置水中先浮而后沉，不胀、不溶、不变色，即使将水加热沸腾，也不会改变。

【功效】甘，凉。清心，豁痰，开窍，凉肝，息风，解毒。

市场动态

牛黄为名贵药材，市场除有以“猪黄”假冒外，还有造假牛黄。识别要点为：伪品呈黄色，层纹白色，遇水易溶，无清凉感，也无“挂甲”现象。如图 12－33 所示。

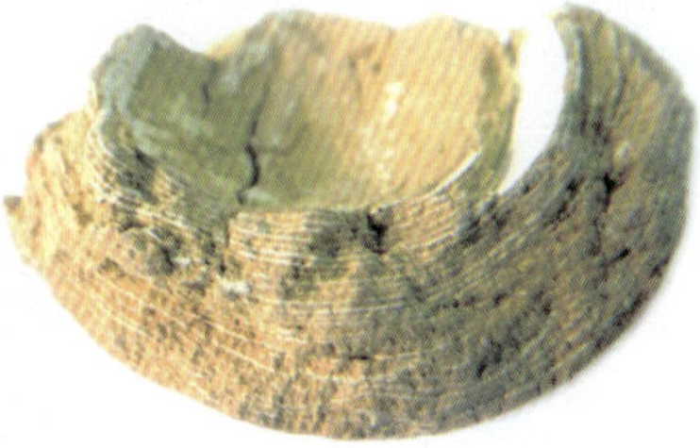

图 12－33　牛黄伪品图

【附注】

1. 人工牛黄　本品由牛胆粉、胆红素、胆酸、猪去氧胆酸、胆固醇、牛磺酸、微量元素等配制而成。药材多呈粉末状，也有呈不规则球块者，淡棕黄色或金黄色，气微清香而略腥，味微甜而苦，入口无清凉感，水溶液亦能“挂甲”。

2. 活体植核培育牛黄 系在牛的活体胆囊内培植的胆结石。药材为不规则的块片或粉末，棕黄色或黄褐色，味微苦而后甘，嚼之不粘牙，有清凉感。可“挂甲”。本品与牛黄碎片相似，不同点是断面不具同心层纹。本品与天然牛黄功效类似。

3. 体外培育牛黄 系以牛的新鲜胆汁作母液，加入复合胆红素钙、胆酸、去氧胆酸等，用人工理化方法，在体外培育所得的牛胆红素钙结石。呈球形或类球形，表面光滑，呈黄红色至棕黄色。体轻，质松脆，断面有同心层纹。气香，味苦而后甘，有清凉感，嚼之易碎，不粘牙。可“挂甲”。本品具有与天然牛黄类似的功效。

羚羊角（Saigae Tataricae Cornu）

【来源】为牛科动物赛加羚羊 *Saiga tatarica* Linnaeus 的角。

【性状鉴定】呈长圆锥形，略呈弓形弯曲，长 15～33cm。表面类白色或黄白色，基部稍呈青灰色。嫩枝对光透视有“血丝”或紫黑色斑纹，光润如玉，无裂纹。老枝有细纵裂纹。上半部光滑，对光透视，内中央有一条隐约可辨的细孔道直通角尖，习称“通天眼”。中、下部有隆起环脊 10～16 个，间距约 2cm，环节凹凸顺序环生，光滑自然，用手握之，四指正好嵌入凹处，称为“合把”。基部横截面圆形，内有坚硬质重的角柱，习称“骨塞”，它长约占全角的 1/2 或 1/3，表面有突起的纵棱与外面角鞘内的凹沟紧密嵌合，习称“合槽”。质坚硬，无臭，味淡。如图 12－34 所示。

以质嫩、色白、光润、内含红色斑纹、无裂纹者为佳。

【功效】咸，寒。平肝息风，清肝明目，散血解毒。

市场动态

羚羊角为名贵药材，市场除以黄羊角伪充外，在旅游景点多有塑料仿制品。其识别要点为：全体透明比较均匀，对光透视无“通天眼”等。如图12－35 所示。

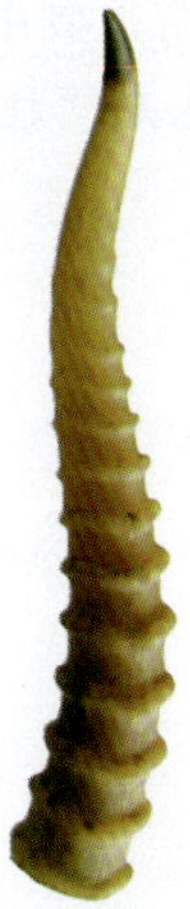

图 12－34 羚羊角药材图

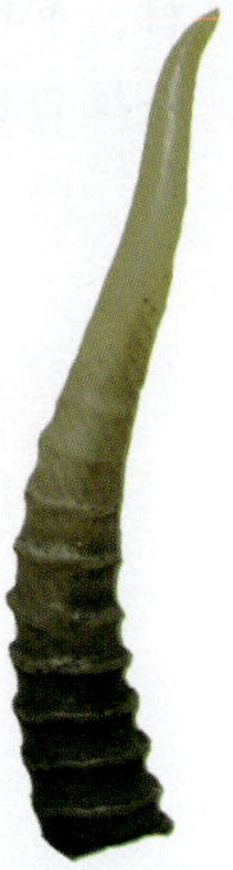

图 12－35 羚羊角伪品——塑料制品

其他动物类中药

表 12－1　其他动物类中药简表

药名	来源	鉴别要点	功效
地龙	为钜蚓科动物参环毛蚓 *Pheretima aspergillum*（E. Perrier）、通俗环毛蚓 *Pheretima vulgaris* Chen、威廉环毛蚓 *Pheretima guillelmi*（Michaelsen）或栉盲环毛蚓 *Pheretima pectinifera* Michaelsen 的干燥体	广地龙　呈长条状薄片，弯曲，边缘略卷，长15～20cm，宽1～2cm。全体具环节，除首尾两端外，腹部已剖开，内脏已除去，棕褐色。口及肛门可见。第14～16环节为生殖带，习称“白颈”，较光亮。体轻，略呈革质，不易折断。气腥，味微咸 沪地龙　长8～15cm，宽0.5～1.5cm。全体具环节，背部棕褐色至黄褐色，腹部浅黄棕色。第14～16环节为生殖带，较光亮，第18环节有一对雄性生殖孔	清热定惊，通络，平喘，利尿
水蛭	为水蛭科动物蚂蟥 *Whitmania pigra* Whitman、水蛭 *Hirudo nipponica* Whitman 或柳叶蚂蟥 *Whitmania acranulata* Whitman 的干燥全体	蚂蟥　呈扁平纺锤形，有多数环节，长4～10cm，宽0.5～2cm。背部黑褐色或黑棕色，稍隆起，用水浸后，可见黑色斑点排成5条纵纹。腹面平坦，棕黄色。两侧棕黄色，前端略尖，后端钝圆，两端各具1吸盘，前吸盘不显著，后吸盘较大。质脆，易折断，断面胶质状。气微腥 水蛭　呈扁长圆柱形，体多弯曲扭转。体长2～5cm，宽0.2～0.3cm，黑棕色。 柳叶蚂蟥　体狭长而扁，长5～12cm，宽0.1～0.5cm。背腹两面均呈黑棕色。质脆，易折断，断面无光泽	破血通经，逐瘀消癥
石决明	为鲍科动物杂色鲍（九孔鲍）*Haliotis diversicolor* Reeve、皱纹盘鲍 *Haliotis discus hannai* Ino、羊鲍 *Haliotis ovina* Gmelin、澳洲鲍 *Haliotis ruber*（Leach）、耳鲍 *Haliotis asinina* Linnaeus 或白鲍 *Haliotis laevigata*（Donovan）的贝壳	杂色鲍　呈长卵圆形，内面观略呈耳形，长7～9cm，宽5～6cm。表面暗红色。从螺旋部顶处开始向右排列有20余个疣状突起，末端6～9个开孔，孔口与壳面平。内面光滑，具珍珠样彩色光泽 皱纹盘鲍　呈长椭圆形，表面灰棕色，有多数粗糙而不规则的皱纹，常有苔藓类或石灰虫等附属物。末端有4～5个开孔，孔口突出壳面。壳较薄 羊鲍　呈近圆形，壳顶位于近中部而高于壳面。末端4～5个开孔，呈管状 澳洲鲍　呈扁平卵圆形，表面砖红色。疣状突起30余个，末端7～9个开孔，孔口突出壳面 耳鲍　呈狭长耳状，略扭曲，表面光滑，具翠绿色、紫色、褐色等多种颜色形成的斑纹。末端5～7个开孔，孔口与壳面平，多为椭圆形。壳薄，质较脆 白鲍　呈卵圆形，表面砖红色，光滑，壳顶高于壳面。疣状突起30余个，末端9个开孔，孔口与壳面平	平肝潜阳，清热明目

续表

药名	来源	鉴别要点	功效
牡蛎	为牡蛎科动物长牡蛎 *Ostrea gigas* Thunberg、大连湾牡蛎 *Ostrea talienwhanensis* Crosse 或近江牡蛎 *Ostrea rivularis* Gould 的贝壳	长牡蛎　呈长片状，背腹缘几平行，长 10～50cm。右壳较小，鳞片坚厚，层状或层纹状排列，壳外面平坦或具数个凹陷，淡紫色、灰白色或黄褐色，内面瓷白色，壳顶两侧无小齿。左壳凹陷深，鳞片较右壳粗大，壳顶附着面小。质硬，断面层状，洁白 大连湾牡蛎　呈类三角形，背腹缘呈八字形 近江牡蛎　呈圆形、卵圆形或三角形	重镇安神，潜阳补阴，软坚散结
海螵蛸	为乌贼科动物无针乌贼 *Sepiella maindroni* de Rochebrune 或金乌贼 *Sepia esculenta* Hoyle 的干燥内壳	无针乌贼　呈扁长椭圆形。中间厚，边缘薄。背面有磁白色脊状隆起，两侧略显微红色，有不甚明显的细小疣点。腹面白色，自尾端到中部有细密波状横层纹。角质缘半透明，尾部较宽平，无骨针。体轻，质松，易折断，断面粉质，显疏松层纹 金乌贼　较前者大。背面疣点明显，略呈层状排列。尾部角质缘渐宽，向腹面翘起，末端有 1 骨针，多已断落	收敛止血，涩精止带，制酸止痛，收湿敛疮
桑螵蛸	为螳螂科昆虫大刀螂 *Tenodera sinensis* Saussure、小刀螂 *Statilia maculata*（Thunberg）巨斧螳螂 *Hierodula patellifera*（Serville）的干燥卵鞘	团螵蛸　略呈圆柱形或半球形，由多层膜状薄片叠成，长 2.5～4cm，宽 2～3cm。表面浅黄褐色，上面带状隆起不明显，底面平坦或有凹沟。体轻，质松而韧，横断面可见外层为海绵状，内层为许多放射状排列的小室 长螵蛸　略呈长条形，一端较细，表面灰黄色，上面带状隆起明显，带的两侧各有一条暗棕色浅沟及斜向纹理。质硬而脆 黑螵蛸　略呈平行四边形，表面黑褐色，上面带状隆起明显，两侧有斜向纹理，近尾端微向上翘。质硬而韧	固精缩尿，补肾助阳
土鳖虫	为鳖蠊科昆虫地鳖 *Eupolyphaga sinensis* Walker 或冀地鳖 *Steleophaga plancyi*（Boleny）的雌虫干燥体	地鳖　呈扁平卵形，长 1.3～3cm，宽 1.2～2.4cm。背部紫褐色，有光泽，无翅，前胸背板盖住头部。腹背板 9 节，呈覆瓦状排列。腹面红棕色。头部较小。胸部有足 3 对。腹部有横环节。质松脆，易碎。气腥臭，味微咸 冀地鳖　呈长椭圆形，长 2.2～3.7cm，宽 1.4～2.5cm。背部黑棕色，通常在边缘带有淡黄褐色斑块及黑色小点	破血逐瘀，续筋接骨

续表

药名	来源	鉴别要点	功效
蝉蜕	为蝉科昆虫黑蚱 *Cryptotympana pustulata* Fabricius 若虫羽化时脱落的皮壳	略呈椭圆形而弯曲，长约 3.5cm，宽约 2cm。表面黄棕色，半透明，有光泽。复眼突出；额部先端突出。胸部背面呈十字形裂开，裂口向内卷曲，脊背两旁具小翅 2 对；腹面有足 3 对，被黄棕色细毛；腹部钝圆，共 9 节。体轻，中空，易碎	疏散风热，利咽，透疹，明目退翳，解痉
蟾酥	为蟾蜍科动物中华大蟾蜍 *Bufo bufo gargarizans* Cantor 或黑眶蟾蜍 *Bufo melanostictus* Schneider 的干燥分泌物	呈扁圆形团块状（称团蟾酥）或片状（称片蟾酥）。棕褐色或红棕色。团块状者质坚，不易折断，断面棕褐色，角质状，微有光泽；片状者质脆，易碎，断面红棕色，半透明。气微腥，味初甜而后有持久的麻辣感，粉末嗅之作嚏。药材断面沾水，即呈乳白色隆起。取粉末少许，于锡箔纸上加热即熔成油状	有毒。解毒，止痛，开窍醒神
蛤蚧	为壁虎科动物蛤蚧 *Gekko gecko* Linnaeus 的干燥体	呈扁平状，头颈部及躯干部长 9～18cm。尾长 6～12cm。头略呈扁三角状，两眼多凹陷成窟窿，无眼睑。全身密被圆形或多角形微有光泽的粒状细鳞，称“粒鳞”，粒鳞间分布有颗粒状疣粒称“疣鳞”。背部呈灰黑色或银灰色，有黄白色、灰绿色或橙红色斑点散在（进口品多为砖红色斑点）。四足均具 5 趾，趾间仅具蹼迹；除第 1 趾外，均具爪；足底有吸盘。尾细而坚实，微现骨节，有 6～7 个明显的银灰色环带。气腥，味微咸	补肺益肾，纳气定喘，助阳益精
鸡内金	为雉科动物家鸡 *Gallus gallus domesticus* Brisson 的干燥沙囊内壁	为不规则卷片，表面黄色、黄绿色或黄褐色，薄而半透明，具明显的条状皱纹。质脆，易碎，断面角质样，有光泽。气微腥，味微苦	健胃消食，涩精止遗，通淋化石
五灵脂	为鼯鼠科动物复齿鼯鼠 *Trogopterus xanthipes* Milne－Edwards 的干燥粪便	五灵脂根据外形的不同，分为灵脂块（糖灵脂）与灵脂米两类。灵脂块由多数粪粒凝结成不规则的块状，大小不一。表面黑棕色、棕褐色或红棕色，凹凸不平，有油润性光泽。黏附的粪粒呈长椭圆形，表面常裂碎，显纤维性。质硬，断面黄棕色或棕褐色，不平坦，有的可见粪粒，间或有黄棕色树脂状物质。气腥臭。灵脂米粪粒呈长椭圆形，质轻松，捻之易碎	活血，散瘀，止痛

目标检测

一、单选题

1. 以分泌物入药的是（　　）
   A. 阿胶　B. 蟾酥　C. 鹿茸　D. 牛黄　E. 龟甲
2. 阿胶的主产地是（　　）
   A. 四川　B. 山西　C. 山东　D. 河南　E. 河北
3. 下列除哪种药材外均属动物类药材（　　）
   A. 龙骨　B. 水蛭　C. 石决明　D. 珍珠母　E. 牡蛎
4. 全蝎下端由 6 节组成，末节有锐钩状毒刺的狭长部位为（　　）
   A. 尾部　B. 头部　C. 前腹部　D. 中腹部　E. 后腹部
5. 桑螵蛸的药用部位是（　　）
   A. 内壳　B. 骨骼　C. 外壳　D. 全体　E. 卵鞘
6. 下列药材中，属于动物生理产物的是（　　）
   A. 斑蝥　B. 土鳖虫　C. 蜈蚣　D. 蝉蜕　E. 全蝎
7. 蟾酥断面沾水呈现隆起，其颜色为（　　）
   A. 黄色　B. 乳黄色　C. 乳白色　D. 棕红色　E. 棕色
8. 有“冒槽”现象的药材是（　　）
   A. 熊胆　B. 哈蟆油　C. 蟾酥　D. 麝香　E. 牛黄
9. 天然牛黄断面可见（　　）
   A. 放射条纹　B. 菊花心　C. 同心层纹　D. 车轮纹　E. 涡纹
10. “通天眼”为哪种药材的特征（　　）
   A. 牛黄　B. 羚羊角　C. 全蝎　D. 蝉蜕　E. 蜈蚣

二、多选题

1. 以软体动物的贝壳或内壳入药的药材有（　　）
   A. 牡蛎　B. 海螵蛸　C. 石决明　D. 珍珠　E. 珍珠母
2. 石决明的正品原动物包括（　　）
   A. 澳洲鲍　B. 白鲍　C. 杂色鲍　D. 耳鲍　E. 皱纹盘鲍及羊鲍
3. 蕲蛇的性状特点有（　　）
   A. 翘鼻头　B. 方胜纹　C. 连珠斑　D. 佛指甲　E. 通天眼
4. 药用部分是动物干燥全体的药材有（　　）
   A. 全蝎　B. 斑蝥　C. 蜈蚣　D. 土鳖虫　E. 鸡内金
5. 药用部分是动物病理产物的药材有（　　）
   A. 马宝　B. 鹿茸　C. 珍珠　D. 牛黄　E. 僵蚕

三、简答题

1. 写出真伪珍珠的鉴别方法。
2. 天然牛黄鉴定要点?
3. 简述羚羊角的性状鉴定特征。

第十三章　矿物类中药

矿物是指由地质作用形成的天然单质或化合物。我们把药用部位由地质作用形成的天然单质或化合物、矿物的加工品、动物或动物骨骼化石的这类中药称为“矿物类中药”。矿物类中药包括可供药用的原矿物，如朱砂、自然铜等，矿物加工品，如轻粉、芒硝等，动物或动物骨骼化石，如龙骨、石燕等。

我国利用矿物作为药物有着悠久的历史，历代本草都有记载。《神农本草经》收载有41种，《证类本草》收载有139种，《本草纲目》收载有161种。据《中国中药资源》记载，我国现有药用矿物药约有80种。

第一节　矿物的一般性质

每一种矿物药都有一定的理化性质，这些性质可用于鉴定不同种类的矿物药。

1. 结晶习性　组成矿物的质点呈规律性排列者为晶体，反之为非晶体。多数矿物由晶体组成。水在矿物中存在的形式直接影响到矿物的性质，可分为两类：一种为水分子未参与矿物的结晶构造，称为吸附水或自由水；另一种为结晶水，即水以分子(H_2O)或离子(H^+、OH^-)形式加入晶格内，如石膏、胆矾。

2. 透明度　透明度指矿物透光能力的大小，一般磨至0.03mm标准厚度时比较其透明度，通常分为三类：①透明矿物，能容许绝大部分光线通过，隔着它可以清晰地透视另一物体，如芒硝等。②半透明矿物，能通过一部分光线，隔着它不能看清另一物体，如朱砂、雄黄等。③不透明矿物，光线几乎不能通过，即使在边缘部分或薄片，也不透光，如赭石、滑石等。

3. 颜色　矿物的颜色分三类：①本色：由矿物的成分、内部构造所决定的颜色，如朱红色的辰砂。②外色：由外来的带色杂质等原因形成的颜色。如紫石英、大青盐等。③假色：由于投射光受晶体内部的裂隙、解理面及表面的氧化膜的反射所引起光波的干涉作用而产生的颜色，使得某些矿物有时可见变彩现象，如云母。

矿物在白色毛瓷板上划过后所留下的粉末痕迹称为条痕，粉末的颜色称为条痕色。条痕色比矿物表面的颜色更为固定，具有重要鉴定意义。

4. 光泽　光泽指矿物表面对于投射光线的反射能力。矿物光滑平面的光泽由强至弱分为金属光泽、半金属光泽、金刚光泽、玻璃光泽。如果矿物的断口或集合体表面不平滑，并有细的微裂隙、小孔等，使一部分反射光发生散射或相互干扰，形成一些特殊的光泽，主要有油脂光泽、绢丝光泽、珍珠光泽、土状光泽等。

5. 硬度 硬度指矿物抵抗某种外来机械作用的能力。一般鉴定矿物硬度常用摩氏硬度计，分为10个等级。见表13－1。

表13－1 矿物的硬度

硬度	1	2	3	4	5	6	7	8	9	10
矿物	滑石	石膏	方解石	萤石(氟石)	磷灰石	正长石	石英	黄玉石	刚玉石	金刚石

6. 相对密度 相对密度指在温度4℃时矿物与同体积水的重量比，不同矿物有不同的相对密度。如石膏为2.3，朱砂为8.09～8.20。

7. 解理、断口 解理指矿物受力后沿一定结晶方向裂开成光滑平面的性能，所裂成的平面称为解理面。解理是结晶物质特有的性质，其形成与晶体构造的类型有关，所以是矿物的主要鉴定特征。如云母可极完全解理，方解石可完全解理。矿物受力后断裂面不规则和不平整，这种断裂面称为断口。断口面的形态有下列几种：平坦状断口、贝壳状断口、参差状断口、锯齿状断口。

8. 矿物的力学性质 矿物的力学性质包括：①脆性：指矿物容易被击破或压碎的性质。如自然铜、方解石等。②延展性：指矿物能被压成薄片或抽成细丝的性质。如金、铜等。③挠性：指矿物在外力作用下趋于弯曲而不发生折断，除去外力后不能恢复原状的性质。如滑石等。④弹性：指矿物在外力作用下可变形，外力取消后，在弹性限度内，能恢复原状的性质。如云母等。⑤柔性：指矿物易受外力切割并不发生碎裂的性质。如石膏等。

9. 磁性 磁性指矿物可以被磁铁或电磁铁吸引或其本身能够吸引铁物体的性质。有极少数矿物具有显著的磁性，如磁铁矿等。

10. 气味 有些矿物具有特殊的气味，尤其是矿物受锤击、加热或湿润时较为明显。如雄黄灼烧有砷的蒜臭，胆矾具涩味。

此外，少数矿物药材具有吸水分的能力，因此它可以吸粘舌头或润湿双唇，有助于鉴别，如龙骨、龙齿、软滑石等。

第二节 矿物类中药的分类

1. 按自然属性分类 原矿物类（如朱砂、自然铜）、加工品类（轻粉、芒硝）、化石类（龙骨、石燕）等。

2. 按阳离子分类 汞化合物类（朱砂、轻粉）、铁化合物类（磁石、自然铜）、钙化合物类（石膏、钟乳石）、砷化合物类（雄黄、信石）等。阳离子通常对药效起较重要的作用。

3. 按阴离子分类 硫化合物类（朱砂、雄黄等）、硫酸盐类（石膏、芒硝）、碳酸盐类（炉甘石）、氧化物类（磁石、赭石）、卤化物类（轻粉）等。矿物学通常依据阴离子的种类进行分类，《中国药典》就采用了此种分类方法。

第三节 矿物类中药鉴定的方法

一、性状鉴定

外形明显的矿物药，应注意观察其外形、颜色、质地、气味等性状特征，注意检查其硬度、相对密度、光泽、解理、断口、条痕、有无磁性等性质，粉末状的矿物药，应该仔细观察其颜色、质地、气味等。必要时核对矿物标本。

二、显微鉴定

在显微鉴定时，通常利用投射偏光显微镜鉴定透明矿物，利用反射偏光显微镜鉴定不透明矿物。主要观察其形态、透明度、颜色，测定其光学性质、折射率和必要的物理常数。

在偏光显微镜下鉴定矿物药，可以观察矿物的粉末或磨片。粉末可取少许置载玻片上，滴加水或浸油，再盖上盖玻片，在单偏光镜下，主要观察和测定矿物形态、解理、颜色、突起、糙面等外表特征。在正交偏光镜下，可观察矿物的消光位、干涉色等特征。在锥光镜下，可测定矿物的轴性或光性正负。

三、理化鉴定

主要是采用物理、化学或仪器分析的方法，对矿物药的成分进行定性鉴定或定量分析。尤其适用于外形及粉末无明显特征或剧毒的矿物药，如白矾、玄明粉、信石、雄黄等，此外有许多新技术用于矿物药的鉴定，主要有 X 射线衍射分析法、原子发射光谱分析法、荧光分析法、热分析法、电感耦合等离子体质谱法、原子吸收光谱法等，此外，对很细小和胶态矿物还可以利用电子显微镜进行观察。

第四节 矿物类中药的鉴定

朱砂（Cinnabaris）

【来源】为硫化物类矿物辰砂族辰砂。

【产地】主产于湖南、贵州、四川、广西等省区。

【采收加工】采挖后，选取纯净者，用磁石吸净含铁杂质，再用水淘去杂石和泥沙。

【性状鉴定】为粒状或块状集合体，呈颗粒状或块片状。鲜红或暗红色，条痕红色至褐红色，有光泽，半透明。体重，质脆，气微，味淡。其中呈细小颗粒或粉末状，红色明亮，触之不染手者，习称“朱宝砂”；呈不规则片状，斜方形或长条形，色红鲜艳，光亮如镜面，质较脆者，习称“镜面砂”；呈较大块状，方圆形或多角形，颜色发暗或呈灰褐色，质重不易碎者，习称“豆瓣砂”。如图 13－1 所示。

以色红、有光泽、半透明、质脆者为佳。

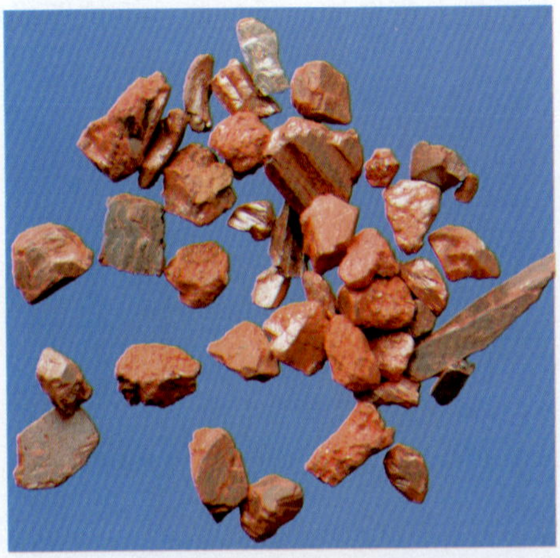

图 13－1　朱砂药材图

【化学成分】主含硫化汞（HgS）。

【理化鉴定】

1. 取本品细粉用盐酸湿润，置光洁的铜面上摩擦，则铜面变成银白色，加热烘烤，银白色消失。

2. 取本品粉末 2g，加盐酸－硝酸（3∶1）的混合溶液 2mL 使溶解，蒸干，加水 2mL 使溶解，滤过，滤液显汞盐与硫酸盐的鉴定反应。

【检查】铁含量　照铁盐检查法检查，与标准铁溶液 4mL 制成的对照液比较，不得更深（0.1%）。

【含量测定】《中国药典》规定，按银量法测定硫化汞（HgS）的含量，不得少于 96.0%。

【功效】甘，微寒；有毒。清心镇惊，安神，明目，解毒。

【附注】

1. 辰砂　朱砂以湖南辰州（今沅陵）的较好，故得名。商品中不分等级的统货名称有珠宝砂、镜面砂、豆瓣砂 3 种。

2. 灵砂　系指人工合成的朱砂，又称“平口砂”。由硫黄和水银为原料经加热制成的升华物，本品完整者呈盆状。多为大小不等碎块，全体呈暗红色，断面呈针状结晶束，习称“马牙柱”，具有宝石样或金属光泽。质重松脆，易纵向碎裂，气微，味淡，无臭。

3. 银朱　是用水银和硫黄经人工制成的硫化汞。灵砂的质量较银朱为好。

雄黄（Realgar）

【来源】为硫化物类矿物雄黄族雄黄。

【性状鉴定】为块状或颗粒状集合体，呈不规则块状。深红色或橙红色。条痕淡橘红色。晶面有金刚石样光泽。质脆，易碎，断面具树脂样光泽。质松脆的习称“明雄”

或“雄黄精”。微有特异的臭气，味淡，燃之易熔融成红紫色液体，并产生白色烟，有强烈蒜臭气。精矿粉为粉末或粉末集合体，质松脆，手捻即成粉末，橙黄色，无光泽。如图 13－2 所示。

以色红、质松脆、有光泽者为佳。

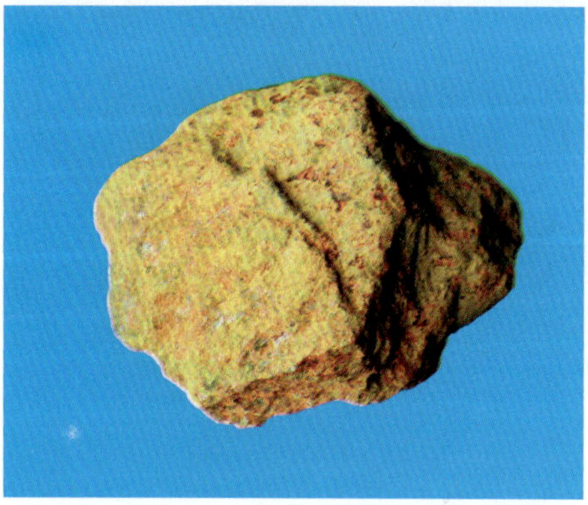

图 13－2 雄黄药材图

【化学成分】主含硫化砷（As_2S_2）

【功效】辛，温；有毒。解毒杀虫，燥湿祛痰，截疟。

【附注】雌黄 雌黄常与雄黄共生，二者性状比较相似，不同点是，雌黄全体黄色而雄黄则呈深红色或橙红色。雌黄含 As_2S_3。

知识链接

雄黄为什么不能火煅？

因为雄黄在火煅过程中会生成剧毒的三氧化二砷（As_2O_3）。

自然铜（Pyritum）

【来源】为硫化物类矿物黄铁矿族黄铁矿。

【产地】主产于四川、广东、云南、江苏等省。

【采收加工】采挖后，除去杂石。

【性状鉴定】晶形多为立方体，集合体呈致密块状。表面亮淡黄色，有金属光泽；有的黄棕色或棕褐色，无金属光泽。具条纹，相邻晶面上的条纹相互垂直。条痕绿黑色或棕红色。体重，质坚硬或稍脆。断面黄白色，有金属光泽；或断面棕褐色，可见银白色亮星。如图 13－3 所示。

以块整齐、色黄而光亮、断面有金属光泽者为佳。

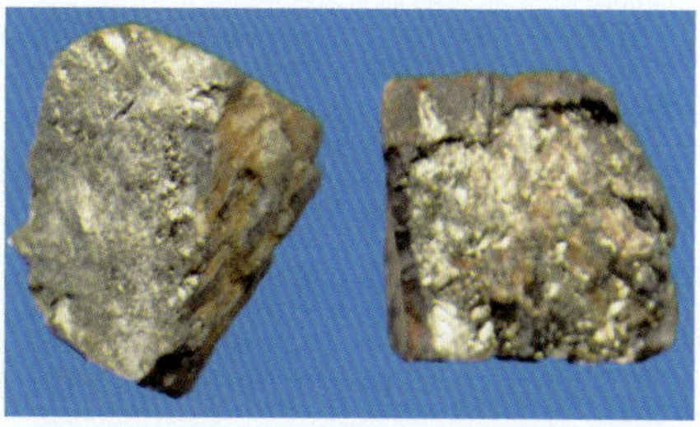

图 13－3 自然铜药材图

【化学成分】主含二硫化铁（FeS_2）。

【理化鉴定】取本品粉末1g，加稀盐酸4mL，震摇，滤过，滤液显铁盐鉴定反应。

【功效】辛，平。散瘀止痛，续筋接骨。

赭石（Haematitum）

【来源】为氧化物类矿物刚玉族赤铁矿。

【性状鉴定】呈不规则的扁平块状，暗棕红色或灰黑色，条痕樱红色或红棕色，有的有金属光泽。一面有圆形的突起，习称“钉头”，另一面与突起相对应处有同样大小的凹窝。体重，质硬，砸碎后断面显层叠状，每层均有钉头。气微，味淡。如图13－4所示。

以色棕红、断面层次明显、有钉头、无杂石者为佳。

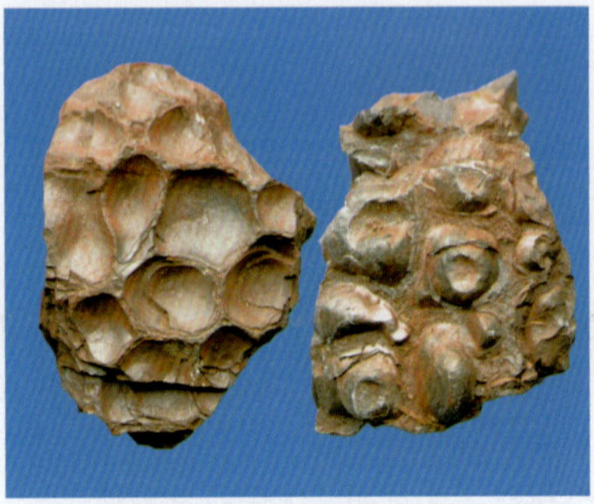

图13－4　赭石药材图

【化学成分】主含三氧化二铁（Fe_2O_3）。其次为硅酸、铝化物等。

【功效】苦，寒。平肝潜阳，重镇降逆，凉血止血。

炉甘石（Calamina）

【来源】为碳酸盐类矿物方解石族菱锌矿。

【性状鉴定】为块状集合体，呈不规则块状，灰白色或淡红色，表面粉性，无光泽，凸凹不平，多孔，似蜂窝状。体轻，质松易碎。气微，味微涩。如图13－5所示。

以色白、体轻、质松者为佳。

【化学成分】主含碳酸锌（$ZnCO_3$）。

【功效】甘，平。解毒明目退翳，收湿止痒敛疮。

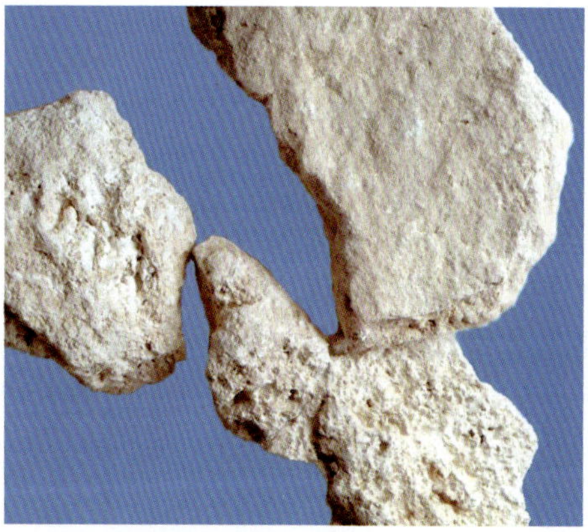

图 13-5　炉甘石药材图

石膏（Gypsum Fibrosum）

【来源】为硫酸盐类矿物硬石膏族石膏。

【产地】主产于湖北、河南、安徽、贵州等地。

【采收加工】采挖后，去净泥沙和杂石。

【性状鉴定】为纤维状的集合体，呈长块状、板块状或不规则块状。白色、灰白色或淡黄色。有的半透明。体重，质地较软，纵断面具绢丝样光泽。气微，味淡。如图 13-6 所示。

以色白、块大、断面纤维状、半透明、无杂石者为佳。

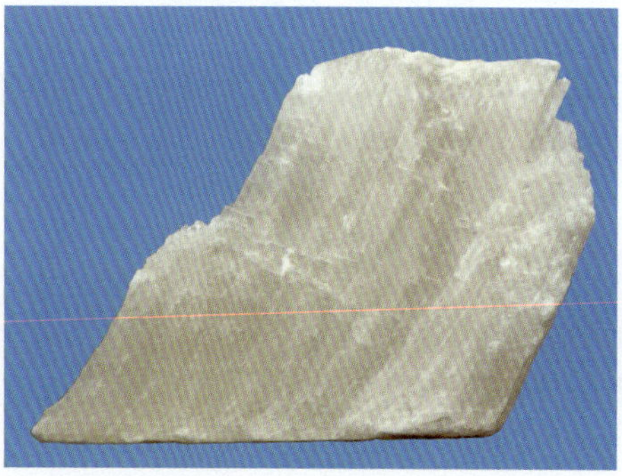

图 13-6　石膏药材图

【化学成分】生石膏为含水硫酸钙（$CaSO_4 \cdot 2H_2O$）。

【理化鉴定】

1. 取本品一小块（约 2g），置具有小孔软木塞的试管中，灼烧，试管壁有水，小块变成不透明体。

2. 取本品粉末 0.2g，于 140℃烘 20 分钟，加水 1.5mL，搅拌，放置 5 分钟，呈黏结固体（石膏加热失去一分子结晶水而成熟石膏，遇水变成具有黏性的固体，别的矿物无此特性）。

【检查】

1. 重金属 含重金属不得超过百万分之十。

2. 砷盐 含砷量不得超过百万分之二。

【含量测定】《中国药典》规定，含水硫酸钙（$CaSO_4 \cdot 2H_2O$）不得少于95.0%。

【功效】甘、辛，大寒。清热泻火，除烦止渴。

芒硝（Natrii Sulfas）

【来源】为硫酸盐类矿物芒硝族芒硝，经加工精制而成的结晶体。

【性状鉴定】为棱柱状、长方形或不规则块状及粒状。无色透明或类白色半透明。质脆，易碎，断面呈玻璃样光泽。气微，味咸。如图13-7所示。

以无色、透明、呈长条棱柱结晶者为佳。

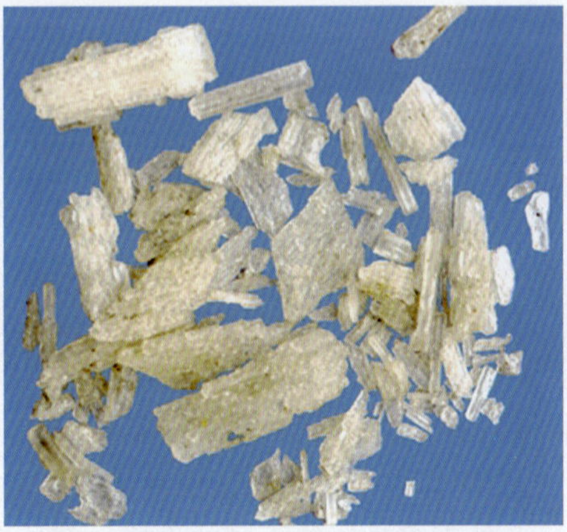

图13-7 芒硝药材图

【化学成分】主含含水硫酸钠（$Na_2SO_4 \cdot 10H_2O$）。

【功效】咸、苦，寒。泻下通便，润燥软坚，清火消肿。

【附注】玄明粉 为芒硝风化后失去结晶水而形成的白色粉末。

龙骨（Os Draconis）

【来源】为古代哺乳动物三趾马、象类、犀类等骨骼化石或象类门齿的化石。前者习称"龙骨"，后者习称"五花龙骨"。

【性状鉴定】

龙骨 呈骨骼状或已破碎呈不规则的块状，表面白色、灰白色。多较光滑，有的具纵纹裂隙或棕色条纹和斑点。质硬，断面不平坦，色白，关节处有多数蜂窝状小孔。吸湿性强，以舌舔之有吸力。无臭，无味。如图13-8所示。

以质硬、色白、吸湿性强者为佳。

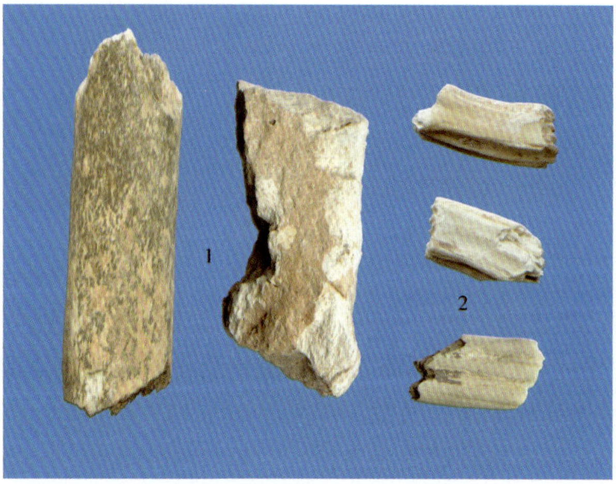

图 13-8 龙骨及龙齿药材图
1. 龙骨 2. 龙齿

五花龙骨 呈不规则块状、圆柱状或破开的圆柱状。直径 6~25cm，全体呈淡灰白色或淡黄白色，或淡棕黄色，夹有蓝灰色及红棕色深浅粗细不等的花纹，偶有不具花纹者。质硬，较脆，易片状剥落。吸湿性强，以舌舔之有吸力。无臭，无味。

以体轻，质脆，分层，有蓝灰、红、棕等色花纹，吸湿性强者为佳。

【功效】甘、涩，平。镇惊安神，收敛涩精；外用生肌敛疮。

【附注】龙齿 即龙骨动物的牙齿化石。分为犬齿和臼齿。犬齿呈圆锥状，有的略弯曲，直径 0.5~3.5cm，近尖端处常中空。臼齿圆柱形或方柱形，略弯曲，一端较细，长 2~20 cm，直径 1~9 cm，外表多具深浅不同的沟棱。有的表面青黑色或暗棕色（青龙齿），有的呈黄白色或红白色（白龙齿）。有的表面具有光泽的珐琅质。体重，质坚硬。断面粗糙，凸凹不平或有凸起不平的棱线。有吸湿性，舌舔之吸舌。气无，味淡。

其他矿物类中药

表 13-2 其他矿物类中药简表

药名	来源	鉴别要点	功效
磁石	为氧化物类矿物尖晶石族磁铁矿。主要含四氧化三铁（Fe_3O_4）	为不规则碎块。表面灰黑色或棕褐色，具金属光泽，条痕黑色。体重，质坚硬，断面不整齐。具磁性。有土腥气，味淡	镇惊安神，平肝潜阳，聪耳明目，纳气平喘
红粉	为红氧化汞（HgO）	为橙红色片状或粉状结晶，片状的一面光滑略具光泽，另一面较粗糙。粉末橙色。体重，质硬，性脆。气微	拔毒，除脓，去腐，生肌。有大毒
轻粉	为氯化亚汞（Hg_2Cl_2）	为白色有光泽的鳞片状或雪花状结晶，或结晶性粉末	外用杀虫，攻毒，敛疮；内服祛痰消积，逐水通便。有毒

续表

药名	来源	鉴别要点	功效
信石	为砷华矿石，或由毒砂、雄黄加工制造而成，主要为三氧化二砷（As_2O_3）	分为白信石和红信石两种。红信石呈不规则块状，粉红色，具黄色与红色彩晕。质脆，断面凹凸不平或呈层状纤维样的结构。气微。极毒，不能口尝。白信石白色或无色，其他同红信石	蚀疮去腐，平喘化痰，截疟
滑石	为硅酸盐类矿物滑石族滑石。主要含含水合硅酸镁[$Mg_3(Si_4O_{10})(OH)_2$]	为不规则的块状。白色、黄白色或淡蓝灰色，有蜡样光泽。质软，细腻，手摸有滑润感，无吸湿性，置水中不崩散。气微，味淡	利尿通淋，清热解暑；外用祛湿敛疮
寒水石	为三方晶系碳酸钙的矿石（方解石）或硫酸钙的矿石（红石膏）。主含碳酸钙（$CaCO_3$）或硫酸钙（$CaSO_4$）	方解石　多为规则的块状结晶，呈斜方柱形，白色或黄白色，表面平滑而有玻璃样光泽，可沿三个不同方向完全解离。质硬而脆，断面平坦。条痕白色或淡灰色，气微，味淡 红石膏　不规则扁平块状，半透明。表面粉红色，凸凹不平。质硬脆，敲击时纵向断裂。断面有纵纹理，状如纤维。气微，味淡	清热泻火，除烦止渴
胆矾	为三斜晶系矿物胆矾的晶体矿石或人工制成的含水硫酸铜晶体。主含含水硫酸铜（$CuSO_4 \cdot 5H_2O$）	为不规则斜方扁块状、棱柱状结晶体，深蓝色或淡蓝色，微带浅绿。晶体具玻璃样光泽，半透明至透明，在空气中易缓缓风化而现白色。质脆，易碎。断口贝壳状。条痕白色或淡蓝色。气微，味酸涩	涌吐风痰，解毒收敛，蚀疮祛腐
硫黄	为自然元素类矿物自然硫的矿石或用硫化物经过加工制得。主含硫（S）	为不规则块状，黄色或略呈绿黄色。表面不平坦，呈脂肪样光泽，常有多数细小孔。用手握紧置于耳旁，可闻轻微的暴裂声。体轻，质松，易碎，断面常呈针状结晶形。有特异的臭气，味淡	内服补火助阳通便，外用解毒杀虫疗疮

目标检测

一、单选题

1. 具绢丝样光泽的矿物药是（　　）
   A. 朱砂　　B. 雄黄　　C. 铅丹　　D. 自然铜　　E. 石膏
2. 断面具金刚样光泽的是（　　）
   A. 滑石　　B. 炉甘石　　C. 自然铜　　D. 雄黄　　E. 芒硝
3. 呈无色透明的棱柱状或不规则形结晶，易风化成白色粉末（　　）
   A. 朱砂　　B. 信石　　C. 芒硝　　D. 滑石　　E. 石膏
4. 表面呈粉红色，具黄色与红色彩晕（　　）

A. 红信石　B. 白信石　C. 雄黄　D. 雌黄　E. 朱砂

5. 主含铜元素的矿物是（　　）

A. 自然铜　B. 胆矾　C. 芒硝　D. 轻粉　E. 赭石

6. 具磁性的中药是（　　）

A. 磁石　B. 滑石　C. 雄黄　D. 雌黄　E. 朱砂

7. 属剧毒中药的是（　　）

A. 朱砂　B. 信石　C. 石膏　D. 芒硝　E. 滑石

8. 五花龙骨为（　　）

A. 古代象类动物骨骼化石　B. 古代动物骨骼化石

C. 古代三趾马骨骼化石　D. 古代象类动物门齿化石

E. 古代鹿类动物骨骼化石

9. 具钉头的矿物类中药是（　　）

A. 磁石　B. 自然铜　C. 朱砂　D. 赭石　E. 朱砂

10. 自然铜的条痕色为（　　）

A. 淡黄色　B. 棕黄色　C. 白色　D. 红色　E. 墨绿色或棕红色

二、多选题

1. 下列中药主要成分为铁化合物的有（　　）

A. 滑石　B. 磁石　C. 赭石　D. 炉甘石　E. 芒硝

2. 下列中药主要成分为汞化合物的有（　　）

A. 轻粉　B. 红粉　C. 雄黄　D. 朱砂　E. 磁石

3. 下列中药主要成分为砷化合物的有（　　）

A. 赭石　B. 朱砂　C. 雄黄　D. 信石　E. 石膏

三、简答题

1. “朱宝砂”“镜面砂”“豆瓣砂”在性状上有何不同？

2. “断口”和“解理”有何不同？

3. “条痕色”是指矿物中药的“本色”吗？

目标检测参考答案

第一章 中药鉴定的基础知识

一、单选题

1. A 2. E 3. C 4. A 5. D 6. C 7. D 8. E 9. B 10. B

二、多选题

1. ACE 2. ADE 3. CE 4. AE 5. ABCDE

三、简答题

1. 答：道地药材又称地道药材，是指传统中药材中具有特定的种质、特定产区、特定的生产技术或加工方法的中药材。我国十大中药材产区：川药产区、浙药产区、怀药产区、西药产区、关药产区、广药产区、云药产区、贵药产区、北药产区、南药产区。

2. 答：中药材贮藏中容易发生霉变、虫蛀、变色、走油、潮解、风化等变质现象，均为药材变质的标志。

主要有下列情况的不宜晒干：①含挥发油的药材不宜采用晒干法，以避免挥发油散失。②药材的色泽和有效成分受日光照射后易变色者，不宜用晒干法。③有些药材在烈日下晒后易爆裂，不宜采用晒干法。

第二章 中药鉴定的基本方法

一、单选题

1. D 2. E 3. C 4. D 5. A 6. B 7. E 8. B 9. E 10. A

二、多选题

1. BC 2. ABCD 3. AE 4. ABCDE 5. BCDE

三、简答题

1. 答：中药鉴定的主要目的：一是鉴定药物品种的真伪；二是鉴定药物品质的优劣，确保用药安全与有效。真伪鉴定是品质优劣鉴定的前提和基础。

2. 答：检品登记⟶取样⟶真实性鉴定⟶纯度鉴定⟶品质优良度鉴定⟶报告。

3. 答：性状鉴定就是用眼看、手摸、鼻闻、口尝、水试、火试等十分简便的方法来鉴定中药材。性状鉴定的内容一般包括：形状、大小、颜色、表面特征、质地、断面特征、气、味、水试、火试等。

4. 答：测定中药中含水量的方法，《中国药典》规定有四种，即烘干法、甲苯法、减压干燥法和气相色谱法。烘干法适用于不含或少含挥发性成分的中药；甲苯法适用于含挥发性成分的中药；减压干燥法适用于含有挥发性成分的贵重中药；气相色谱适用于中药制剂中微量水分的测定。

第三章　根及根茎类中药

一、单选题

1. E　2. D　3. B　4. A　5. E　6. A　7. D　8. C　9. B　10. C　11. A　12. E　13. C　14. D　15. B　16. E　17. C　18. A　19. C　20. B　21. D　22. A　23. E　24. B　25. E

二、多选题

1. ACE　2. ABCDE　3. ACE　4. ADE　5. ABCD

三、简答题

1. 答：呈类圆锥形或不规则块片状。表面黄棕色至红棕色，可见类白色网状纹理。质坚实，断面淡红棕色或黄棕色。根茎髓部宽广，有“星点”（异常维管束）环列或散在。根的中心具放射状纹理，无星点。气清香，味苦微涩，嚼之粘牙，有沙粒感，唾液染成黄色。

2. 答：主根呈圆柱形或纺锤形，表面灰黄色，上部或全体有断续的粗横纹及明显的纵皱纹，下部有支根2~3条。顶端有根茎（习称“芦头”），根茎上具有凹窝状茎痕（习称“芦碗”），有的具不定根（习称“艼”）。质较硬，断面淡黄白色，形成层环纹棕黄色，皮部有黄棕色点状树脂道散布及放射状裂隙。气微香而特异，味微苦、甘。

3. 答：西洋参饮片皮部红棕色点状树脂道分布比较明显，质地相对致密，木质部放射状，常无裂隙，苦味明显而区别于人参。

4. 答：松贝：呈类圆锥形或近球形，较小，外层鳞叶两瓣，大小悬殊，顶部闭合。青贝：呈扁球形，较大。外层鳞叶2瓣，大小相近，相对抱合，顶端开口。

5. 答：呈长椭圆形，略扁而稍弯曲。表面黄白色，有点状突起排列成的横环纹，顶端有红棕色干枯芽苞，习称“红小辫”或“鹦哥嘴”，或为残留茎基，另一端有自母麻脱落后的圆脐形疤痕，习称“肚脐疤”。质坚实，断面黄白色，半透明，角质样。气特异，味甘。

第四章　茎木类中药

一、单选题

1. A　2. E　3. B　4. E　5. B　6. D　7. E　8. B　9. C　10. C

二、多选题

1. ABDE　2. AB　3. BCD　4. CD　5. ACE

三、简答题

1. 答：槲寄生表面黄绿色、金黄色或黄棕色，有纵皱纹，节膨大，节上有分枝或枝痕。体轻，质脆，易折断，断面不平坦，皮部黄色，射线放射状，髓部常偏向一边。叶对生于枝梢，易脱落，无柄。表面黄缘色，有细皱纹，气微，味微苦，嚼之有黏性。

桑寄生表面红褐色或灰褐色，具分枝痕、叶痕、细纵纹及多数细小突起的棕色皮孔，嫩枝有棕褐色茸毛。质坚硬，断面不整齐，皮部薄，红棕色，易与木质部分离。

2. 答：苏木呈长圆柱形或对剖半圆柱形。表面黄红色至棕红色，具刀削痕，常见纵向裂缝。质坚硬。断面略具光泽，年轮明显，有的可见暗棕色、质松、带亮星的髓部。气微，味微涩。

降香呈类圆柱形或不规则块状。表面紫红色或红褐色，切面有致密的纹理。质坚硬，有油性。火烧有黑烟及油冒出，残留白色灰烬。气香，味微苦。

第五章　皮类中药

一、单选题

1. B　2. D　3. E　4. B　5. D　6. E　7. A　8. D　9. E　10. B

二、多选题

1. ABC　2. BD　3. ABDE　4. AC　5. BDE

三、简答题

1. 答：呈板片状或两边稍向内卷；外表面淡棕色或灰褐色，有明显的皱纹或纵裂槽纹，可见明显的皮孔。内表面暗紫色，光滑；质脆，易折断，断面可拉出细密、银白色、富强性的橡胶丝，拉出的胶丝相连，可拉至1cm。

2. 答：呈卷筒状或槽状，少数呈不规则的块片状。外表面灰棕色或黄棕色，较平滑，有细纵纹。体轻，质脆，易折断，断面不整齐，黄白色。有特异香气，味苦，稍有麻舌感。

3. 答：呈筒状或槽状，外表面灰黄色至棕黄色，粗糙，有不规则纵裂纹，易成鳞片状剥落，习称“糟皮”。内表面黄白色至灰黄色，较平坦，有细纵纹。体轻，质脆，易折断，断面不平坦，外层黄棕色，内层灰白色，习称“白里”。气微，味微甘而后苦。

第六章　叶类中药

一、单选题

1. B　2. D　3. E　4. C　5. B　6. A　7. C　8. B　9. E　10. C

二、多选题

1. ABCE　2. ABCDE　3. CDE　4. ABDE　5. ACDE

三、简答题

1. 答：呈长椭圆形或倒卵形，长12~30cm，宽4~9cm。先端尖，基部楔形，上部边缘有疏锯齿，近基部全缘，上表面灰绿色、黄棕色或红棕色，较光滑；下表面密被黄色绒毛，主脉于下表面显著突起，侧脉羽状。叶柄极短，被棕黄色茸毛。革质而脆，易折断。气微，味微苦。

2. 答：狭叶番泻呈长卵形或卵状披针形，长1.5~5cm，宽0.4~2cm，全缘，叶端急尖，叶基稍不对称。上表面黄绿色，下表面浅黄绿色，无毛或近无毛，叶脉稍隆起，有加压打包所致的叶脉及叶片压叠线纹。革质，不易碎，商品药材多为完整叶片。气微而特异，味微苦，稍有黏性。尖叶番泻呈披针形或长卵形，长2~4cm，宽0.7~1.2cm，边缘略反卷，叶端短尖或微凸，叶基不对称。两面均有细短毛茸。无压叠线纹，质地较薄脆。

3. 答：淡绿色或黄绿色。上下表皮细胞表面观呈多角形，垂周壁平直；上下表皮均有气孔，主为平轴式，副卫细胞大多为2个，也有3个的。非腺毛单细胞，壁厚，有疣状突起，基部稍弯曲。晶纤维多。草酸钙方晶直径12~15μm。草酸钙簇晶直径9~30μm。

第七章　花类中药

一、单选题

1. A　2. A　3. B　4. B　5. C　6. B　7. C　8. B　9. D　10. E

二、多选题

1. ABCD 2. ABCD 3. ABCDE 4. ABCD 5. ABDE

三、简答题

1. 答：略呈研棒状，长 1 ~ 2cm。花冠圆球形，直径 0.3 ~ 0.5 cm。花瓣 4，覆瓦状抱合，棕褐色至褐黄色，花瓣内为雄蕊和花柱，搓碎后可见众多黄色细粒状的花药。萼筒圆柱状，略扁，有的稍弯曲，长 0.7 ~ 1.4cm，直径 0.3 ~ 0.6cm，红棕色或棕褐色，上部有 4 枚三角状的萼片，十字状分开。质坚实，富油性。气芳香浓烈，味辛辣，有麻舌感。入水则萼筒下沉（与已去油的丁香区别）。

2. 答：呈棒状，上粗下细，略弯曲，长 2 ~ 3cm。表面黄白色或绿白色（贮久色渐深），密被短柔毛。花萼绿色，先端 5 裂，裂片有毛，长约 2mm。开放者花冠筒状，先端二唇形；雄蕊 5 枚，雌蕊 1 枚。气清香，味淡、微苦。

3. 答：分泌道由长管状分泌细胞单列纵向连接而成，常位于导管旁，分泌细胞含黄棕色至红棕色分泌物。柱头及花柱上部表皮细胞分化成圆锥形单细胞毛，先端较尖或稍钝。花粉粒类圆形、椭圆形或橄榄形，直径约至 60μm，具 3 个萌发孔，外壁有齿状突起。草酸钙方晶存在于薄壁细胞中，直径 2 ~ 6μm。

第八章　果实及种子类中药

一、单选题

1. A 2. E 3. B 4. A 5. C 6. B 7. D 8. C 9. A 10. D 11. C 12. A 13. E 14. B 15. C

二、多选题

1. BDE 2. BD 3. DE 4. ABCD 5. AB 6. ABC 7. ABCD 8. ABCDE 9. ABD 10. CDE

三、简答题

1. 答：五味子来源于木兰科植物五味子的干燥成熟果实。南五味子来源于木兰科植物华中五味子的干燥成熟果实。

五味子的性状鉴定特征是：呈皱缩不规则的圆球形或扁球形，直径 5 ~ 8mm。表面紫红色或暗红色，显油性或表面出现“白霜”，果肉柔软。种子 1 ~ 2 粒，呈肾形，长 4 ~ 5mm，宽 3 ~ 4mm，表面棕黄色，有光泽，种皮薄而脆，较易破碎，种仁呈钩状，黄白色，半透明，富有油性。果肉气微，味酸，种子破碎后，有香气。味辛、微苦。

南五味子的性状鉴定特征是：呈球形或扁球形，直径 4 ~ 6mm。表面棕红色至暗棕色，干瘪，皱缩，果肉常紧贴于种子上。种子1~2，肾形，表面黄棕色，有光泽，种皮薄而脆。果肉气微，味微酸。

2. 答：①苦杏仁与水共研即产生苯甲醛样特殊香气。②将试管中置以水湿润的苦杏仁粉末，在试管口悬挂一条用碳酸钠湿润过的三硝基苯酚试纸，用软木塞密闭试管，40℃水浴加热后，可见试纸显砖红色。

3. 答：①外果皮细胞多角形，壁稍厚，气孔不定式，类圆形，副卫细胞4个；②网纹细胞类长方形或类圆形，壁厚，微木化，具网状壁孔；③油管碎片黄棕色或深红棕色，常已破碎。分泌细胞多角形，含棕色分泌物；④内果皮细胞为镶嵌状细胞，表面观狭长，壁菲薄，常5~8个细胞为一组，以其长轴相互作不规则镶嵌排列；⑤内胚乳细胞多角形，内含糊粉粒，每个糊粉粒中含细小簇晶1个；⑥草酸钙簇晶存在于内胚乳细胞中。此外，有木薄壁细胞等。

4. 答：马钱子的性状鉴定要点：呈纽扣状圆板形，常一面隆起，一面稍凹下，直径1.5~3cm，厚0.3~0.6cm。表面密被灰棕或灰绿色绢状茸毛，自中间向四周呈辐射状排列，有丝样光泽。边缘稍隆起，较厚，有突起的珠孔，底面中心有突起的圆点状种脐。质坚硬，平行剖面可见淡黄白色胚乳，角质状，子叶心形，叶脉5~7条。气微，味极苦。

马钱子的功效：通络止痛，散结消肿。

第九章　全草类中药

一、单选题

1. A　2. E　3. A　4. C　5. B　6. A　7. C　8. B　9. D　10. D

二、多选题

1. ABCD　2. ABCDE　3. ABCE　4. ABDE　5. ABCD

三、简答题

1. 答：灰黄色。淀粉粒众多，单粒类圆形、半圆形灰帽状，脐点裂隙状或点状；复粒少数，多为2~3单粒组成。腺毛常破碎，只有一个细胞头，或带有柄细胞的断片，偶可见非腺毛碎片。表皮细胞垂周壁弯曲，可见角质纹理和腺毛脱落后的圆形痕，含有红棕色物质；下表皮细胞垂周壁波状弯曲，气孔为不等式或不定式。薄壁细胞碎片中有的含有红棕色块状或长条状物质。纤维甚长，腔大，木化。导管多为螺纹、网纹或孔纹。

2. 答：相同点：茎方柱形，叶对生，轮伞花序。

区别：荆芥茎上部有分枝；表面淡黄绿色或淡紫红色，被短柔毛，断面类白色；叶片3~5羽状分裂，裂片细长；穗状轮伞花序顶生；气芳香，味微涩而辛凉。薄荷茎呈方柱形，有对生分枝；表面紫棕色或淡绿色，棱角处具茸毛，断面白色，髓部中空；叶完整者展平后呈宽披针形、长椭圆形或卵形；下表面稀被茸毛，有凹点状腺鳞；轮伞花序腋生；揉搓后有特异清凉香气，味辛凉。泽兰茎呈方柱形，少分枝；表面黄绿色或带紫色，节处紫色明显，有白色茸毛；髓部中空；叶展平后呈披针形或长圆形，下表面灰绿色，密具腺点，两面均有短毛；边缘有锯齿；花簇生叶腋成轮状；无臭，味淡。

3. 答：绞股蓝的卷须为腋生，乌蔹莓的卷须为与叶对生；绞股蓝的花序为圆锥花序，乌蔹莓的花序为聚伞花序；绞股蓝为雌雄异株，乌蔹莓为雌雄同株。

第十章　藻、菌、地衣类中药

一、单选题

1. C　2. A　3. C　4. A　5. B

二、多选题

1. ABCDE　2. ACDE　3. ABCE　4. ABCDE

三、简答题

1. 答：由虫体与从虫头部长出的真菌子座相连而成。虫体似蚕。表面深黄色至黄棕色，有环纹 20 ~ 30 个，近头部的环纹较细。头部红棕色；足 8 对，中部 4 对较明显。质脆，易折断，断面略平坦，淡黄白色。子座细长圆柱形；表面深棕色至棕褐色，有细纵皱纹，上部稍膨大；质柔韧，断面类白色。气微腥，味微苦。

2. 答：①茯苓个呈类球形、椭圆形、扁圆形或不规则团块，大小不一。外皮薄而粗糙，棕褐色至黑褐色，有明显的皱缩纹理。体重，质坚实。断面颗粒性，有的具裂隙。气微，味淡，嚼之粘牙。茯苓块为去皮后切制的茯苓，呈立方块状或方块状厚片，大小不一。②猪苓个呈条形、类圆形或扁块状，有的有分枝。表面黑色、灰黑色或棕黑色，皱缩或有瘤状突起。体轻，质硬。断面类白色或黄白色，略呈颗粒状。气微，味淡。猪苓饮片为类圆形或不规则厚片；外表黑色或棕黑色，切面类白色或者黄白色，略呈颗粒状。

第十一章　树脂及其他类中药

一、单选题

1. E　2. A　3. C　4. A　5. B　6. E　7. A　8. B　9. D　10. A

二、多选题

1. BCD　2. ACD　3. ABCD　4. ABE　5. ABC

三、简答题

答：乳香呈长卵形滴乳状、类圆形颗粒或黏合成大小不等的不规则块状物。表面黄白色，半透明，被有黄白色粉末，久存则颜色加深。质脆，遇热软化。破碎面有玻璃样或蜡样光泽。具特异香气，味微苦。加水研磨成白色或黄白色乳状液。

没药呈不规则颗粒性团块，大小不等。表面黄棕色或红棕色，近半透明部分呈棕黑色，被有黄色粉尘。质坚脆。破碎面不整齐，无光泽。有特异香气，味苦而微辛。与水共研，形成黄棕色乳浊液。

第十二章　动物类中药

一、单选题

1. B　2. C　3. A　4. E　5. E　6. D　7. C　8. D　9. C　10. B

二、多选题

1. ACE　2. ABCDE　3. ABCD　4. ABCD　5. ACDE

三、简答题

1. 答：正品珍珠置紫外光灯（365nm）下观察，天然珍珠一般为淡蓝紫色荧光，养殖珍珠为亮黄绿色荧光，环周部分较明亮，伪品呈紫褐色荧光，个别为黄绿色，但中间明亮。另外，人工珍珠硬度较轻，从60cm高处掉在玻璃上，海水天然珍珠弹跳高度为15～25cm，淡水养殖珍珠弹跳5～10cm，伪品常更低，在5cm以下。

2. 答：呈卵形、类球形，大小不一。直径0.6～3cm，少数达4.5cm。表面黄红色至棕黄色，有的表面挂有一层黑色光亮的薄膜，习称“乌金衣”。有的粗糙，具疣状突起。有的具龟裂纹。体轻，质酥脆，易分层剥落，断面金黄色，可见细密的同心层纹，有的夹有白心。气清香，味苦而后甘，有清凉感，嚼之易碎，不粘牙。

3. 答：呈长圆锥形，稍弓形弯曲，长15cm～33cm。表面类白色或黄白色，基部稍呈青灰色。嫩枝对光透视有“血丝”或紫黑色斑纹，光润如玉，无裂纹。老枝有细纵裂纹。尖端光滑，对光透视，内中央有一条隐约可辨的细孔道直通角尖，习称“通天眼”。中、下部有隆起环脊10～16个，间距约2cm，环节凹凸顺序环生，光滑自然，用手握之，四指正好嵌入凹处，称为“合把”。基部锯口面类圆形，内有坚硬质重的角柱，习称“骨塞”，它长约占全角的1/2或1/3，表面有突起的纵棱与角鞘内的凹沟紧密嵌合，习称“合槽”。质坚硬。无臭，味淡。

第十三章　矿物类中药

一、单选题

1. E　2. D　3. C　4. A　5. B　6. A　7. B　8. D　9. D　10. E

二、多选题

1. B C　2. A B D　3. C D

三、简答题

1 答："朱宝砂"呈细小颗粒或粉末状，红色明亮，触之不染手者；"镜面砂"呈不规则片状，斜方形或长条形，色红鲜艳，光亮如镜面，质较脆者；"豆瓣砂"呈较大块状，方圆形或多角形，颜色发暗或呈灰褐色，质重不易碎者。

2 答：矿物受力后断裂面不规则和不平整，这种断裂面称为断口。解理指矿物受力后沿一定结晶方向裂开成光滑平面的性能，所裂成的平面称为解理面。解理是结晶物质特有的性质，其形成和晶体构造的类型有关，所以是矿物的主要鉴定特征。

3 答：不是。矿物在白色毛瓷板上划过后所留下的粉末痕迹称为条痕，粉末的颜色称为条痕色。本色由矿物的成分、内部构造决定。有的粉末颜色与与矿物本身颜色相同，如朱砂；也有不同的，如自然铜本身为铜黄色，其粉末为墨绿色或棕红色。

参考文献

1. 康廷国．中药鉴定学［M］．北京：中国中医药出版社，2003.
2. 王满恩．中药饮片鉴别新图说［M］．北京：人民卫生出版社，2010.
3. 王满恩．最新中药材真伪图鉴［M］．太原：山西科学技术出版社，2012.
4. 艾继周．天然药物学［M］．北京：高等教育出版社，2006.
5. 国家中医药管理局《中华本草》编委会．中华本草［M］．上海：上海科学技术出版社，1998.
6. 国家食品药品监督管理局执业药师资格认证中心编写组．中药学专业知识（二）［M］．北京：中国中医药出版社，2007.
7. 任仁安．中药鉴定学［M］．上海：上海科学技术出版社，1983.